Das Buch gliedert sich in drei Teile:

Teil A
beschreibt das Handeln des Notfallsanitäters gegliedert nach Einsatzphasen –
von Rüstzeit bis Reflexion.

Teil B
gibt einen Überblick über einzelne rettungsdienstliche Maßnahmen und die Notfallmedikamente.

Teil C
stellt Materialien zur Verfügung, die den Notfallsanitäter im beruflichen Alltag
unterstützen.

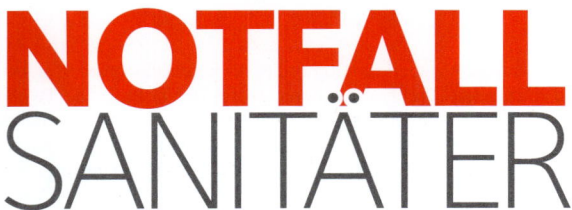

NOTFALL
SANITÄTER

EINSATZBEGLEITER FÜR DEN RETTUNGSDIENST

Autoren:

Dennis Bohnen

Sven Büchner

Jan D. Jensen

Thomas Kohns

Lars Menzel

Mario Preller

Dirk Ripsam

Andreas Wasielewski

unter Mitarbeit der Verlagsredaktion

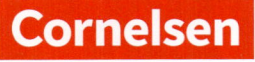

Redaktion: Andrea Westphal

Redaktionelle Mitarbeit: Stefan Schiefer, Berlin

Umschlaggestaltung, Layout und technische Umsetzung: vitaledesign, Berlin

www.cornelsen.de

Hinweis

Dieses Werk enthält Angaben zu rettungsdienstlichen Maßnahmen, die dem aktuellen Stand entsprechen. Dies entbindet den Leser jedoch nicht von der Verpflichtung, vor Anwendung alles sorgfältig zu prüfen und eigenverantwortlich zu handeln. Das gilt insbesondere in Bezug auf Medikamente und Dosierungen. Für mögliche Fehler oder Konsequenzen können weder Autoren noch Verlag verantwortlich gemacht werden.
Die Webseiten Dritter, deren Internetadressen in diesem Lehrwerk angegeben sind, wurden vor Drucklegung sorgfältig überprüft. Der Verlag übernimmt keine Gewähr für die Aktualität und den Inhalt dieser Seiten oder solcher, die mit ihnen verlinkt sind.

1. Auflage, 1. Druck 2017

Druck und Bindung: Kösel, Krugzell

ISBN 978-3-06-451663-2 (Schülerbuch)
ISBN 978-3-06-451664-9 (E-Book)

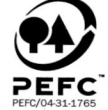

PEFC zertifiziert
Dieses Produkt stammt aus nachhaltig
bewirtschafteten Wäldern und kontrollierten
Quellen.

www.pefc.de

PEFC/04-31-1765

Vorwort

Liebe Leserin, lieber Leser,

der „Einsatzbegleiter" möchte Sie bei der täglichen Arbeit im Rettungsdienst unterstützen, sei es während des Einsatzes zum schnellen Nachschlagen oder in den Pausen und Wartezeiten zum Wiederholen, Lernen und Reflektieren.

Dieses Buch ersetzt dabei weder ein umfangreiches Lehrbuch noch die Auseinandersetzung mit den örtlichen Gegebenheiten. In seiner kompakten Form gibt es einen guten Überblick, spezifische Sachverhalte müssen jedoch individuell geklärt werden. Die Hinweise zu rettungsdienstlichen Maßnahmen und Medikamenten, insbesondere zu Dosierungen entsprechen dem zur Drucklegung des Buches aktuellen Stand, weichen jedoch u. U. vom lokalen Protokoll ab. Die eingefügten Notizkästen ermöglichen es Ihnen, zu korrigieren, anzupassen oder zu ergänzen.

Wir hoffen, dass Sie den Einsatzbegleiter in Ihrem Dienst gut nutzen können und wünschen Ihnen viel Freude bei der Arbeit im Rettungsdienst und mit diesem Buch.

Ihr Autorenteam

Dennis Bohnen, Essen
Sven Büchner, Essen
Jan D. Jensen, Oldenburg
Thomas Kohns, Leipzig
Lars Menzel, Leipzig
Mario Preller, Markkleeberg
Dirk Ripsam, Köln
Andreas Wasielewski, Spardorf

Juni 2017

Inhaltsverzeichnis

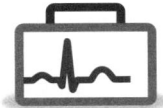

A

Einsatzphasen

1 Dienstbeginn

1.1 Dienst antreten

Pünktlich sein

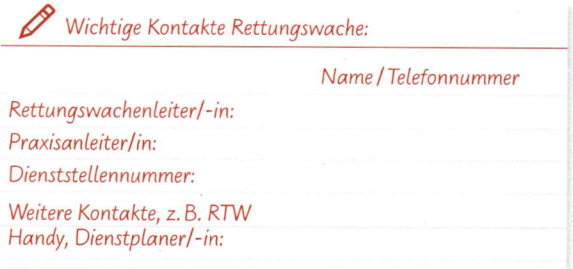

Bereits eine Minute zu spät seinen Dienst anzutreten, kann bedeuten, dass die Kollegen der Nachtschicht einen weiteren Einsatz erhalten. Im schlimmsten Fall sind diese Mitarbeiter dann noch mehrere Stunden unterwegs. Daher gilt es immer, den Dienst pünktlich zu beginnen – besser noch fünf Minuten früher. Wer zuverlässig immer pünktlich ist, der genießt ein hohes Vertrauen des Teams, auch in anderen Situationen.

Es gibt viele Gründe, ein paar Minuten zu spät zu kommen. Egal, was es ist, auch wenn man verschlafen hat, müssen die Kollegen der vorhergegangenen Dienstschicht informiert werden. Nur so können die Mitarbeiter sich darüber austauschen, welcher Kollege unter Umständen länger bleiben wird.

Wichtige Kontakte Rettungswache:

Name / Telefonnummer

Rettungswachenleiter/-in:

Praxisanleiter/in:

Dienststellennummer:

Weitere Kontakte, z. B. RTW
Handy, Dienstplaner/-in:

Erholt und ausgeruht sein

Egal, welches Schichtmodell im Rettungsdienst angewendet wird, ob ein Acht-, Zwölf- oder 24-Stunden-Modell, jeder einzelne Dienst kann die gesamte Leistungsfähigkeit der Rettungsdienstmitarbeiter fordern. Kräfteraubend für die Mitarbeiter im Rettungsdienst sind insbesondere:

- eine hohe Anzahl an Einsätzen mit keinen oder nur wenigen Ruhepausen
- lange und komplexe Einsätze
- Einsätze mit besonderen Lagen wie: Großschadensereignissen, Haus- oder Wohnungsbränden

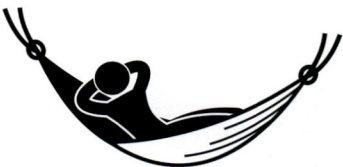

Aber auch ein kleiner Einsatz kann die gesamten Kräfte eines Helfers verzehren. Nicht nur die körperliche (physische) Kondition, auch die geistige (psychische) ist stets gefordert.

Daher gilt es, sich bereits am Vortag auf den Dienst vorzubereiten. Folgende Tipps sind dafür hilfreich:

- Ausreichend früh zur Ruhe kommen, um erholt aufzuwachen.
- Lesen vor dem Schlafen reduziert die Herzfrequenz und beruhigt den Geist.
- Fernsehen oder digitale Spiele machen den Menschen wacher und hindern am Einschlafen.
- Viel Alkohol am Vorabend des Dienstes kann dazu führen, dass morgens der Restalkohol noch nicht abgebaut ist – VORSICHT: Trunkenheit im Dienst ist eine Straftat und schädigt im schlimmsten Fall den Patienten!
- Vor dem Nachtdienst möglichst einen Mittagsschlaf halten oder zumindest Mittagsruhe. Dies hilft, abends bzw. nachts fitter zu sein.

Es gibt viele Strategien und individuelle Möglichkeiten, sich auf seinen Dienstantritt vorzubereiten. Egal, was ein Mitarbeiter im Rettungsdienst dafür tut, für eine höchst mögliche Patientensicherheit gilt immer:

Je erholter die Einsatzkraft ist, desto geringer ist die Wahrscheinlichkeit von Fehlern!

Bereit sein, Gutes zu tun

Nicht jeder Rettungsdiensteinsatz wird von den professionellen Mitarbeitern als ein wirklicher Notfalleinsatz gewertet. Jeder Mensch empfindet eine Situation anders, in der er den Notruf alarmiert. Für manche Menschen ist bereits ein kleiner Schnitt in den Finger ein Notfall, während andere Menschen erst den Rettungsdienst alarmieren, wenn die ganze Hand ab ist.

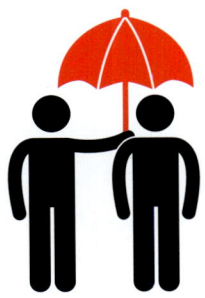

Es gilt: Jeder Mensch, der den Notruf alarmiert, hat für sich definiert, dass es sich um einen Notfall handelt. Daher muss auch gelten: Jeder Helfer muss bereit sein, bei jedem Patienten erneut Gutes tun zu wollen.

Der Dienst im Rettungsdienst ist eine Dienstleistung am Menschen in Not. Auch wenn es manchmal schwerfällt, immer wieder freundlich zu sein, seine eigene Bereitschaft zum Helfen wertfrei jedem Patienten anzubieten sowie geduldig und fürsorglich mit dem Menschen in Not zu sein, sind dies doch die wichtigsten Einstellungen, um Gutes zu tun. Ist diese Haltung beim NotSan zum Dienstbeginn vielleicht mal nicht vorhanden, so kann ein bewusster Umgang mit Stress ›S. 14 hilfreich sein.

1.2   Sich persönlich vorbereiten

Sich einkleiden

Jeder Rettungsdienstmitarbeiter ist zunächst dazu angehalten, sämtliche Arbeits-schutz- und Hygienerichtlinien einzuhalten. Während der persönlichen Vorbereitung auf den Dienst ist beim Einkleiden zu beachten, dass die Ausrüstung vollständig, sauber und einsatzbereit ist.

Persönliche Schutzausrüstung vollständig?
Bestandteile der persönlichen Schutzausrüstung sind:
- Einsatzhose mit fluoreszierenden Leuchtstreifen
- Einsatzjacke mit Ärmeln und ebenfalls ausreichend fluoreszierenden Flächen
- Pullover/T-Shirts, welche per Kochwäsche gereinigt werden können
- Arbeitsschutzschuhe der Sicherheitsklasse 3

FRAGE

Was sind Arbeitsschutzschuhe der Sicherheitsklasse 3?

Gemäß EN 20345 erfüllen diese Schuhe folgende Kriterien:
- Fersenschutz und Schutzkappe im Bereich der Zehen
- Belastbarkeit mind. 200 Joule
- Resistenz gegen Feuchtigkeit und Nässe
- durchtrittsichere Sohle

Folgende Bestandteile gehören ebenfalls zur persönlichen Schutzausrüstung, stehen jedoch in der Regel auf dem Rettungsmittel allen Mitarbeitern zur Verfügung:
- Feuerwehrhelm mit Augenschutz
- Arbeitsschutzhandschuhe (schwere Arbeiten)
- Einmalhandschuhe in verschiedenen Größen
- Schutzbrillen

Schutzausrüstung sauber und einsatzbereit?
Jeder Rettungsdienstmitarbeiter ist selbst dafür verantwortlich, dass seine persönliche Schutzausrüstung sauber und einsatzbereit ist. Daher ist darauf zu achten, zu Dienstbeginn frisch gereinigte Einsatzhosen, Pullover und T-Shirts zu tragen. Die Einsatzjacke muss regelmäßig gewaschen werden. Dazu gibt es unterschiedliche Dienstanweisungen an den Rettungswachen.

Sollte die Einsatzkleidung nicht sauber oder einsatzbereit sein, muss unmittelbar Ersatz besorgt werden. Sauberkeit ist notwendig, um die Übertragung von Infektionen auf den Patienten zu vermeiden. Auch zum eigenen Schutz muss die Kleidung schadensfrei sein.

Sich sammeln und geistig auf den Einsatz vorbereiten

Während der persönlichen Vorbereitung auf den Dienst ist ein ritualisierter Ablauf hilfreich, um zur eigenen Ruhe zu kommen. Spitzensportler beispielsweise haben ihre eigenen Rituale, sich auf den Einsatz vorzubereiten. Rituale im Rettungsdienst können z. B. sein:

- vor dem Umkleiden zunächst einen Kaffee mit den Kollegen trinken
- vor Dienstbeginn noch eine Dusche nehmen
- immer erst den rechten und dann den linken Schuh anziehen

Finden Sie Ihre eigenen Rituale, die helfen, sich selbst zu sammeln, geistig einsatzbereit zu machen und Stress abzubauen ›S. 16.

1.3   Die eigene Hygiene beachten

Um der Verbreitung von Viren, Bakterien oder anderen Keimen entgegenzuwirken, achten Notfallsanitäter auf ihre persönliche Hygiene. Zudem signalisiert ein sauberes und gepflegtes Auftreten dem Patienten ein Maß an Sicherheit. Folgendes ist zu beachten:

- vor und nach dem Dienst duschen und Haare waschen
- Fingernägel sauber und kurz halten
- im Dienst keinen Nagellack tragen
- kurze Haare oder zusammengebundene Haare tragen
- keinen Schmuck im Dienst tragen
    - ACHTUNG: Armbanduhr, Ketten, Ringe, Ohrringe, Piercings sind abzulegen. Jedes dieser Utensilien verbreitet nicht nur Keime, sondern kann auch zu Verletzungen beim Rettungsdienstmitarbeiter führen, wenn dieser z. B. mit den Ohrringen beim Tragen eines Patienten an diesem hängen bleibt!
- Arbeits- und Schutzkleidung erst auf der Rettungswache anziehen
    - dadurch bleiben die Keime auf der Rettungswache und werden nicht ins persönliche Umfeld übertragen
- bei Kontaminationen oder schweren Verschmutzungen die Dienstkleidung direkt wechseln
- im Bereich der Patientenversorgung, sei es im Rettungswagen oder bei Großschadensereignissen im Behandlungszelt, ist Essen, Trinken und Rauchen verboten
    - ACHTUNG: Nahrungsmittel sind ein idealer Nährboden für diverse Keime. Im Sinne der Hygiene dürfen deshalb insbesondere im Behandlungsraum des Rettungswagens keinerlei Lebensmittel gelagert werden. Auch der kurzzeitige Transport von Lebensmitteln im Patientenraum des Rettungswagens reicht aus, um diesen mit Keimen zu kontaminieren.
- Händehygiene einhalten ›S. 238
- auf Psychohygiene achten – geht es meinem Geist gut, bleibe ich gesund

1.4   Mit Stress umgehen

Der menschliche Faktor – Human Factor

Ein Mensch ist keine Maschine. Er wird in seinem Leben von unzähligen Faktoren beeinflusst. Positive oder negative Faktoren führen zu unterschiedlichen Stimmungslagen und können gute oder schlechte Laune bewirken.

Positive Faktoren	Negative Faktoren
• sicheres soziales Umfeld wie: feste Partnerschaft, Familienleben, gutes Verhältnis zur eigenen Verwandtschaft, vertrauter Freundeskreis • ausreichendes finanzielles Einkommen • körperliche Gesundheit • langer, ausreichender Schlaf	• Unfrieden im sozialen Umfeld, z.B.: Streit in der Paarbeziehung, Missgunst unter Freunden • unzureichendes finanzielles Einkommen, evtl. Schulden • Krankheiten • Schlafstörungen

Tab 1 | Positive und negative Faktoren

Die Stimmungslagen können schnell schwanken. Gute Laune kann durch wenige Ereignisse in schlechte oder aggressive Laune umschlagen. Der Mensch weiß meist nicht, was ihn am Tag erwartet und wie seine Stimmung sich ändern wird. Sicher ist jedoch, dass die verschiedenen Stimmungslagen immer auch einen Einfluss auf die berufliche Tätigkeit haben. Auch wenn gerne gesagt wird: „Ich lasse mein

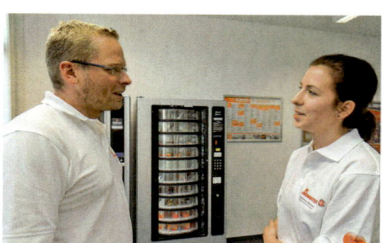

Abb. 1 | Die Stimmung hat einen Einfluss auf das Handeln.

Privatleben zu Hause", wirkt sich dies auf die Launen der Menschen aus.

Die Theorien zum Human Factor besagen u. a., dass unterschiedliche Stimmungslagen bei einem Menschen zunächst nichts Schlimmes sind. Dies macht einen Menschen menschlich. Gemäß der Theorie muss sich jeder Mensch nur über seine Einflussfaktoren und die Auswirkungen auf das berufliche Handeln bewusst sein. Dann können der Einzelne und seine Mitmenschen besser mit den Launen umgehen. Ein NotSan kann sich z. B. besser beherrschen. Eigene Stimmungslagen werden nicht auf das Gegenüber, sei es der Patient oder ein Arbeitskollege, projiziert. Sich bewusst zu sein, was den eigenen menschlichen Faktor ausmacht, hilft insbesondere, in stressigen Situationen einen „kühlen Kopf" zu bewahren.

Stress und die Auswirkungen

Ist der menschliche Körper Stress ausgesetzt, lässt sich dies messbar belegen. Unter Stress kommt es zu einer anhaltenden Ausschüttung von Adrenalin. Der Körper reagiert in drei Phasen:

- 1. Phase: Schockphase
- 2. Phase: Widerstandsphase
- 3. Phase: Erschöpfungsphase

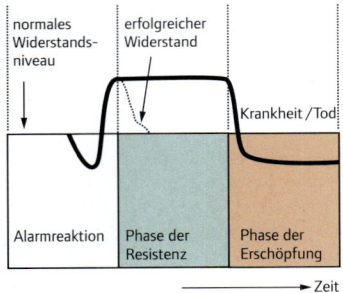

Abb. 1 | Phasen der Stressreaktion nach Selye

Die Empfindung „Stress" ist jedoch sehr subjektiv. Jeder Mensch hat sein eigenes und ganz persönliches Stressempfinden.

Schockphase

Die zeitliche Dauer der Schockphase ist äußerst kurz. Sie kann verglichen werden mit dem Gefühl „Mir ist das Herz in die Hose gerutscht". Symptome der Schockphase sind:

- Hypotonus
- Körpertemperaturabsenkung
- Abfall des Blutzuckerspiegels (kurzzeitige Hypoglykämie)
- verminderte Harnabsonderung
- Verringerung der Elektrolyte Chlorid, Natrium und Kalium im Blut
- Vermehrung der Lymphozyten

Widerstandsphase

In dieser Phase kommt es zu einer anhaltenden Aktivierung des sympathischen Nervensystems, insbesondere durch eine erhöhte Adrenalin-Ausschüttung. Diese führt zu Herzkraft- und Leistungssteigerung (Anstieg des Pulses und des Blutdrucks), Weitung der Pupillen, Verminderung der Speichelproduktion, Erweiterung der Bronchien zur besseren Belüftung, vermehrtem Abbau von Glykogen zu Glucose in der Leber und daraus resultierend zu Hyperglykämie, Erweiterung der Butgefäße zur besseren Durchblutung der Sklettmuskulatur sowie Hemmung der Aktivitäten des Magen-Darm-Traktes.

Um die Widerstandsphase langfristig aufrechtzuerhalten, werden zugleich Thyroxin, Cortisol und Endorphine freigesetzt. Diese Hormone stimulieren zusätzlich den Sympathikus, wobei sie zugleich das Immunsystem hemmen. Die Endorphine dämpfen das Schmerzempfinden. Insgesamt ist der Körper dauerhaft leistungsfähiger.

Erschöpfungsphase
Nach Beendigung der Einwirkungen der Stressoren fährt der Körper wieder herunter. Es folgt eine totale Erschöpfung. Der Parasympathikus wird aktiviert. In dieser Phase ist der Mensch sehr anfällig für Erkrankungen. Das Immunsystem wurde in der Widerstandsphase dauerhaft heruntergeregelt. Krankhafte Erreger können sich nun ungestört ausbreiten.

Selbstreflexion

Vor jedem Dienstantritt hilft es, sich darüber Gedanken zu machen, in welcher Stimmungslage man sich befindet. Je nachdem, ob man gerade mit guter Laune ohne große Belastung zur Arbeit kommt oder ob man gerade schlechte Laune und noch viele negative Gedanken hat, kann man versuchen, sich selbst darauf einzustellen oder evtl. Hilfe z.B. bei den Kollegen zu suchen.

Folgende Fragestellungen können helfen, die eigene Stimmungslage zu beurteilen:
- Habe ich heute gut geschlafen oder hat mich etwas schlaflos gemacht?
- Fühle ich mich heute ausgeruht oder treibt mich noch etwas um, was mich von der Arbeit abhalten könnte?
- Was hat mir heute gute Laune gemacht? Was hat mir schlechte Laune gemacht?
- Freue ich mich auf meinen Dienst oder ist mein Dienst heute eine Belastung für mich?
- Freue ich mich auf meinen Dienst nur, weil er mich von etwas Negativem ablenkt? Oder ist es, weil ich mich auf meine Tätigkeit freue?

Stellen Sie sich diese Fragen noch vor Dienstbeginn. Werden Sie sich Ihrer Stressfaktoren bewusst. Versuchen Sie aktiv mit dem Stress umzugehen. Schauen Sie den Faktoren ins Auge, auch wenn Sie nicht immer eine Lösung parat haben werden.

Im schlimmsten Stressmoment hilft es, sich an eine andere stressauslösende Situation zu erinnern. Motivieren Sie sich dann selbst:

„Ich habe es damals geschafft, dann schaffe ich es jetzt auch!"

1.5   Sich ernähren

Grundsätze

Regelmäßig Mahlzeiten einzunehmen, sollte auch im Dienst auf der Rettungswache angestrebt werden. Idealerweise verabreden sich die Rettungsdienstkollegen bereits vor Dienstbeginn, wann und was während des Dienstes gekocht und gegessen werden soll. Die gemeinsame Einnahme von Mahlzeiten ist nicht nur gut für die Gesundheit, sondern stärkt auch das Teamgefühl.

Do	Don't
<ul><li>Mahlzeiten mit den Kollegen vor Dienstbeginn planen</li><li>gemeinsam Mahlzeiten zubereiten</li><li>gemeinsam am Tisch essen</li><li>in der Einsatzhektik dennoch versuchen, Ruhe zum Essen zu finden</li><li>kleine frische Mahlzeiten einnehmen</li><li>einen Obstkorb als Snackbar aufstellen</li><li>viel Wasser trinken – mind. 2 l/8 h</li><li>Kaffee nur in Maßen, nicht in Massen trinken</li></ul>	<ul><li>vor dem Fernseher essen</li><li>im Stehen essen</li><li>im Vorbeigehen essen</li><li>im Rettungswagen essen</li><li>das Essen „reinschlingen"</li><li>zu wenig trinken</li><li>fettige und kohlenhydratreiche Mahlzeiten verzehren</li><li>Süßigkeitenteller als Snackbar aufstellen</li><li>süße und zuckerhaltige Getränke zu sich nehmen</li><li>künstliche Koffeingetränke, wie z. B. Energizer, trinken</li></ul>

Tab. 1 | Dos und Don'ts für eine gesunde Ernährung

An Tagen mit hoher Einsatzdichte und kaum Pausen muss besonders auf die eigene Ernährung geachtet werden. Der anhaltende Adrenalinspiegel im Blut des Rettungsdienstmitarbeiters unterdrückt das Hungergefühl. Es droht eine Unterzuckerung. An Tagen mit einer hohen Einsatzzahl sollte der Leitstellendisponent direkt kontaktiert und um die Durchführung einer Pause gebeten werden.

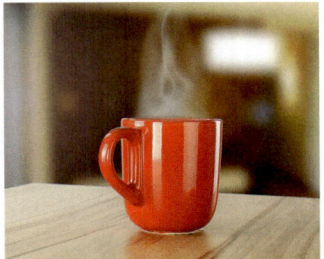

Abb. 1 | Pausen sind wichtig.

Tipps für gesunde Snacks und Mahlzeiten

Folgendes Obst und Gemüse muss nur abgewaschen und kann direkt verzehrt werden. Daher eignet es sich ideal für einen Obst-/Gemüse-Snack-Teller für zwischendurch:

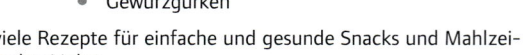

- Äpfel
- Birnen
- Bananen
- Kirschen
- Weintrauben

- Blaubeeren
- Mandarinen
- Cocktailtomaten
- Möhren (Schale kann mitgegessen werden)
- Gewürzgurken

Abb. 1 | Obst ist ein idealer Snack.

Im Internet gibt es viele Rezepte für einfache und gesunde Snacks und Mahlzeiten, z. B. unter folgenden Links:
http://eatsmarter.de
www.essen-und-trinken.de/gesunde-rezepte

1.6 Fahrzeugübernahme

Persönliches Übergabe-/Übernahmegespräch

Das Fahrzeug von der vorausgegangenen Schicht zu übernehmen, ist der wichtigste Schritt bei Dienstbeginn. Zur Übernahme eignen sich diese Fragen:

Frage	Hinweise
Sind alle Medizinprodukte einsatzbereit?	Wenn nicht, muss das entsprechende Gerät SOFORT ausgetauscht werden!
Sind alle Materialien im Rettungswagen UND in den Koffern/ Rucksäcken vollständig?	Nicht die selten genutzten Koffer/Rucksäcke, wie z. B. Kinderkoffer/-rucksack, vergessen.
Ist etwas an den Rettungsdienstmaterialien auffällig?	Vermutete Defekte oder Schäden könnten sich verschlimmern.
Gibt es Schäden oder andere Hinweise zum Rettungswagen?	Dazu gehört auch die Abfrage, ob alle Einsatzdokumentationsmittel, Fahrtenschreiber, Geländekarten und Weiteres vorhanden sind.
Gibt es weitere Hinweise zum Fahrzeug und den Materialien?	Vielleicht ist etwas bereits bekannt, wurde aber noch nicht angesprochen.

Tab. 1 | Fragen und Hinweise zur Fahrzeugübernahme

Die persönliche Übergabe sollte in Ruhe und mit voller Aufmerksamkeit erfolgen. Blindes Vertrauen in die Besatzung der vorherigen Dienstschicht ist nicht angebracht. Nachfragen und Bedenken sollten sachlich geäußert werden. Ein persönliches Misstrauen verhindert den Teamgeist. Gefährlich sind Aussagen in der Übergabe wie beispielsweise:

- „Ich nehme an, es hat jemand …"
- „Dies müsste eigentlich schon bekannt sein …"
- „Angeblich soll defekt/funktionseingeschränkt sein …"
- „Ich meine, es ist davon noch genug da …"
- „Ich denke, es ist alles gut …"

Seien Sie vorsichtig und kontrollieren Sie alles, auch wenn dies Zeit kostet. Im Schadensfall können Sie ggf. mit haftbar gemacht werden.

Kontrolle mit Checklisten zur Fahrzeugübernahme

Die Checklisten zur Fahrzeugübernahme können unterschiedlichen Umfang haben. Gehen Sie diese Checklisten immer ordentlich und gewissenhaft durch. Kontrollieren Sie immer alles, sonst fehlt im Notfall ggf. etwas.

Es muss jederzeit mit einer Alarmierung gerechnet werden. Daher empfiehlt sich, die Abarbeitung der Checklisten zur Fahrzeugübernahme folgendermaßen zu strukturieren:

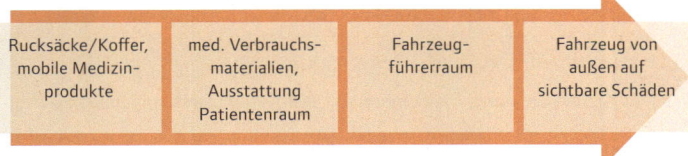

| Rucksäcke/Koffer, mobile Medizin-produkte | med. Verbrauchs-materialien, Ausstattung Patientenraum | Fahrzeug-führerraum | Fahrzeug von außen auf sichtbare Schäden |

FRAGE

Wer haftet im Fall einer Patientenschädigung infolge fehlender oder defekter Rettungsmittel?

Sollte im oder am Rettungsmittel etwas defekt sein oder fehlen, wird zunächst immer die Besatzung herangeholt, die zuletzt das Fahrzeug geführt hat. Im Falle einer daraus resultierenden Schädigung des Patienten haftet der NotSan, welcher das Fahrzeug als Verantwortlicher übernommen hat. Der NotSan ist für die Vollständigkeit und die Funktionstüchtigkeit vollumfänglich zuständig.

1.7   Geräte checken

Überprüfung der aktiven Medizinprodukte

Alle aktiven Medizinprodukte müssen überprüft werden. Teilweise sind zusätzliche Checklisten auszufüllen oder es sind besondere Funktionsprüfungen an den Geräten durchzuführen. Es gilt, mindestens Folgendes zu beachten:

- Finden sich offensichtliche Schäden am Gerät?
- Ist das Gerät noch sicher in der vorgesehenen Halterung verankert?
- Sind die Akkus/Speicher der Geräte vollständig geladen? Sind evtl. Ersatzakkus vorhanden und sind diese auch geladen?
- Sind alle angeschlossenen Schläuche/Drähte/Kabel in einem sauberen und funktionstüchtigen Zustand? Ist ausreichend Ersatz für diese zum Teil Einmalmaterialien vorhanden?
- Lässt sich das Gerät problemlos einschalten?
- Durchführung der Funktionsprüfung
  - Zahlreiche elektronisch aktive Medizinprodukte, z. B. EKG, Defibrillator, Beatmungsgerät, müssen bei jedem Dienstbeginn einer besonderen Funktionsprüfung unterzogen werden.
  - Die Einweisung in diese Funktionsprüfung erfolgt durch den Medizinproduktebeauftragten.
  ACHTUNG: Die Funktionsprüfung muss in den Checklisten dokumentiert werden. Zusätzlich wird diese automatisch in den Speichern der Geräte erfasst. Wenn die Prüfung nicht erfolgt, kann dies immer nachgewiesen werden!

Umgang mit defekten Medizinprodukten

Wird ein Defekt an einem Medizinprodukt festgestellt, wird Folgendes durchgeführt:

- Geräte SOFORT außer Dienst nehmen!
- Geräte GUT SICHTBAR als defekt markieren!
- Geräte nicht im normalen Lager aufbewahren, sondern separat abstellen!
- Gerätedefekt SOFORT an Medizinproduktebeauftragten oder Wachverantwortlichen melden. Die Meldung sollte schriftlich bzw. dokumentiert erfolgen.
- Ersatzgerät beschaffen.
- Wenn kein Ersatzgerät vorhanden ist, muss das Fehlen des Gerätes unmittelbar und sehr gut sichtbar in den Übergabeprotokollen vermerkt werden.
  - Handelt es sich um ein essenzielles Gerät, z. B. EKG oder Defibrillator, und steht kein Ersatzgerät zur Verfügung, muss SOFORT die Abmeldung des Fahrzeugs erfolgen. Das Fahrzeug ist so nicht einsatzbereit.
  - In diesem Falle muss SOFORTIGE Rücksprache mit den Dienstvorgesetzten/Wachverantwortlichen gehalten werden.
- Gerätedefekt und den Hinweis auf das Ersatzgerät immer an die nachfolgende Besatzung auch mündlich übergeben.

Überprüfung der Sauerstoffvorräte

Die Überprüfung aller Sauerstoffflaschen auf den jeweils verbleibenden Inhalt ist zwingend notwendig. Sauerstoff ist lebenswichtig und schnell verbraucht.

Grundregel zur Berechnung der noch vorhandenen Sauerstoffmengen:

Flaschendruck x Flaschenvolumen = verfügbarer Sauerstoff in Litern

Wie lange reicht der Vorrat?
bei Sauerstoffflaschen 2 l:

Flaschen-druck	Menge O_2	4 l/min	8 l/min	10 l/min	15 l/min
200 bar	400 Liter	1 h 40 min	50 min	40 min	27 min
180 bar	360 Liter	1 h 30 min	45 min	36 min	24 min
160 bar	320 Liter	1 h 20 min	40 min	32 min	21 min
140 bar	280 Liter	1 h 10 min	35 min	28 min	19 min
120 bar	240 Liter	60 min	30 min	24 min	16 min
100 bar	200 Liter	50 min	25 min	20 min	13 min
80 bar	160 Liter	40 min	20 min	16 min	11 min
60 bar	120 Liter	30 min	15 min	12 min	8 min
40 bar	80 Liter	20 min	10 min	8 min	5 min
20 bar	40 Liter	10 min	5 min	4 min	3 min

Tab.1 | Sauerstoffvorrat in Zeit je nach Füllung der Flasche und Höhe der Sauerstoffgabe bei 2-l-Flasche

bei Sauerstoffflaschen 5 l:

Flaschen-druck	Menge O_2	4 l/min	8 l/min	10 l/min	15 l/min
200 bar	1000 Liter	4 h 10 min	2 h 05 min	1 h 40 min	1 h 07 min
180 bar	900 Liter	3 h 45 min	1 h 53 min	1 h 30 min	60 min
160 bar	800 Liter	3 h 20 min	1 h 40 min	1 h 20 min	53 min
140 bar	700 Liter	2 h 55 min	1 h 22 min	1 h 10 min	47 min
120 bar	600 Liter	3 h 00 min	1 h 15 min	60 min	40 min
100 bar	500 Liter	2 h 05 min	1 h 30 min	50 min	33 min
80 bar	400 Liter	1 h 40 min	50 min	40 min	27 min
60 bar	300 Liter	1 h 15 min	38 min	30 min	20 min
40 bar	200 Liter	50 min	25 min	20 min	13 min
20 bar	100 Liter	25 min	13 min	10 min	7 min

Tab.2 | Sauerstoffvorrat in Zeit je nach Füllung der Flasche und Höhe der Sauerstoffgabe bei 5-l-Flasche

2 Anfahrt und Eintreffen

2.1 Briefing durchführen

Warum ein Briefing durchführen?

Sowohl der Reiz als auch die Herausforderung der Arbeit im Rettungsdienst liegen darin, dass sich die äußeren Bedingungen, wie Notfallmeldung, Setting und Szenario, einer jeden Einsatzsituation unterscheiden. Um trotzdem Einsätze strukturiert und effektiv zu bearbeiten, brauchen Notfallsanitäter einen zuverlässig stabilen organisationalen Rahmen, innerhalb dessen sie sich sicher bewegen und handeln. Ausbilder, Rettungsdienstträger und Gesetzgeber stellen diesen Rahmen in Form von Algorithmen und SOPs, einem Führungs- und Qualitätsmanagementsystem und der Landesrettungsdienstgesetze zur Verfügung. Die Rahmenbedingungen, innerhalb derer Notfallsanitäter im Team im Einsatz handeln, sind also festgelegt und im optimalen Falle auch handlungsleitend. Dazu kommt die persönliche und auch gemeinsame Einsatzerfahrung, die das sichere Gefühl gibt, fast jede Einsatzsituation angemessen bearbeiten zu können.

Allerdings gibt es zum einen Ausnahmen: besondere Einsatzstichworte, für die keine SOPs abrufbar sind, noch keine Einsatzerfahrung vorhanden ist oder die ganz individuell angstbesetzt sind, wie z. B. Kindernotfall oder schweres Gewaltverbrechen. In solchen Situationen ist es unbedingt notwendig, sich am besten vor dem Eintreffen kurz im Team gemeinsam besprochen zu haben. Zum anderen ist es – aus gutem Grund – in anderen Organisationen in Hochrisikoumwelten, denen auch der Rettungsdienst zuzurechnen ist, ein Standardverfahren.

Was ist ein Briefing?

Das Konzept des Briefings, wie es hier verwendet wird, kommt aus dem Militärischen und bedeutet so viel wie kurze Einweisung oder Lagebesprechung.

Briefings sind sowohl für eine besondere Einsatzsituation als auch für die routinemäßige Durchführung prinzipiell identisch. Ziel und Funktion ist es zum einen, alle Teammitglieder auf denselben Informationsstand zu bringen, und zum anderen die Vorstellungen innerhalb des Teams über das, was gleich in der Einsatzsituation passieren soll, abzugleichen. Ein in der Medizin zunehmend akzeptiertes und verbreitetes Einsatzgebiet des Briefings ist das Team-Time-Out mittels der WHO-Checkliste vor chirurgischen Eingriffen. Das Briefing dient also dazu das eigentlich als selbstverständlich Angenommene kurz vor dem Einsatz noch mal vor und mit allen Beteiligten sprachlich explizit zu kommunizieren. Es ist insofern abzugrenzen von den Team-Time-Outs, die der Entscheidungsfindung dienen, wie z. B. dem FOR-DEC Entscheidungsfindungszyklus.

Wann ein Briefing durchführen?

Ein Briefing ist kurz. Da es standardisiert ist und vor jedem Einsatz durchgeführt werden sollte, wird es ein hohes Maß an Routine in der Durchführung geben. Es wird deshalb ca. 30, maximal 45 Sekunden dauern.

Rettungsdienstliche Einsätze sind in der Regel nicht disponibel. Der Eingang der Einsatzmeldung erfordert sofortiges Ausrücken und Anfahren zum Einsatzort. Es ist deshalb leider nicht möglich, den einen passenden Zeitpunkt für die Durchführung des Briefings zu bestimmen. Da die Anfahrt zum Einsatzort in der Regel höchste Konzentration vom Fahrenden erfordert, ist dieser Zeitpunkt nur bedingt und bei entsprechenden Verkehrsverhältnissen für das Briefing geeignet. Optimal wäre es deshalb, auf dem (Fuß)Weg zum Fahrzeug und beim Besteigen und Statusmeldung, das Briefing durchzuführen. Ein geeigneter Einstieg in das Briefing beginnt deshalb mit der Klärung des Einsatzortes.

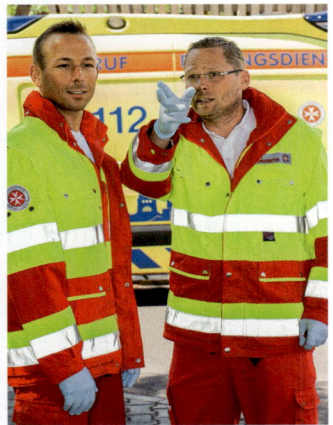

Abb. 1 | Das Breifing kann auf dem Weg zum Fahrzeug durchgeführt werden.

Wie ein Briefing durchführen?

Das Briefing dient dazu, im Team die vorhandenen Informationen und die -wahrscheinlich – selbstverständlichen Vorstellungen über das geplante gemeinsame Vorgehen vor Ort abzugleichen.

Dabei sind folgende Punkte im Team abzugleichen: sicheres Auffinden des Notfallortes, Eigenschutz, gedankliches Abstecken und Erkunden der Rand- und Rahmenbedingungen, Verständnis für möglichst alle Bedeutungen und Konsequenzen des Einsatzstichwortes (Shared Mental Model) und die Rollen- und Aufgabenklarheit im Team.

In der folgenden Tabelle sind diese Punkte gut abfragbar und praktikabel umgesetzt. Die Tabelle bildet den konkreten Ablauf des Briefings ab. Sie ist gegliedert nach Gegenstand, Ausprägung und möglichen beispielhaft formulierten Leitgedanken und Leitfragen. Die Leitgedanken/Leitfragen sind an die jeweiligen individuellen und persönlichen Gegebenheiten anzupassen. Der Inhalt, also Gegenstand und Ausprägung, ist jedoch komplett und in beschriebener Reihenfolge abzuarbeiten.

	Gegenstand	Ausprägung	Beispiele (zu klärender) Leitgedanken und -fragen
1	Einsatzort	beiden bekannt	„Der Z-Platz – das ist der an der Ecke X-Alle/Y-Straße …!?"
2		Besonderheiten	„Da sind Hausnummern fortlaufend nummeriert."
3	Einsatz-stichwort	Risiken	„Welche Gefahren sind typisch für dieses anzunehmende Einsatzszenario?"
4		Differential-diagnosen	„Welche Krankheitsbilder/Verletzungs-muster können sich aus dem Einsatzstichwort ergeben?"
5		Entscheidungen	„Welche Ressourcen (NA, Pol., Feuerwehr, o.ä.) werden wir bei diesem Einsatzstichwort eventuell brauchen?"
6			„Ist das eher eine ‚load and go' oder ‚stay and play' Situation?"
7	Setting	Ressourcen-verfügbarkeit	„Wer (NA, Pol, Feuerwehr, o.ä.) könnte überhaupt in innerhalb welcher Zeit nachkommen?"
8		Zielklinik	„Welche Kliniken könnten wir heute innerhalb welcher Zeit anfahren?" „Welche Disziplinen sind einsatzbereit?"
9	Einsatz-struktur	Notfall-ausstattung	„Welche Ausstattungsteile nehmen wir alles aus dem Auto bei diesem Einsatzstichwort mit zur Einsatzstelle?"
10		Helferrollen-profil	„Ich bin ‚Helfer 1' – deshalb werde ich beginnen mit … während Du … durchführst."

Tab. 1 | Inhalt des Briefings

2.2 Kommunizieren

Mit der Leitstelle kommunizieren

Der erste Kontakt zum Notrufenden findet in der Leitstelle statt. Hier werden im Rahmen der Notrufabfrage relevante Daten erfasst und bewertet, welche dann in eine Alarmierung einfließen. Die an das Rettungsmittel, z. B. mittels Alarmschreiben oder digitaler Alarmierung, übermittelten Informationen geben hierbei nur die grundlegenden Informationen wieder:

Alarmierungsbestandteil	Ursprung
Einsatzart	Ergebnis der strukturierten Notrufabfrage; auf der Basis der während des Notrufs gewonnen Informationen wird eine Einsatzart (z. B. Rettungseinsatz, Notarzteinsatz, Technische Rettung) ermittelt. Die Einsatzart ist dabei mit der Alarm- und Ausrückeordnung verknüpft, sodass sich hieraus die zu alarmierenden Einsatzmittel ergeben.
Einsatzstichwort	Stichwortartige Beschreibung des vorliegenden Notfalls, welche das sich darstellende Meldebild zusammenfasst, z. B. Luftnot, Z. n. Sturz.
Einsatzort	Der Einsatzort wird im einfachsten Fall als Straßenadresse mit Hausnummer in die Alarmierung übergeben. Für verschiedene Einsatzorte können diese Informationen abweichen. So sind z. B. bei Bundesautobahnen Abfahrten oder Kilometerangaben und die entsprechende Fahrtrichtung relevant. Wo vorhanden, können entsprechende Angaben aus Leitsystemen (Rettungspunkte im Wald oder an Uferwegen) übergeben werden.
Patientenname	Soweit übermittelt, wird der Name des Patienten in die Alarmierung übernommen.
weitere einsatztaktische Informationen	Weitere Informationen können z. B. sein: Koordinaten, Einsatznummer, Zielort.

Tab. 1 | Bestandteile einer Alarmierung

Bereits während der Anfahrt kann die Leitstelle somit die auf die zügige Über-mittlung von Basisdaten ausgerichtete Alarmierungsmitteilung um weitere rele-vante Informationen ergänzen und so konkrete Informationen zur genauen Lage des Einsatzortes oder zum vorliegenden Notfallbild übermitteln. Dies erfolgt in der Regel mittels Funk.

Insbesondere bei komplexeren Einsatzlagen ›S. 34, wie z.B. der Alarmierung in einen Bereitstellungsraum beim MANV, ist das Mithören des entsprechenden Funkkanals essenziell, da womöglich der anzusteuernde Bereitstellungsraum nicht mit dem übermittelten Einsatzort identisch ist. Solche Informationen richten sich nicht zwangsläufig konkret an ein Rettungsmittel, sondern können auch für mehrere auf der Anfahrt befindliche Einsatzmittel bestimmt sein. Mitunter entfällt hierbei die entsprechende fahrzeug- oder funkrufbezogene Ansprache, sodass der Funkverkehr sehr genau verfolgt und auf relevante Informationen geprüft werden muss.

Verschiedene Notrufabfrageprotokolle sehen eine Alarmierung der Rettungsmit-tel vor, während der Notrufende noch am Telefon verbleibt und z.B. zur Leistung von Erste-Hilfe-Maßnahmen angeleitet wird. Auch hierbei können sich weitere relevante Informationen ergeben, die den NotSan erst während der Anfahrt errei-chen.

Probleme, die während der Anfahrt zum Einsatzort auftreten, wie z.B. die Beteiligung an einem Verkehrsunfall oder das Eintreten einer weiteren Situation, die das Fortführen des Einsatzes verzögert oder unmöglich macht, werden unmit-telbar der Leitstelle angezeigt. In der Regel obliegt dann der Leitstelle die Ent-scheidung, ob der Einsatz fortgeführt oder ein anderes Rettungsmittel entsandt wird. Alle weiteren Maßnahmen werden dann über die Leitstelle koordiniert.

Unmittelbar nach Eintreffen am Einsatzort findet die Einschätzung der Ein-satzsituation statt (SSS-Schema ›S. 62). Alle hierbei relevanten Feststellungen, die eine Nachforderung von weiteren Kräften erforderlich machen, werden unmit-telbar der Leitstelle angezeigt.

Diese Lagemeldungen erfolgen standardisiert in folgender Form:
* **M** eldender
* **E** insatzort
* **L** age
* **D** urchgeführte Maßnahmen (bei Erstrückmeldung entbehrlich)
* **E** ingesetzte Kräfte (bei Erstrückmeldung entbehrlich)
* **N** achforderungen

Mit anderen Einsatzkräften kommunizieren

An der Einsatzstelle angekommen findet eine Kontaktaufnahme zu den ggf. sonst noch beteiligten Einsatzkräften statt. Dies können sein:

- Einsatzleiter der Feuerwehr, z. B. Abstimmung Maßnahmen technische Rettung
- Einsatzführer der Polizei bei polizeilichen Lagen; insbesondere Informationen zu sicheren Bereichen (Bereitstellungs- und Behandlungsraum) und zur Kommunikation des Abrufs der Rettungsdienstkräfte nach erfolgter Sicherung der Einsatzstelle durch die Polizei
- Abschnittsleiter bei großen Einsatzlagen, in denen der Notfallsanitäter einem spezifischen Einsatzabschnitt, z. B. medizinische Behandlung, Bereitstellungsraum Rettungsdienst, zugeordnet ist
- Einsatzkräfte, die eine Erstversorgung, z. B. im Rahmen eines First-Responder-Systems, durchgeführt haben

Wesentliches Ziel der Abstimmungen ist der Austausch relevanter Informationen zu etwaigen Gefahren und Maßnahmen zur Gefahrenabwehr, die gemeinsame Festlegung des optimalen Vorgehens sowie die Bestimmung von Ansprechpartnern an den Schnittstellen der Zusammenarbeit. In Anlehnung an den PDCA-Zyklus findet diese Abstimmung im Optimalfall in regelmäßigen Abständen vor und während der Arbeit an der Einsatzstelle statt.

Mit weiteren Beteiligten kommunizieren

An der Einsatzstelle kann die Aufnahme des Kontakts zu weiteren Beteiligten erforderlich werden. Hierbei sind verschiedene Zielgruppen und ihre spezifischen Bedürfnisse zu unterscheiden:

Zielgruppe	Besonderheiten in der Kommunikation
Angehörige	können bei der Fremdanamnese hilfreich sein und den Rettungsdienst unterstützen; individuelle Sorgen sind zu beachten
Ersthelfer	können ggf. zu Unfall und eingeleiteten Maßnahmen informieren; wirken nach Möglichkeit bei der Notfallversorgung mit; Dank und Anerkennung sollten ausgesprochen werden
med. Fachpersonal (z. B. Pflegedienste etc.)	sind in der Regel gut mit den Patienten vertraut und können eine fundierte Übergabe vornehmen; Notfallversorgungen gehören häufig nicht zu den alltäglichen Aufgaben; umfassende Information zu Behandlung und Verbleib des Patienten ist sinnvoll, da häufig auch ein Kontakt zu Angehörigen etc. besteht

Tab. 2 | Besondere Zielgruppen

2.3   Die StVO beachten

Einsatzfahrten mit Rettungsfahrzeugen unter Sondersignalen sind überdurchschnittlich häufig in Unfälle verwickelt und stellen also eine Gefahr für die Insassen und alle anderen Verkehrsteilnehmer dar. Die Inanspruchnahme von Sonderrechten und Sondersignalen ist deshalb an strenge Voraussetzungen geknüpft.

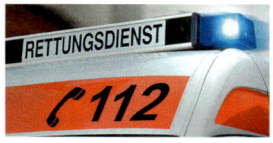

Abb. 1 | Sondersignal

Sonderrechte

Nach § 35 Abs. 5a StVO darf sich der Fahrer eines Rettungsfahrzeugs, z. B. RTW, NEF, KTW, über die in der Straßenverkehrsordnung festgelegten Regelungen hinwegsetzen, sofern dies erforderlich ist, um Menschenleben zu retten oder schwere gesundheitliche Schäden abzuwenden. Bei den Sonderrechten handelt es sich insofern um einen **besonderen Rechtfertigungsgrund der StVO**. Von Regelungen in anderen Gesetzen ist der Einsatzfahrer trotz Sonderrechten nicht befreit, z. B. Alkoholverbot, Fahren ohne Fahrerlaubnis, Überladen des Fahrzeugs. Übertreten werden dürfen die Verkehrsregeln außerdem nur, insoweit gerade die Übertretung erforderlich ist, das Einsatzziel effektiver zu erreichen. Aus diesem Grund ist der Einsatzfahrer beispielsweise trotz Sonderrechten nicht von der Gurtpflicht befreit, da diese Übertretung keine Auswirkung auf das Einsatzziel hat.

Ob die Voraussetzungen für Sonderrechte vorliegen und ob diese überhaupt in Anspruch genommen werden, **entscheidet ausschließlich der Fahrer des Einsatzfahrzeugs**. Er ist Adressat der Verkehrsnorm und muss deren Übertretung rechtfertigen. Andere am Einsatz beteiligte Personen können und sollen dem Fahrer mitteilen, ob aus ihrer Sicht „höchste Eile" geboten ist. Diese Information hat der Fahrer gewissenhaft zu prüfen. Gleiches gilt für die Einsatzmeldung durch die Rettungsleitstelle.

Sondersignale

Die Verwendung von Sondersignalen ist in § 38 StVO als verkehrsrechtliche Anordnung gegenüber anderen Verkehrsteilnehmern geregelt. Diese haben sofort freie Bahn zu schaffen, wenn blaues Blinklicht und Einsatzhorn gemeinsam verwendet werden, ohne dass sich jedoch die Regelungen der Vorfahrt ändern. Kommt der andere Verkehrsteilnehmer der Aufforderung, dem Einsatzfahrzeug freie Bahn zu schaffen, nicht nach, darf der Einsatzfahrer sein Vorrecht nicht durch aggressive Fahrweise durchsetzen. Vielmehr muss er sogar mit untypischen Verhaltensweisen der anderen Verkehrsteilnehmer rechnen und seine Fahrweise hierauf einstellen. Wird nur blaues Blinklicht verwendet, müssen die anderen Verkehrsteilnehmer nicht damit rechnen, dass der Einsatzfahrer sein Vorrecht in Anspruch nehmen möchte. Das Einsatzhorn muss deshalb immer ausreichend rechtzeitig betätigt werden. Blaues Blinklicht allein dient lediglich der Warnung.

Keine Sonderrechte für das begleitende NEF

In der Praxis sehr umstritten ist die Frage, ob das nicht arztbesetzte NEF den mit Sondersignalen fahrenden RTW ebenfalls mit Sondersignalen begleiten darf, wenn der Notarzt im RTW mitfährt. Solange das NEF keinen eigenen Auftrag erhält, sind die Voraussetzungen für Sonderrechte nicht gegeben. Jedes zusätzliche Risiko durch ein mit Sonderrechten fahrendes Fahrzeug muss besonders gerechtfertigt werden. Jeder Einsatzfahrer ist deshalb gut beraten, sich derartige Verhaltensweisen schriftlich anweisen zu lassen, da er unter Umständen sonst persönlich für entstandene Personen- und Sachschäden haften muss.

Fahren im Verband

Fahren mindestens drei Einsatzfahrzeuge geschlossen im Verband, wird dieser Verband verkehrsrechtlich als ein Verkehrsteilnehmer bewertet, wenn er für die anderen Verkehrsteilnehmer erkennbar „geschlossen" ist (§ 27 StVO). Dies setzt eine geordnete, einheitlich geführte und als Ganzes erkennbare Fahrzeugmehrheit voraus, wohingegen eine besondere Kennzeichnung nicht erforderlich ist. Der Verband darf durch andere Verkehrsteilnehmer nicht durchbrochen werden. Bei der Inanspruchnahme von Sonderrechten ist es ausreichend, wenn dies durch das Führungsfahrzeug durch die Verwendung beider Sondersignale kenntlich gemacht wird.

Verhaltensregeln für die Einsatzfahrt

- Der Einsatzfahrer muss mit **ungewöhnlichen Fahrweisen der anderen Verkehrsteilnehmer rechnen** und dies berücksichtigen. Er darf sich nicht darauf verlassen, dass die anderen Verkehrsteilnehmer sich der Situation entsprechend richtig verhalten.
- Über fremden Vorrang darf sich der Einsatzfahrer nur dann hinwegsetzen, wenn er nach **ausreichender Ankündigung** (Sondersignale) sicher erkennt, dass der Verkehr ihm Vorrang einräumt. Er muss **sicher beurteilen können, dass alle bevorrechtigten Verkehrsteilnehmer ihm freie Fahrt gewähren**. Ist eine solche Einschätzung nicht möglich, muss eine Geschwindigkeit eingehalten werden, die das sofortige Anhalten ermöglicht.
- Will der Einsatzfahrer bei **Rot eine Kreuzung überqueren**, muss er die Sondersignale rechtzeitig vor und während des Überquerens einschalten. Er muss sich vorsichtig in die Kreuzung vortasten, um sich auf diese Weise davon zu überzeugen, ob sämtliche Teilnehmer des Querverkehrs die Signale wahrgenommen haben. Bei einer unübersichtlichen Kreuzung kann das sogar die Verpflichtung bedeuten, nur mit **Schrittgeschwindigkeit** einzufahren. Bei mehrspurigen Straßen muss jede Fahrspur kontrolliert werden, wobei auf Sichteinschränkungen durch andere Fahrzeuge zu achten ist. Angesichts seiner durch die besondere Gefahrenlage verstärkten Sorgfaltspflicht kann es im Einzelfall für den Fahrer des Einsatzfahrzeugs durchaus zumutbar sein, sein Fahrzeug fast zum Stillstand abzubremsen, um auf diese Weise eine hinreichende Übersicht über die Verkehrslage zu gewinnen.

2.4   BOS-Funkregularien beachten

Bei den Behörden und Organisationen mit Sicherheitsaufgaben kommt der digitale BOS-Funk nach dem europäischen TETRA-25-Standard zum Einsatz. Über ein bundesweites Netz aus TETRA-Basisstationen, Vermittlungsstellen und Transitvermittlungsstellen ist eine weitgehend bundesweite Netzabdeckung gewährleistet.

Im Regelfall erfolgt die Nutzung des BOS-Funks im Sinne einer Gruppenkommunikation. Hierzu werden entsprechende *Talkgroups* eingerichtet, in denen sämtliche Teilnehmer zusammengefasst werden. Betätigt ein Teilnehmer die Sprechtaste, wird eine Verbindung zu allen anderen Geräten der gleichen *Talkgroup* hergestellt und ein Gespräch im *Halb-Duplex-Modus* (eine Stelle spricht, alle anderen hören) aufgebaut. Der erfolgreiche Gesprächsaufbau wird durch einen Quittungston signalisiert – erst nachfolgend kann das Gespräch begonnen werden.

Der Regelfunkbetrieb erfolgt im sogenannten *Trunked Mode (TMO)*. Hierbei werden Gespräche und Daten zur nächsten Basisstation und somit in das Digitalfunknetz übertragen. Hierfür wird die bestehende Infrastruktur, insbesondere im Bereich der Inhouse-Versorgung in relevanten Gebäuden, laufend ausgebaut.

Besteht in besonderen Einsatzlagen keine Verbindung zum Digitalfunknetz oder steht das Digitalfunknetz sonst nicht zur Verfügung, können im *Direct Mode (DMO)* Gespräche von Funkgerät zu Funkgerät aufgebaut werden, ohne das Digitalfunknetz zu nutzen. Hierbei ist zu beachten, dass im DMO-Betrieb im Regelfall weiter entfernte Ziele, so z. B. auch Leitstellen, nicht erreicht werden können. Unter bestimmten Voraussetzungen besteht in der Einsatzstellenkommunikation im DMO-Betrieb jedoch durch den Einsatz von ortsfesten Repeatern und entsprechenden Gateways auch die Möglichkeit der Anbindung an das TETRA-Netz.

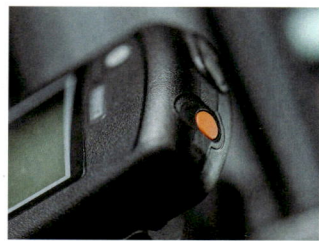

Abb. 1 | Notrufmeldung/Betätigung der Notruftaste

Notrufe im Digitalfunk werden im Netz mit höchster Priorität abgearbeitet. Bestehende Gruppengespräche werden unterbrochen und das Gerät schaltet für 30 Sekunden in den Sendebetrieb, sodass im Sinne eines Freisprechens alle Gespräche übertragen werden, ohne dass die Sendetaste gedrückt werden muss. Befindet sich der Teilnehmer beim Drücken der Notruftaste außerhalb der Zuständigkeit seiner Leitstelle, wird das Gespräch an die nächstgelegene Leitstelle weitergeleitet.

Rufnamen im BOS-Funk

Organisation	OPTA-Kurzzeichen	Rufname
Feuerwehr	FW	Florian
Arbeiter-Samariter-Bund	ASB	Sana
Deutsches Rotes Kreuz	DRK	Rotkreuz
Johanniter-Unfall-Hilfe	JUH	Akkon
Malteser Hilfsdienst	MHD	Johannes
sonstige Rettungsdienste	RD	Rettung
Katastrophenschutzeinheiten	KAT	Kater
Technisches Hilfswerk	THW	Heros

Tab. 1 | Rufnamen relevanter BOS

Fahrzeug	OPTA-Kurzzeichen	gesprochen	Kennzahl
Leitstelle	LTS	Leitstelle	00
Einsatzleitwagen 1	ELW1	E.L.W.1	11
Leitender Notarzt	LNA	L.N.A.	--
Organisatorischer Leiter Rettungsdienst	OrgL	Org.L	--
Notarzteinsatzfahrzeug	NEF	N.E.F.	82
Rettungswagen	RTW	R.T.W.	83
Krankentransportwagen	KTW	K.T.W.	85

Tab. 2 | Auswahl relevanter Funkrufkennungen

Rufnamen folgen einer festgelegten Struktur, die sich zusammensetzt aus: Organisations-Rufname – Kreis/Stadt – Wachenkennzahl – Fahrzeugkennung – lfd. Nummer

Beispiel: *SAMA Essen 23-RTW-1* für den ersten RTW der Wache 23 des ASB Essen.
Abweichend gilt als Regelung für die Leitstelle, dass diese über den Rufnamen Leitstelle + Kreis/Stadt erreicht wird. Also: *Leitstelle Kreis Warendorf*.

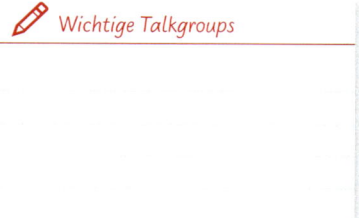

✏️ *Wichtige Talkgroups*

Gesprächsabwicklung

Um den taktischen Wert des Sprechfunks voll auszuschöpfen, bestehen hohe Anforderungen an die Funkdisziplin:

- „Sie"-Form, Höflichkeitsfloskeln („Bitte/Danke") unterlassen
- deutlich artikulierte Sprache, nicht zu schnell
- Zahlen unverwechselbar aussprechen, Eigennamen ggf. buchstabieren ›S. 325
- Meldung auf die wesentlichen Inhalte reduziert abfassen

Grundsätzlich werden Funkgespräche mit einem **Anruf** begonnen. Dieser besteht aus: *Rufname der Gegenstelle + „von" + eigener Funkrufname + „kommen!"*.
Dieser Anruf wird von der Gegenstelle mit einer **Anrufantwort** entgegengenommen:
„Hier" + Rufname der gerufenen Stelle + „kommen."

Nachfolgend kann das Funkgespräch abgewickelt werden. Hierbei werden Aufträge mit dem Wort *„Verstanden"* **bestätigt.**
Wiederholungsaufforderungen wird mit einem vorangestellten *„ich wiederhole"* nachgekommen.
Vor dem **Buchstabieren** wird dieses durch *„ich buchstabiere"* angekündigt.
Da die Intonation in Funkgesprächen nicht sicher übermittelt wird, sind **Fragen** grundsätzlich mit dem vorangestellten Wort *„Frage:"* einzuleiten.
Im Anschluss an das Funkgespräch **beendet** die eröffnende Stelle das Gespräch mit dem Wort *„Ende"*.

2.5   Navigieren

Das Ziel der Navigation ist es, auf der Grundlage der aktuellen eigenen Position eine optimale Strecke zum Ziel, dem eigentlichen Einsatzort, zu ermitteln und dieses unter Beachtung weiterer Einflüsse zu erreichen. Relevante Einflüsse, die eine Anpassung der geplanten Route notwendig machen können, sind z. B. Staus und Straßensperrungen, Umleitungen und Witterungseinflüsse.
Um die Einsatzstelle möglichst schnell erreichen zu können, ist neben den nachstehenden Navigationsmitteln eine umfassende Ortskunde der Rettungsmittelbesatzung obligat.

GPS-gestützte Navigationsgeräte führen eine automatische Berechnung der (algorithmisch-mathematisch) günstigsten Route zum Zielort durch und unterstützen die Navigation mit entsprechenden Navigationsansagen. Die Übergabe des Einsatzortes erfolgt hierbei entweder manuell durch Eingabe einer Adresse oder automatisch durch die Datenübermittlung des Einsatzortes durch die Leitstelle.

Das Mitführen von **topografischen Straßenkarten** des gesamten potenziellen Einzugsgebietes ist nicht nur für einen etwaigen Ausfall des GPS-gestützten Systems notwendig, sondern ermöglicht auch, einen Eindruck von der Lages des Einsatzortes zu bekommen. Das Navigationsdisplay hingegen stellt lediglich einen Auszug der aktuellen Standortumgebung und die Navigationsanweisungen dar.

Für verschiedene großflächige und komplexe Gebäude und Flächen bestehen vielfach gesonderte **Lagepläne**, aus denen sich für Notfälle spezifische Informationen zur Anfahrt und zum Erreichen von Einsatzstellen ableiten lassen. Insbesondere im Bereich großer Baustellenflächen bestehen definierte Lotsenpunkte, an denen eintreffende Rettungsmittel erwartet und nachfolgend zum Einsatzort begleitet werden.

In Regionen, in denen für die Beschreibung eines Einsatzortes keine eindeutigen Bezeichnungen, wie z. B. Straßennamen oder Autobahnkilometer, zur Verfügung stehen, sind, in Abhängigkeit der touristischen oder wirtschaftlichen Erschließung, mitunter Standort-Informationssysteme installiert und in den entsprechenden Einsatzleitrechnern hinterlegt. In der Regel bestehen solche Systeme aus einem Hinweisschild, welches neben der Information zur Notrufnummer über eine eindeutige Nummer verfügt, welche auf diesen Rettungspunkt verweist. Die Anfahrt zu diesen Rettungspunkten ist in der entsprechenden Dokumentation beschrieben, sodass ein zügiges und sicheres Eintreffen der Rettungsmittel sichergestellt wird.

2.6   Besondere Einsatzlagen einschätzen

Grundlagen

Besondere Einsatzlagen sind Einsätze, die nicht zu den alltäglichen Einsatzsituationen eines NotSan gehören. Bei diesen Einsätzen wird ein spezielles Fachwissen benötigt, was über die Kenntnisse einer regulären Einsatzkraft hinausgeht.

Zu den besonderen Einsatzlagen zählen:
- Massenanfall von Verletzen
- Gefahrgutunfälle
- PKW-/LKW-Unfälle
- Einsätze mit Polizeibeteiligung
- Einsätze in besonderen Einrichtungen, z. B. Gefängnis, Flughafen

Ein NotSan muss in der Lage sein, seine eigenen Grenzen und Fähigkeiten jederzeit einzuschätzen. In besonderen Einsatzlagen geht es nicht darum, schnell einen Patienten zu retten, sondern vorausschauend unter Beachtung des Eigenschutzes zu handeln.

In diesen Situationen sind die ersten Maßnahmen an der Einsatzstelle entscheidend und beeinflussen den weiteren Einsatzverlauf.

Folgende **Standardeinsatzmatrix** sollte angewendet werden:

Fragen bei besonderen Einsatz-situationen	Maßnahmen bei besonderen Einsatzlagen
<ul><li>Kann ich den Bereich gefahrlos betreten?</li><li>Benötige ich weitere Einsatzkräfte an der Einsatzstelle (Polizei, Feuerwehr, Rettungsdienst u. a.)?</li><li>Benötige ich Spezialkräfte an der Einsatzstelle?</li><li>Kann ich den Einsatz führen oder benötige ich einen OrgL/LNA vor Ort?</li></ul>	<ul><li>als ersteintreffendes Rettungsmittel die Initial-Einsatzleitung übernehmen</li><li>Lagemeldung an die Leitstelle</li><li>Kräfte und Mittel nachfordern</li><li>Sicherheitsbereiche festlegen</li><li>Lageerkundung unter Beachtung des Eigenschutzes</li><li>Gefahrenbereich nicht betreten</li><li>Lagemeldung</li><li>Schaffung einer Kommunikationsstruktur</li></ul>

Tab 1 | Standardeinsatzmatrix bei besonderen Einsatzlagen

Massenanfall von Verletzten

Ein Massenanfall von Verletzten (MANV) ist ein Ereignis, das durch einen Unglücksfall, wie beispielsweise einen Verkehrsunfall, oder willkürlich durch einen Anschlag verursacht wurde. In der DIN 13050 „Begriffe im Rettungswesen" wird ein Massenanfall von Verletzten so definiert:

„Notfall mit einer größeren Anzahl von Verletzten oder Erkrankten sowie anderen Geschädigten oder Betroffenen, der mit der vorhandenen und einsetzbaren Vorhaltung des Rettungsdienstes aus dem Rettungsdienstbereich nicht bewältigt werden kann."

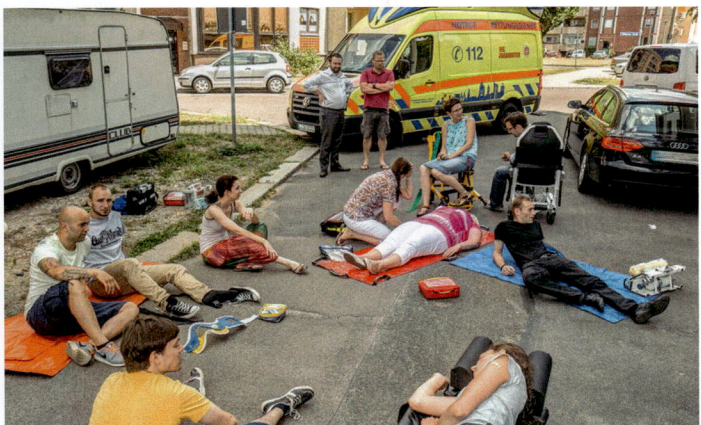

Abb. 1 | Übung einer Großschadenslage

Merkmale eines Massenanfalls von Verletzten:
- mehrere Verletzte, Geschädigte und betroffene Personen
- vorhandene Mittel des Rettungsdienstes reichen nicht aus, um alle Verletzten individuell zu versorgen
- vorhandenes Personal des Rettungsdienstes reicht nicht aus, um alle Verletzten individuell zur versorgen
- Abschnittsleitung/Einsatzleitung Rettungsdienst wird an der Einsatzstelle benötigt
- besondere Notfall-/Einsatzpläne treten in Kraft
- überörtliche Einsatzkräfte und Einheiten des Katastrophenschutzes können zum Einsatz kommen
- Individualmedizin wird durch Katastrophenmedizin ersetzt

Individualmedizin	Katastrophenmedizin
• Einhaltung gesetzlicher Hilfsfristen • in der Regel individuelle notärztliche Versorgung möglich • Individualtransport nach Verletzungsmuster, z. B. Hubschrauber • Transport in ein geeignetes Krankenhaus	• keine Individualmedizin möglich • Inkrafttreten von Notfallplänen • Mangel an Ressourcen • Einsatz von überregionalen Kräften und Mitteln • schnelle Überlastung einsatzortnaher Krankenhäuser

Tab. 2 | Unterschiede von Individual- und Katastrophenmedizin

Jeder Rettungsdienstbereich definiert, basierend auf den Landesgesetzen, welche Maßnahmen zu ergreifen sind und welche Stufen der individuellen Einsatzpläne zutreffen.

Unabhängig von den individuellen Maßnahmen in den Einsatzplänen gibt es standardisierte Maßnahmen, die bei jedem MANV ergriffen werden müssen:
1. Initialeinsatzleitung (Standardeinsatzmatrix Tab. 1)
2. Ordnung des Raumes
3. Personalmanagement
4. Patienten-/Betroffenenmanagement
5. Kommunikationsstrategie

Initialeinsatzleitung
Das erste an der Einsatzstelle eingetroffene Rettungsmittel muss bis zum Eintreffen einer rettungsdienstlichen Einsatzleitung die ersten Maßnahmen einer rettungsdienstlichen Einsatz-/Abschnittsleitung ergreifen.

Eine rettungsdienstliche Einsatz-/Abschnittsleitung besteht in der Regel aus einem
• Organisatorischen Einsatzleiter Rettungsdienst (OrgL),
• Leitenden Notarzt (LNA).

Die rechtliche Stellung, das Aufgabenspektrum und die Kennzeichnung regeln die zuständigen Landesgesetze und Einsatzpläne vor Ort. Um die rettungsdienstliche Einsatzleitung zu unterstützen, kann eine Führungsgruppe Rettungsdienst eingerichtet werden, die mit einem Einsatzleitwagen (ELW) den OrgL und LNA unterstützt.

Ordnung des Raumes:

Um das „Chaos" an der Einsatzstelle schnell zu beseitigen, ist es notwendig verschiedene räumliche Strukturen bzw. Abschnitte zu schaffen. Dazu müssen zügig weitere Kräfte und Mittel angefordert werden.

Räumliche Struktur/Abschnitt	Beschreibung
Patientenablage	<ul><li>festgelegter Platz, zu dem die Patienten gebracht werden, nachdem sie aus dem Gefahrenbereich gerettet wurden</li><li>befindet sich am Rand des Gefahrenbereichs</li><li>erste Sichtung durch rettungsdienstliches Personal</li><li>Behandlung nach festgelegten Prioritäten</li><li>Weitertransport nach festgelegten Prioritäten</li></ul> **Hinweis:** Unter optimalen Bedingungen sollte die erste Sichtung durch einen Notarzt oder mind. einen NotSan durchgeführt werden.
Registratur	<ul><li>ist am Eingangsbereich des Behandlungsplatzes/ der Behandlungsstelle einzurichten</li><li>Erfassung der persönlichen Daten</li><li>Erfassung durchgeführter Maßnahmen</li><li>zweite Sichtung durch rettungsdienstliches Personal</li><li>Ausstellen einer Patientenanhängekarte (PAK), wenn noch nicht an der Patientenablage erfolgt</li><li>Weitertransport zum Behandlungsplatz/zur Behandlungsstelle</li></ul> **Hinweis:** Unter optimalen Bedingungen sollte die zweite Sichtung durch einen Notarzt oder mind. einen NotSan durchgeführt werden.
Behandlungsplatz/ Behandlungsstelle	<ul><li>Ort der weiterführenden oder abwartenden Behandlung</li><li>muss außerhalb des Gefahrenbereichs liegen</li><li>kann in fester (Gebäude) oder beweglicher Infrastruktur (Zelt, RTW/KTW) angelegt werden</li><li>ist in verschiedene Behandlungsbereiche gegliedert</li><li>sollte mit einem Arzt besetzt sein</li></ul>

Räumliche Struktur/Abschnitt	Beschreibung
Ausgangsregistratur	• Abgleich der Patientendaten • Erfassung der Transportdaten (Fahrzeug, Transportziel) • letzte präklinische Sichtung • Übergabe an Transportmittel
Bereitstellungsraum	• befindet sich außerhalb des Gefahrenbereichs • sollte frühzeitig in Abstimmung mit dem Gesamteinsatzleiter festgelegt und bekannt gegeben werden • ist der Anlaufpunkt für alle nachrückenden Einsatzkräfte
Rettungsmittelhalteplatz	• befindet sich außerhalb des Gefahrenbereichs • zugewiesener Platz für alle Rettungsmittel (RTW, RTH, KTW, NEF) • zentrale Koordinierungsstelle für den Patiententransport

Tab. 3 | Abschnitte zur Raumordnung bei MANV

Gefahrenbereich

Verletzte Personen/Betroffene	**Rettung** (Dekontamination) der Verletzten und **Übergabe an** die **Patientenablage**

↓

Arbeitsbereich

Patientenablage und Behandlungsplatz/-stelle	**Patientenablage:** lebensrettende Sofortmaßnahmen/Sichtung/Registratur **Behandlungsplatz/-stelle:** Herstellung der Transportfähigkeit und Betreuung der Betroffenen

↓

Rückwärtiger Raum

Bereitstellungsraum/ Rettungsmittelhalteplatz	**Bereitstellung** von Transportmitteln (RTW, RTH, KTW) zum **Transport** in die **Krankenhäuser**

Abb. 1 | Räumliche Struktur bei Großschadenslage

Personalmanagement

Für den effektiven Einsatz des Personals an der Einsatzstelle es wichtig, eine Übersicht über Anzahl und Qualifikation der Einsatzkräfte zu erhalten. Aus diesem Grund muss eine Übersicht der vorhandenen, eingesetzten sowie angeforderten Einsatzkräfte erstellt und geführt werden.

In der ersten halben Stunde werden überwiegend hauptamtliche Mitarbeiter des Rettungsdienstes an der Einsatzstelle eintreffen. Einheiten des ehrenamtlichen Katastrophenschutzes, wie beispielsweise eine Schnelleinsatzgruppe oder ein Einsatzzug, benötigen je nach Entfernung zur Einsatzstelle mindestens eine Stunde, um bei einem MANV effektiv eingesetzt zu werden.

Patienten-/Betroffenenmanagement

Bei einer Großschadenslage mit einem Massenanfall von Verletzten oder Erkrankten wird unterschieden zwischen

- Verletzten (nach Sichtungskategorie),
- Betroffenen,
- Angehörigen.

Alle drei Personengruppen müssen im Rahmen der Einsatzdokumentation registriert werden. Das Kreisauskunftsbüro des Deutschen Roten Kreuz e. V. ist mit seiner lokalen Struktur vor Ort dafür langfristig zuständig. Zu Beginn der Großschadenslage muss kurzfristig die Einsatz- bzw. Abschnittsleitung Rettungsdienst diese Funktion übernehmen.

Frühzeitig sollten die Patienten durch geschultes medizinisches Personal gesichtet werden. Die Sichtung (Triage) ist die medizinische Einschätzung über Schweregrad der Verletzungen und sinnvolle Behandlungsstrategie.

Sichtungs-kategorie	Situation	Maßnahmen
SK 1	akute, vitale Bedrohung	sofortige Behandlung, Eliminierung der vitalen Bedrohung
SK 2	schwer verletzt/erkrankt	aufgeschobene Dringlichkeit, Stabilisierungsmaßen
SK 3	leicht verletzt/erkrankt	spätere, evtl. ambulante Behandlung, Selbsthilfe
SK 4	keine Überlebenschance	Betreuungsmaßnahmen, Schmerzlinderung, abwartende Behandlung
	tot	Kennzeichnung

Tab. 4 | Sichtungskategorien

Für die Sichtung werden verschiedene Verfahren und Algorithmen angewendet. Das Bundesamt für Bevölkerungsschutz und Katastrophenhilfe (BBK) hat zusammen mit der Deutschen Gesellschaft für Katastrophenmedizin DGKM e. V. mit PRIOR® (Primäres Ranking zur Initialen Orientierung im Rettungsdienst) ein anwendungsfreundliches System entwickelt.

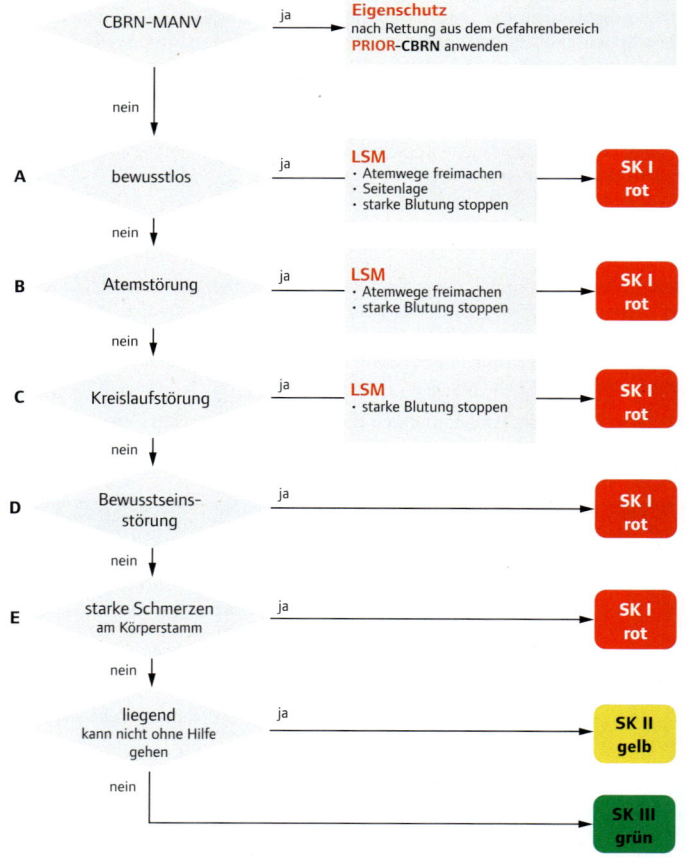

Abb. 1 | PRIOR®-Algorhitmus

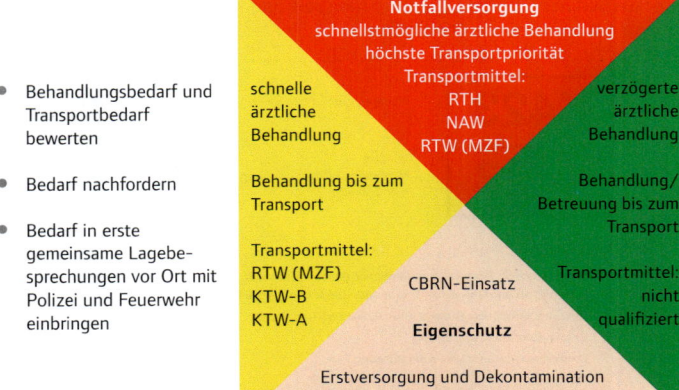

* Behandlungsbedarf und Transportbedarf bewerten

* Bedarf nachfordern

* Bedarf in erste gemeinsame Lagebesprechungen vor Ort mit Polizei und Feuerwehr einbringen

Abb. 1 | PRIOR®-Diamant: Einschätzung des Behandlungs- und Transportbedarfs

Gefahrgutunfall

Gefahrgutunfälle sind für jede Einsatzkraft eine besondere Herausforderung. An der Einsatzstelle wird spezielles Material, wie beispielsweise Dekontaminationsausstattung, Auffangbehälter, Schutzanzüge, sowie besonders geschultes Personal benötigt.

Gefahrgüter sind Stoffe oder Zubereitungen, von denen grundsätzlich eine
* **c**hemische,
* **b**iologische,
* **r**adiologische oder
* **n**ukleare Gefahr ausgeht.

Die Lagerung und der Transport erfolgen in speziellen Behältern. Laut Statistischem Bundesamt wurden im Jahr 2015 über 303 Millionen Tonnen Gefahrgut auf allen Verkehrswegen (Land, Wasser, Schiene, Luft) durch Deutschland transportiert.

Über die Bedingungen zu Lagerung, Transport und Kennzeichnung gibt es international harmonisierende Vorschriften.

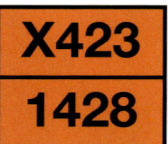

X 432
Nummer zur Kennzeichnung der Gefahr **(Kemler-Zahl)**

1428
Nummer zur Kennzeichnung des Stoffes **(UN-Nummer)**
hier: Natrium

Erklärung zur Kemler-Zahl

X (vorangestellt): Reagiert in gefährlicher Weise mit Wasser
2 Entweichen von Gas durch Druck oder durch chemische Reaktion
3 Entzündbarkeit von Flüssigkeiten (Dämpfen) und Gasen
4 Entzündbarkeit fester Stoffe
5 Oxidierende (brandfördernde) Wirkung
6 Giftigkeit
7 Radioaktivität
8 Ätzwirkung
9 Gefahr einer spontanen heftigen Reaktion

Die Verdoppelung einer Ziffer weist auf die Zunahme der entsprechenden Gefahr hin.
Wenn die Gefahr eines Stoffes ausreichend von einer einzigen Ziffer angegeben werden kann, wird dieser Ziffer eine Null angefügt.

Abb. 1 | Gefahrkennzeichnung mit Kemler-Zahl und UN-Nummer

Für das ersteintreffende Rettungsmittel gilt die Standardeinsatzmatrix ›S. 34 in Verbindung mit der GAMS-Regel nach Feuerwehr-Dienstvorschrift (FwDV) 500:

Maßnahme	Erläuterung
Gefahr erkennen	Warntafel und Symbole auf Fahrzeugen und Frachtstücken
Absperren	Gefahrenbereich (rot): kürzester Abstand 50 m Absperrbereich (grün): kürzester Abstand 100 m
Menschenrettung durchführen	Eigengefährdung sehr hoch sollte nur durch die Feuerwehr durchgeführt werden
Spezialkräfte alarmieren	CBRN-Spezialeinheiten des Katastrophenschutzes Fachberater

Tab. 5 | Maßnahmen nach FwDV 500

Gefahrstoffe können den menschlichen Organismus schaden durch:
- **Inkorporation:** Aufnahme von Stoffen
- **Kontamination:** Verunreinigung von Oberflächen
- **Wirkungen von außen:** z. B. Strahlung, Explosionsdruckwelle, mechanische Energie

Aus diesem Grund gelten nach FwDV 500 folgende **Grundsätze**:
- Eine Inkorporation ist zu vermeiden.
- Eine Kontamination ist zu vermeiden oder so gering wie möglich zu halten.
- Eine Kontaminationsverschleppung ist zu verhindern.
- Jede Einwirkung von Energie ist gering zu halten (Abstand, Aufenthaltsdauer begrenzen).
- Die Einwirkung von mechanischer Energie ist zu verhindern.

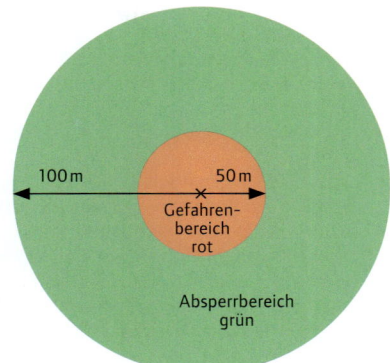

Abb. 1 | Absperrbereich bei Gefahrgutunfällen gemäß FwDV 500

Um die Auswirkungen des eventuell freigesetzten oder vorhandenen Stoffes/Zubereitungen einzuschätzen, können folgende **Hilfsmittel** genutzt werden:
- Fachliteratur
- Datenbanken, Datenblätter
- Apps
- Fachberater/Sachkundige
- Fracht- und Begleitpapiere

Neben den aufgeführten Erstmaßnahmen (Tab. 1) müssen für alle Betroffenen folgende **Maßnahmen** aus rettungsdienstlicher Sicht durchgeführt werden:
- betroffenen Personen Verhaltensanweisungen geben
- Dekontamination
- Versorgung des dekontaminierten Patienten

Übersteigt die Anzahl der Betroffenen bzw. Verletzten die personellen und materiellen Mittel der Einsatzkräfte vor Ort, ist nach Massenanfall von Verletzten › S. 35 unter Beachtung des Gefahrenbereichs und der Dekontamination vorzugehen.

PKW-/LKW-Unfall

Unfälle mit Kraftfahrzeugen sind Einsätze, die im Gegensatz zu Großschadenslagen, Gefahrgutunfällen oder Einsätzen in Bahngleisanlagen häufiger vorkommen.

Einsatztaktisch ist auch hier die Standardeinsatzmatrix ▸ S. 34 zu beachten.

Bei Unfällen mit Kraftfahrzeugen treten zusätzlich folgende **Besonderheiten** auf:
- fließenden Verkehr berücksichtigen
- nicht direkt an das Unfallfahrzeug heranfahren, Platz für die Einsatzfahrzeuge
  der Feuerwehr sowie für die Technische Rettung beachten
- auf auslaufende Betriebsstoffe achten
- Inspektion der Fahrzeugairbags (Airbag Sweeping), Sicherheitsabstand beachten
- Schutzkleidung zum Schutz vor Verletzungen (scharfe Kanten, Glas) komplett
  anlegen, Mundschutz gegen feinen Glasstaub
- patientenorientierte Rettungsstrategie (Sofortrettung, schnelle Rettung,
  schonende Rettung) festlegen und mit der Feuerwehr abstimmen
- Rettung aus einem LKW oder Reisebus ist aufgrund der Höhe der Fahrerkabine
  und der geringen Knautschzone sehr umständlich
- bei einer Rettung aus einem LKW/Reisebus sollten Hilfsmittel wie Rettungs-
  plattformen genutzt werden

Brandeinsatz

Bei Brandeinsätzen ist der Rettungsdienst zur Versorgung von Betroffenen und
zum Eigenschutz der Einsatzkräfte neben der Feuerwehr ein wichtiger Bestandteil
in der Gefahrenabwehr.

Die Standardeinsatzmatrix ▸ S. 34 ist zu beachten. Zusätzlich ist zu beachten:
- Der Rettungsdienst ist bei Brandeinsätzen ein eigener Einsatzabschnitt, der
  dem Gesamteinsatzleiter der Feuerwehr untersteht. Alle einsatztaktischen
  Maßnahmen sind mit dem Einsatzleiter der Feuerwehr abzustimmen.
- Bei verschiedenen Stichworten wie z. B. Krankenhaus, Pflegeheim, Mehrfami-
  lienhaus ist eine Abschnittsleitung Rettungsdienst (mind. OrgL/LNA) frühzeitig zu alarmieren.
- Bei der Einrichtung von Behandlungsstellen und Aufstellung der Fahrzeuge ist
  auf genügend Abstand zu möglichen herabfallenden Trümmern, Flammenein-
  wirkung und Brandrauch (Windrichtung) zu achten.
- Mit der Feuerwehr sollte ein Platz am Rand des Gefahrenbereichs festgelegt
  werden, wo die Feuerwehr Betroffene und Verletzte dem Rettungsdienst übergibt.

Übersteigt die Anzahl der Betroffenen bzw. Verletzten die personellen und materiellen Mittel der Einsatzkräfte vor Ort, ist nach MANV ▸ S. 35 vorzugehen.

Polizeiliche Lagen

Bei polizeilichen Lagen handelt es sich häufig um:
- Geiselnahmen
- Einsätze mit Gewaltcharakter
- Bombendrohung/Bombenfund
- Demonstrationen

Die Standardeinsatzmatrix ›S. 34 ist zu beachten. Der Rettungsdienst kann bei polizeilichen Lagen ein eigener Einsatzabschnitt sein, der dem Gesamteinsatzleiter der Polizei untersteht. Alle einsatztaktischen Maßnahmen sind mit dem Einsatzleiter der Polizei abzustimmen.

Bei diesen speziellen Lagen wird der Rettungsdienst nur außerhalb des Gefahrenbereichs in einem von der Polizei zugewiesenen Areal (Safety Area) eingesetzt.

Das einsatztaktische Vorgehen wird von der Polizei festgelegt. Wenn bereits auf der Anfahrt bekannt ist, dass es sich um eine polizeiliche Lage handelt, sollte über die Leitstelle erfragt werden, wie die Einsatzstelle angefahren werden soll.

Übersteigt die Anzahl der Betroffenen bzw. Verletzten die personellen und materiellen Mittel der Einsatzkräfte vor Ort, ist nach MANV ›S. 35 vorzugehen.

Bahngleiseinsatz

Bei Einsätzen im Bahngleis ist von den Einsatzkräften auf den Eigenschutz und die Besonderheiten der Bahn zu beachten:
- Das Betreten der Bahnanlagen ist gefahrlos nur bei eingestelltem Fahrbetrieb möglich. Weichen sollten auch dann nicht betreten werden.
- Bei der Menschenrettung wird bei freier Sicht ausschließlich das dazu notwendige Personal eingesetzt.
- Die Sogwirkung vorbeifahrender Züge ist zu beachten.
- Sicherheitsabstände sind zu beachten (Abb. 1, ›S. 46):
  - zur Gleismitte: 3 m (bei Hochgeschwindigkeitszügen >280 km/h: 3,2 m)
  - zur Oberleitung: regulär 3 m, bei Rettungseinsatz mind. 1,5 m
  - bei gerissener Oberleitung, die den Boden berührt: 10–20 m
- Fachberater bei diesen Einsätzen ist der DB-Notfallmanager.
- Die Gesamteinsatzleitung hat die örtlich zuständige Feuerwehr. Alle einsatztaktischen Maßnahmen sind mit dem Einsatzleiter abzustimmen.
- Auf dem Bahngelände ist die Bundespolizei zuständig.

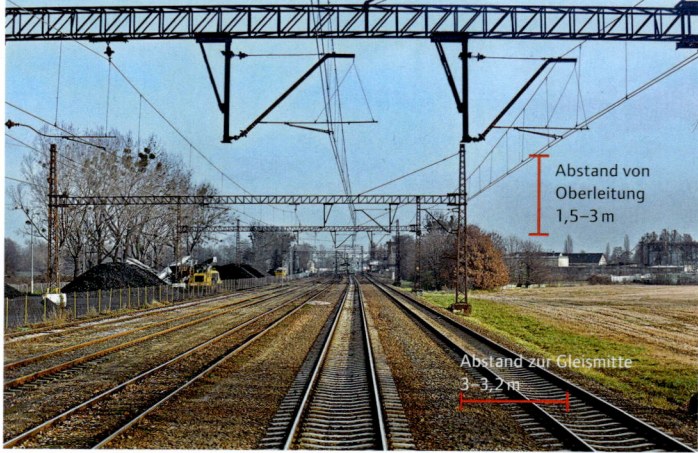

Abb. 1 | Sicherheitsabstände nach DIN VDE 0132 „Brandbekämpfung und Technische Hilfeleistung im Bereich elektrischer Anlagen"

Flughafeneinsatz

Flughäfen sind besonders gesichert und können von externen Einsatzkräften nicht eigenständig und ohne Sicherheitskontrollen befahren werden.

Je nach Größe sind Flughäfen komplexe eigene Organisationsbereiche, in denen internationale und nationale Bestimmungen zur Flughafensicherheit gelten. Aus diesem Grund ist an jedem Flughafen eine Flughafenfeuerwehr, teilweise mit eigenem Rettungsdienst, angegliedert.

Einsatzszenarien, bei denen der externe Rettungsdienst oder Krankentransport auf einem Flughafen zum Einsatz kommt, sind beispielsweise:
- Übernahme eines Patienten von Flughafenfeuerwehr/Rettungsdienst zum Weitertransport in ein geeignetes Krankenhaus
- Unterstützung von Flughafenfeuerwehr/Rettungsdienst, z. B. Zuführen eines externen Notarztes
- Repatriierungen (Rückholungen)
- Unterstützung beim Flugunfall (MANV)
- Infektionstransporte

Beim Einsatz auf Flughäfen ist Folgendes zu beachten:
* Zugangsbeschränkte Sicherheitsbereiche.
* Mit Sicherheitskontrollen ist zu rechnen.
* Befahren der Landebahnen bzw. Landebahnkreuzungswege nicht ohne Freigabe möglich.
* Weite Wegstrecken auf dem Rollfeld und in der Gebäudestruktur.
* Ohne Lotse (Security, Flughafenfeuerwehr) ist der Einsatz auf einem Flughafen für externe Kräfte nicht sicher durchführbar.
* Die Flughafenfeuerwehr übernimmt häufig die Erstversorgung des Patienten und übergibt diesen an einem festgelegten Punkt (Meldekopf).
* Bei Großschadenslagen auf dem Gelände des Flughafens übernimmt die Flughafenfeuerwehr die Einsatzleitung und Erstmaßnahmen. Externe Kräfte unterstützen. Notfallpläne regeln die Abläufe.

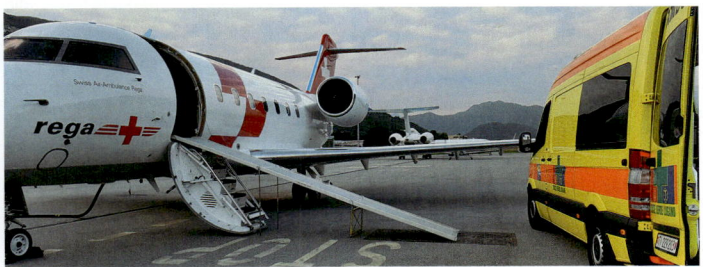

Abb. 1 | Rettungsdiensteinsatz auf einem Flughafen

Einsatz im Polizeirevier oder Gefängnis

Polizeireviere und Gefängnisse sind Sicherheitsbereiche, zu denen im Notfall der Rettungsdienst keinen weiteren Zugang ohne das Personal der jeweiligen Einrichtung erhält. Die medizinischen Notfälle sind sehr vielschichtig und umfassen jede Art von internistischen, chirurgischen und psychiatrischen Notfällen.

Bei Einsätzen in einem Polizeirevier oder Gefängnis ist zu beachten:
* Durch die Sicherheitsbestimmungen kann es durch das Ein- und Ausschleusen von Personal und Ausrüstung zu Verzögerungen kommen.
* Den Hinweisen und Anweisungen der Polizei- und Vollzugsbediensteten ist Folge zu leisten.
* Auf Vollzähligkeit der Ausrüstung und Medikamente ist jederzeit zu achten.
* Rettungsdienstmitarbeiter müssen in allen Fällen auf den Eigenschutz achten (Transportbegleitung, gesicherte Patienten).
* Das Zielkrankenhaus wird informiert, um die Sicherheitsmaßnahmen vor Ort anzupassen (Hinweis auf z. B. Fluchtgefahr, Gewalttätigkeit).

2.7 Mit besonderen Ereignissen während der Anfahrt umgehen

Eigenunfall

Anhand der Unfallstatistik wird deutlich, dass Einsatzfahrzeuge überproportional häufig an Verkehrsunfällen beteiligt sind. In der Regel resultiert dieses höhere Risiko aus der Inanspruchnahme von Sonderrechten. Bemerkenswert ist, dass die Unfallbelastung mit höherer Einsatzerfahrung und Fahrpraxis steigt. Jeder Fahrer eines Einsatzfahrzeugs sollte sich diesen Umstand immer vor Augen halten und auf eine besonders umsichtige Fahrweise achten.

Kommt es während der Einsatzfahrt zu einem Verkehrsunfall, gelten die allgemeinen Regelungen des Straßenverkehrs. Die Unfallstelle ist abzusichern und Verletzte müssen versorgt werden. Erforderlich ist immer eine möglichst schnelle Rückmeldung an die Rettungsleitstelle.

Wie bei jedem Verkehrsunfall muss auch der Fahrer des Einsatzfahrzeugs die Feststellung seiner Personalien ermöglichen. Ein unerlaubtes Entfernen vom Unfallort wäre strafbar ("Fahrerflucht"). Ist eine solche Feststellung im Einzelfall nicht sofort möglich, z. B. weil ein lebensbedrohlich erkrankter Patient mit Sonderrechten befördert wird, sind die Feststellungen unverzüglich nach Beendigung des Einsatzes zu ermöglichen.

Für die Praxis im Rettungsdienst bedeutsam ist außerdem, dass Unfallbeteiligter jeder ist, der nach den Umständen des Einzelfalls zur Entstehung des Unfalls beigetragen haben könnte. Das Rettungsfahrzeug kann deshalb auch mittelbar an einem Unfall beteiligt sein, wenn beispielsweise zwei andere Fahrzeuge einen Unfall verursachen, da sie dem Rettungsfahrzeug freie Bahn schaffen wollten.

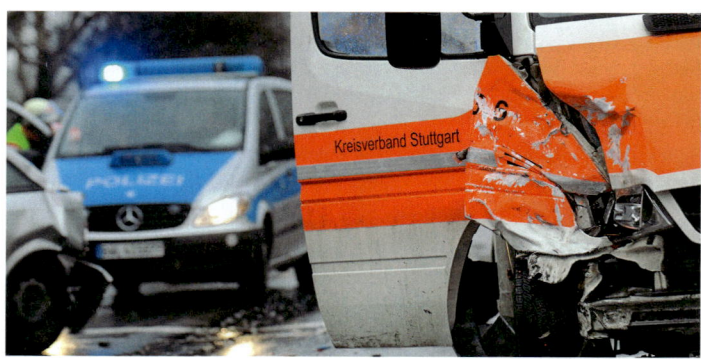

Abb. 1 | Eigenunfall eines Einsatzfahrzeugs

Fremdunfall

Kommt das Rettungsdienstpersonal während der Einsatzfahrt zufällig an einem Unfall vorbei, ohne Beteiligter zu sein, können besondere Pflichten bestehen.

In jedem Fall sollte kurz angehalten werden, um die Lage zu sondieren. Nach unmittelbarer Rücksprache mit der Rettungsleitstelle muss geklärt werden, ob der Primäreinsatz fortgeführt werden muss oder ob die Hilfeleistung am Unfallort vorrangig ist. Solange nicht geklärt ist, ob die Einsatzkräfte vor Ort bleiben können, muss jeder Anschein vermieden werden, dass sie den Einsatz vor Ort übernehmen. Anderenfalls entstünde eine sogenannte Garantenstellung mit einem deutlich höheren Strafbarkeitsrisiko beim Unterlassen von Hilfsmaßnahmen. Werden die Einsatzkräfte ausdrücklich um Hilfe gebeten, müssen sie deshalb klar zum Ausdruck bringen, dass sie nicht das eigentlich zuständige Rettungsmittel sind und erst Rücksprache mit der Einsatzzentrale halten müssen. Sofern noch kein Notruf veranlasst wurde, sollten die Unfallbeteiligten dies nachholen.

Kommen die Einsatzkräfte zu dem Ergebnis, dass die Hilfeleistung vor Ort dringlicher ist als der Primäreinsatz, kann es auch aus rechtlicher Sicht geboten sein, den Primäreinsatz nicht fortzuführen und vor Ort Hilfe zu leisten. Letztlich geht es um die Abwägung beider Einsatzindikationen nach den Regeln des rechtfertigenden Notstands, sofern gleichwertige Hilfspflichten bestehen. Diese sogenannte Pflichtenkollision des Garanten besteht im Übrigen auch dann, wenn vor Ort von mehreren Schwerverletzten nur einem geholfen werden kann.

FRAGE

Was ist eine Garantenstellung?

Die sogenannte Garantenstellung ist ein Begriff aus dem Strafrecht und beschreibt eine besondere Obhutsbeziehung zwischen Täter und Opfer. Unterlässt es der Garant, dem Opfer zu helfen, und führt dieses Unterlassen zu einem Schaden beim Opfer, wird der Garant strafrechtlich so behandelt, als hätte er den Schaden aktiv herbeigeführt. Diese Konsequenz ist im Gesetz als „Begehen durch Unterlassen" umschrieben (§ 13 StGB). Im Rettungsdienst entsteht die Garantenstellung durch Übernahme der Behandlung des Patienten. Der Patient darf sich dann darauf verlassen, dass ihm geholfen wird und er sich nicht anderweitig um Hilfe bemühen muss. Unterbleibt die Hilfeleistung und stirbt der Patient deswegen, wäre die Einsatzkraft wegen Tötung durch Unterlassen (Begehen durch Unterlassen) und nicht „nur" wegen unterlassener Hilfeleistung strafbar. Leidet der Patient wegen des Unterlassens unnötig Schmerzen oder verursacht dies einen Gesundheitsschaden, käme eine Strafbarkeit wegen Körperverletzung durch Unterlassen in Betracht.

2.8 Mit besonderen Patientengruppen umgehen

Notfallsanitäter befinden sich häufig in Grenzsituationen des Lebens. Sie begegnen Menschen in extremen Situationen und müssen sich permanent auf die Kommunikation mit besonderen Patientengruppen neu einstellen.

Alkoholisierte Menschen

Risiken

Alkoholisierte Patienten stellen nicht nur für sich, sondern auch für ihre Umwelt eine Gefährdung dar. Durch die betäubende Wirkung des Alkohols auf das zentrale Nervensystem werden die Kontrollmechanismen des Gehirns unterdrückt. Es entsteht eine Entspannung des Körpers. Mit zunehmendem Alkoholpegel können Gleichgewichts- und Sprachstörungen erkannt werden und es kann zum Tiefschlaf, aber auch zur Bewusstlosigkeit kommen.

Bei stark alkoholisierten Patienten bestehen akute Risiken:

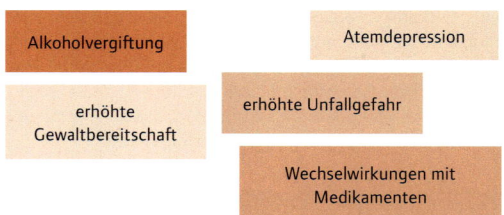

Alkoholvergiftung

Atemdepression

erhöhte Gewaltbereitschaft

erhöhte Unfallgefahr

Wechselwirkungen mit Medikamenten

Abb. 1 | Risiken alkoholisierter Patienten

Behandlung sicherstellen

Da mit dem Alkoholkonsum eine reduzierte Schmerzwahrnehmung, eine reduzierte Einsicht für Problemlagen und eine damit verbundene fehlende Einsicht zur Behandlungsnotwendigkeit einhergehen, haben alkoholisierte Patienten in manchen Fällen keine Lust, mit ins Krankenhaus zu fahren. In diesem Zwiespalt bewegt sich nun das professionelle Handeln des Notfallsanitäters.

Vermeiden Sie eine Eskalation der Situation. Klären Sie den Patienten über seine Notlage auf und versuchen Sie, eine freiwillige Mitfahrt und Behandlung im RTW zu erreichen. Sollte beim Patienten keine Einsicht zur Behandlungsnotwendigkeit bestehen und eine medizinische Behandlung dennoch notwendig sein, müssen Sie weitere Kräfte zur Anwendung von Zwangsmaßnahmen hinzuziehen ▸S. 77.

Unter Drogeneinfluss stehende Menschen

Risiken

Ebenso wie alkoholisierte Menschen sind Patienten unter Drogeneinfluss eine besondere Gefahr für sich und ihre Umwelt. Jedoch sind die Auswirkungen und Erscheinungen der Intoxikation hier noch mannigfaltiger. Eine Intoxikation ist nicht immer offensichtlich und die Halbwertzeiten im menschlichen Körper können sehr unterschiedlich sein. Drogen werden in allen sozialen Milieus konsumiert, jedoch finden Rettungsdiensteinsätze häufig in Milieus statt, in denen Mitarbeiter der Rettungsdienste besonders auf ihren Eigenschutz achten müssen.

Akute Gefahren bei Drogenmissbrauch sind:

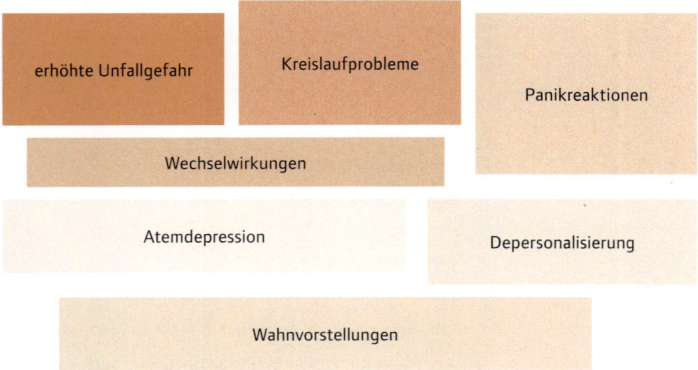

Abb. 1 | Risiken bei Drogenmissbrauch

Behandlung sicherstellen

Die Einsicht in die Notwendigkeit einer Behandlung ist bei dieser Patientengruppe sehr niedrig. Eine starke Überschätzung der eigenen Person oder die Angst vor einer Unterbrechung des Rauschzustandes lassen die Patienten häufig nicht kooperativ auftreten. Dies erschwert die Arbeit der Rettungsdienste. Auch hier gilt: Wenn eine Behandlung aus medizinischer Sicht erforderlich ist und keine Einsicht seitens des Patienten besteht, müssen Zwangsmaßnahmen eingeleitet werden.

Bezeichnungen

In der Szene existieren häufig eigene Namen für bestimmte illegale Rauschmittel:

Szenebegriff	Rauschmittel
Acid	LSD
Angel Dust	Engelsstaub; PCP (Phencyclidin)
Benzos	Benzodiazepine, wie etwa Diazepam oder Lorazepam
C	Synonym für Kokain
Cookie	Keks, häufig mit Cannabisbutter zubereitet
Crack	mit Backpulver aufgekochtes Kokain
Crystal	Synonym für Methamphetamin in kristalliner Form
E	Ecstasy
Ethnoflip	Methamphetamin und halluzinogene Pilze (meist *Psilocybe*-Arten)
Flunnis	Flunitrazepam (Rohypnol®)
H (meist englisch ausgesprochen: „äitsch")	Heroin
Koks	Kokain
Liquid	LSD in destilliertem Wasser oder Alkohol gelöst
Magic mushrooms	halluzinogene Pilze, enthalten Psilocin und Derivate
Meth	ugs. Abkürzung für N-Methylamphetamin, auch Methamphetamin
Pappe	LSD portionsweise auf perforiertem Löschpapier o. Pappe
Pepp	Amphetamin
Pola	Polamidon, ein sog. Substitutionsmedikament
Schnee	Kokain
Schore	Heroin
Thai-H = (meist englisch ausgesprochen)	weißes statt wie üblich zimtfarbenes, entweder hochreines Heroin oder gestrecktes Fentanyl
Ticket	LSD
Whoonga	Mischung aus Marihuana, Rattengift, Waschmittelpulver und Aids-Virostatika

Tab. 1 | Szenenamen für bestimmte illegale Rauschmittel

Suizidgefährdete Menschen

Suizidabsicht ernst nehmen
In Deutschland begehen jährlich mehr Menschen einen Suizid als Menschen durch Verkehrsunfälle, AIDS oder Drogen zusammen sterben. Einer der häufigsten Trugschlüsse ist, dass Menschen, welche einen Suizid ankündigen, selbst keinen Suizid verüben. Daher müssen dem Rettungsdienst gegenüber direkt durch den Patienten oder indirekt über Bezugspersonen geäußerte Suizidabsichten immer ernst genommen werden: Geäußerte Suizidabsichten führen immer zu einer Vorstellung in einer psychiatrischen Klinik.

Klinik vorbereiten
Bereiten Sie die Klinik telefonisch auf die Ankunft von kritischen Patienten vor. Die Empfangsatmosphäre der Klinik ist ebenso entscheidend für den Behandlungserfolg wie bei somatischen Notfällen. Zudem können Sie sich mit dem diensthabenden Arzt zur reizreduzierten Einweisung abstimmen.

✏ Psychiatrische Klinik / Krisenintervention

Name	Telefonnummer

Gespräch führen
Der Auslöser für einen Suizidversuch sollte direkt zu Beginn der Anamnese erfragt werden. Diese Informationen können dann die Grundlage für ein Gespräch mit dem Suizidgefährdeten bilden. Achten Sie dabei auf eine angenehme Gesprächsatmosphäre. Sorgen Sie für Ruhe im Raum und bitten Sie Personen, welche gerade nicht unbedingt im Raum sein müssen, sich außerhalb der Szenerie aufzuhalten. Berücksichtigen Sie folgende Empfehlungen für das Gespräch:
- Vermeiden Sie vorschnelle Empfehlungen, z. B. „Da nehmen Sie sich jetzt mal eine Auszeit …".
- Vermeiden Sie Relativierungen, z. B. „Das ist doch gar nicht so schlimm im Vergleich zu …".
- Vermeiden Sie Floskeln, z. B. „Die Zeit heilt alle Wunden …".
- Vermeiden Sie zum jetzigen Zeitpunkt eine Analyse des Problems.

Versuchen Sie, durch Zuhören Vertrauen zu gewinnen, und begleiten Sie den Patienten konsequent bis in die Zielklinik. Beenden Sie das Gespräch und verabschieden Sie sich.

Risikofaktoren für einen Suizid

- psychische Erkrankungen, z.B. Depression, bipolare Störung, Schizophrenie, Borderline-Persönlichkeitsstörung
- Alkohol-, Drogen- und Medikamentenmissbrauch oder -abhängigkeit
- fehlende Konfliktlösungsstrategien
- Hoffnungslosigkeit
- schwere (chronische) Erkrankungen
- Impulsivität und/oder eine Tendenz zu Aggression ›S. 56
- erlebtes Trauma oder Missbrauch
- vorausgegangener Suizidversuch
- fehlende soziale Unterstützung
- Suizid von Bezugspersonen
- Verlust-, Existenzängste (Partnerschaft/Arbeit/Finanzen)
- einfacher Zugang zu tödlichen Mitteln
- Suiziddarstellung in den Medien (lokale Häufung von Suizid)
- Hemmungen, um Hilfe zu bitten

Unterstützung anfordern und annehmen

Suizide oder versuchte Suizide stellen auch nahestehende Bezugspersonen vor eine große Herausforderung. Fordern Sie daher immer das lokale Kriseninterventionsteam mit an die Einsatzstelle.

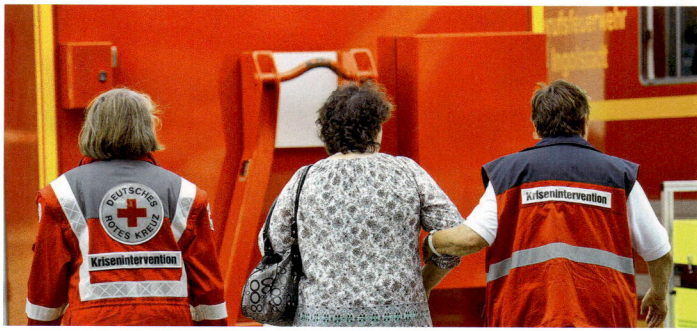

Abb. 1 | Unterstützung durch das Team der Krisenintervention

Ebenso wie für Angehörige sind Suizide auch belastende Einsatzszenarien für Notfallsanitäter. Daher zögern Sie nicht, den Kontakt zu vertrauten Kollegen oder einem Einsatznachsorgeteam in Ihrer Nähe zu suchen, wenn Sie merken, dass das Geschehen Sie nicht in Ruhe lässt.

Die Kontaktdaten zum nächsten zuständigen Einsatznachsorgeteam in Ihrer Nähe erhalten Sie auch anonym über Ihre Leitstelle.

Übergewichtige Menschen

Übergewichtige Menschen transportieren

Übergewichtige Patienten stellen die Rettungsdienste zunehmend vor große Herausforderungen. Neben den physischen Belastungen für die Mitarbeiter werden die Belastungsgrenzen der Medizinprodukte schnell erreicht. Fahrtragen werden aktuell mit einer Belastungsgrenze bis zu 220 kg angeboten, jedoch müssen auch die Belastungsgrenzen des gesamten Fahrzeugs (Gesamtgewicht, Aufnahmevorrichtung der Fahrttrage etc.) beachtet werden. Um eine Überbelastung des Materials zu verhindern und eine Gefährdung von Mensch und Material zu vermeiden, werden heute in fast jedem Rettungsdienstbereich spezielle Schwerlast-RTW vorgehalten. Diese sind mit größeren Tragetüchern und breiterer Schaufeltragen ausgestattet und verfügen über spezielle Fahrtragen für den Transport übergewichtiger Patienten. Die speziellen Einsatzmittel sowie eine Trageunterstützung zur Gesundheitsprävention der Mitarbeiter im Rettungsdienst sollten immer in das Einsatzgeschehen mit einbezogen werden.

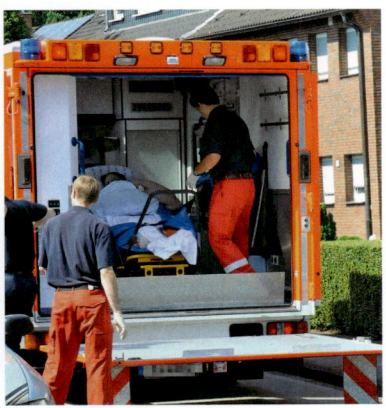

Abb. 1 | Schwerlast-Rettungswagen

Dosierung von Medikamenten

Bei der Dosierung von Medikamenten gilt besondere Vorsicht. Die Standarddosierung ist in der Regel auf einen Referenzwert von ca. 75 kg Körpergewicht berechnet. Das muss bei der Dosierung der Medikamente bei stark übergewichtigen Patienten beachtet werden.

Respektvoller Umgang

Beachten Sie, dass viele übergewichtige Patienten mit einem sehr großen Schamgefühl leben müssen und sich vielleicht auch aus dem öffentlichen Leben zurückgezogen haben. Behandeln Sie sie mit Respekt und fällen Sie keine Werturteile.

Aggressive Menschen

Aggressionsentstehung und Eskalationsphasen

Aggression kann viele Ursachen haben. Wichtig ist zu wissen, dass Aggressionen immer sehr individuell verlaufen, sowohl in Bezug auf den Auslöser als auch in ihrem Ausmaß. Die Betroffenen fühlen sich physisch oder psychisch bedroht, wissen sich nicht anders auszudrücken und verhalten sich entsprechend gegenüber ihrer Umwelt aggressiv. Dabei sind auch die Ausdrucksformen unterschiedlich. So können sich die Aggressionen gegen sich selbst (Autoaggression) oder gegenüber der Umwelt (Fremdaggression) äußern. Man unterteilt verschiedene Eskalationsphasen:

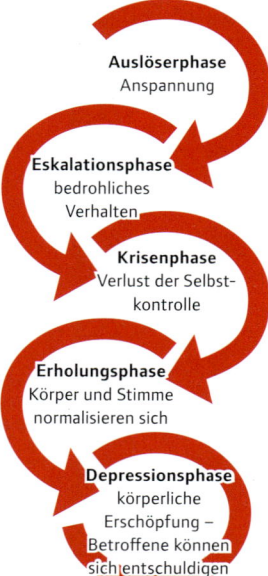

Abb. 1 | Eskalationsphasen nach Breakwell 1998

Aggression entsteht nie aus einem Faktor allein, sondern immer durch das Zusammenwirken mehrerer Faktoren. Unterschieden wird zwischen Entstehung, Ursachenbündeln und individuellen Auslösern von Aggression. Aggressionsverstärkende bzw. -mindernde Faktoren beziehen sich im Wesentlichen auf mögliche Auslöser sowie teilweise auf Ursachen von Aggression. Deren Entstehung hingegen beeinflussen sie nicht.

Umgang mit aggressiven Menschen

Von den aggressionsverstärkenden und -vermindernden Faktoren lassen sich Handlungsempfehlungen für aggressionsminderndes Verhalten und zur Vermeidung von aggressionsförderndem Verhalten ableiten. Einige Beispiele:

Aggressionsverstärkende Faktoren	Aggressionsmindernde Faktoren
• aggressive Vorbilder und Gruppennormen • eigene Erfolge mit Aggression • mangelndes Selbstwertgefühl • eigene unbearbeitete Ängste • Gefühl, immer Opfer zu sein • Vorurteile gegen andere • Provokation, Langeweile • abgewiesen werden • nicht ernst genommen werden • Neid, Eifersucht und Habgier • Überforderung, Dauerstress • ausgeprägtes Konkurrenzdenken • (zu) hohe Ziele setzen • Bevormundung, Zwang • Suchtkrankheiten	• gewaltfreie Vorbilder • Stärken des Selbstwertgefühls durch Anerkennung • Besprechen aggressiver Gefühle und ihrer Auslöser • professionelle Unterstützung, z. B. Supervision • Stärken des Empathievermögens • eigene Gefühle und die Gefühle anderer ernst nehmen • autonome Gestaltungsmöglichkeiten in Beruf und Freizeit • Entwicklung von Gelassenheit und Toleranz • Überwindung von Vorurteilen • sinnvolle Beschäftigung und echte Freunde • spielerische Freude und Humor • Abreagieren an Ersatzobjekten

Tab. 2 | Aggressionsverstärkende und aggressionsvermindernde Faktoren

Bei Einsätzen, in denen Notfallsanitäter mit aggressiven Patienten in Kontakt treten, ist das oberste Handlungsziel eine Deeskalation der Lage. Sollte dies unter Berücksichtigung und Anwendung der genannten Handlungsempfehlungen nicht gelingen, muss die Polizei zum Einsatzort gerufen werden. Ebenso sollte das Eintreffen der Polizei dann abgewartet werden, wenn diese bereits mitalarmiert wurde und vor Ort eine Eskalation der Lage zu erwarten ist. Den

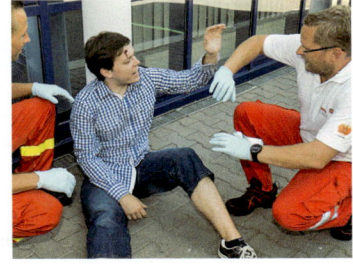

Abb. 1 | Aggressiver Patient

Weisungen der Polizei ist dann unbedingt Folge zu leisten und das weitere Handeln mit dem Einsatzführer der Polizei abzustimmen.

Demenziell veränderte Menschen

In Deutschland leiden über 1,6 Mio. Menschen an einer demenziellen Erkrankung. Mit zunehmendem Alter steigt das Risiko der Erkrankung. Der Kontakt mit älteren Menschen ist für Rettungsdienstmitarbeiter Normalität, jedoch stellt die Kommunikation mit demenziell veränderten Menschen eine besondere Herausforderung dar. Auf der einen Seite gilt es, die medizinisch notwendige Behandlung einzuleiten oder einen Transport vorzubereiten. Auf der anderen Seite steht der Patient, welcher u. U. aktuell seine Lage gar nicht mehr erfassen kann und keinerlei Verständnis für die Situation hat.

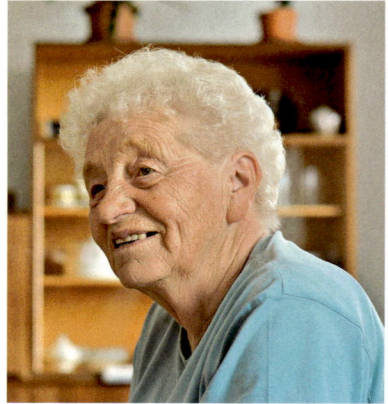

Abb. 1 | Das Demenzrisiko steigt mit zunehmendem Alter.

Kommunikationsregeln

Lassen Sie sich nicht aus der Ruhe bringen und beachten Sie die folgenden Kommunikationsregeln im Umgang mit den Patients, dann werden Sie weniger Eskalationen erleben:

- Nicht kritisieren – Sprechen Sie über Dinge, die gut gemacht werden.
- Zeit geben – Demenzkranke brauchen Zeit und Ruhe, um über den nächsten Schritt oder eine Antwort nachzudenken.
- Partizipation ermöglichen – Der kranke Mensch sollte das Gefühl bekommen, dazuzugehören. Binden Sie ihn in die Situation ein und reden Sie nicht über seinen Kopf hinweg.
- Geschlossene Fragen stellen – Formulieren Sie Ihre Frage am besten so, dass sie sich mit Ja oder Nein beantworten lässt.
- Blickkontakt herstellen – Schauen Sie dem Patients in die Augen und sprechen Sie ihn namentlich an.
- Eindeutig kommunizieren – Reden Sie langsam, deutlich und in kurzen Sätzen. Vermeiden Sie Ironie.
- Diskussionen vermeiden – In der Regel nützt es nichts, die besseren Argumente zu haben.
- Ignorieren Sie Beleidigungen oder Vorwürfe – Diese sind oft Ausdruck von Hilflosigkeit und Frustration und richten sich nicht gegen Sie persönlich.

Gewaltopfer

Trennung von Opfer und Täter

Leider gehört es zum Alltag der Rettungsdienste, dass sie nach Gewalttaten zum Einsatz gerufen werden. Dabei müssen manchmal Täter und Opfer medizinisch versorgt werden, das ist keine einfache Aufgabe. Im Umgang mit Opfern von Gewalttaten ist es zunächst das Wichtigste, sofort eine Trennung von den Tätern herbeizuführen. Auch die Polizei verfährt nach dieser Strategie. Hierfür empfiehlt es sich, immer ein zweites Rettungsmittel nachzufordern, wenn dies noch nicht geschehen sein sollte. Niemals werden Opfer und Täter zeitgleich im selben Fahrzeug behandelt oder transportiert! Die wiederholte Eskalation der Situation wäre sonst zu erwarten.

Umgang mit Opfern sexueller Gewalt

Spezielle Sensibilität ist im Einsatz notwendig, wenn Frauen nach Sexualstraftaten versorgt werden müssen. In diesem Fall sollten Frauen selbstverständlich nur von Frauen behandelt werden. Fordern Sie entsprechend weibliches Fachpersonal zur Einsatzstelle, wenn dies die Situation erfordert.

Kommunikationsregeln im Umgang mit Gewaltopfern

- Achten Sie darauf, dass nach Möglichkeit Oper und Mitarbeiter des Rettungsdienstes das gleiche Geschlecht haben. Dies ist insbesondere nach Sexualstraftaten wichtig.
- Sorgen Sie für eine ungestörte Gesprächsatmosphäre. Bitten Sie alle nicht beteiligten Einsatzkräfte, sich im Nachbarraum aufzuhalten.
- Hören Sie zu und fragen Sie behutsam nach.
- Zeigen Sie, dass Sie das, was Sie hören, für wahr halten.

Weitergehende Beratung

Sehr selten kommt es vor, dass keine weitere Behandlung bzw. ein Transport in eine Klinik notwendig ist. In diesem Fall hinterlassen Sie die Kontaktdaten der örtlichen Opferberatungsstelle.

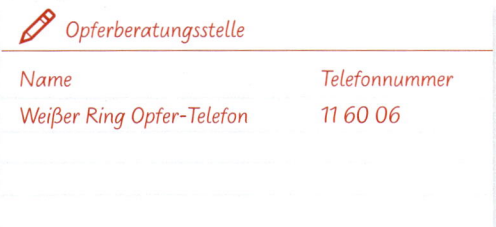

Opferberatungsstelle	
Name	Telefonnummer
Weißer Ring Opfer-Telefon	11 60 06

Weitere Informationen und Materialien zur Opferberatung finden Sie beim Weißen Ring:

http://weisser-ring.de

Sterbende Menschen

Auch wenn es selten vorkommt, dass Rettungsdienste einen Sterbeprozess aktiv begleiten, kann es dennoch zu Situationen kommen, in denen die Begleitung Sterbender in den Verantwortungsbereich eines Notfallsanitäters gehört, z. B. bei erfolglos verlaufenden Reanimationen.

Wenn Sie merken, dass die Behandlung beendet werden muss bzw. beendet wurde, dann wenden Sie sich dem Sterbenden zu. Halten Sie seine Hand, wenn Sie es zulassen möchten, fragen Sie, ob ein geistlicher Beistand gewünscht wird, oder hören Sie einfach zu. Seien Sie da.

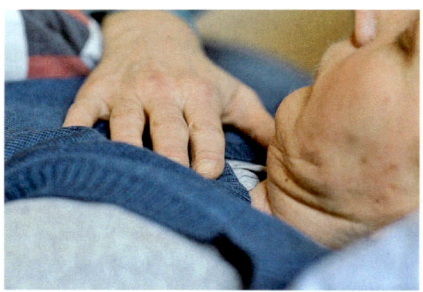

Abb. 1 | Angehörige einbeziehen und da sein

Binden Sie die Angehörigen mit in die Situation ein und geben Sie Raum für den individuellen Abschied. Verhalten Sie sich ruhig und defensiv.

Empfehlenswert ist es, sich eine individuell passende Form eines Abschiedsrituals zu überlegen. Das kann z. B. ein Gebetsbuch für die Einsatzjackentasche sein.

Tote Menschen und ihre Angehörigen

Abschied ermöglichen

Wenn ein Mensch gestorben ist, sind Ruhe und Einfühlungsvermögen nötig. Sorgen Sie unbedingt dafür, dass die Umgebung der Einsatzstelle aufgeräumt wird. Entfernen Sie in Abstimmung mit den Angehörigen, soweit wie möglich, Elektroden, Tuben etc. vom Patienten und versorgen Sie die Wunden wie bei einem lebenden Patienten. Es spricht nichts dagegen, den Verstorbenen nach einer Reanimation am Boden noch einmal in sein Bett oder auf das Sofa zu legen, um so den Angehörigen die Möglichkeit zu geben, sich daneben zu setzen. Eine alte Frau beispielsweise wird sich nicht mehr auf den Boden zu ihrem Mann knien können.

Reaktionen respektieren

Die Verarbeitung des Todes ist ein sehr individueller Prozess. Nicht nur die verschiedenen Phasen, sondern auch Verhaltensweisen, wie z. B. Lachen oder das plötzliche Aufräumen der Küche, sind normale Reaktionen auf ein unnormales Ereignis. Sie müssen das Verhalten nicht nachvollziehen können, sollten es aber respektieren.

Die Trauerphasen können sehr unterschiedlich ausgeprägt sein:

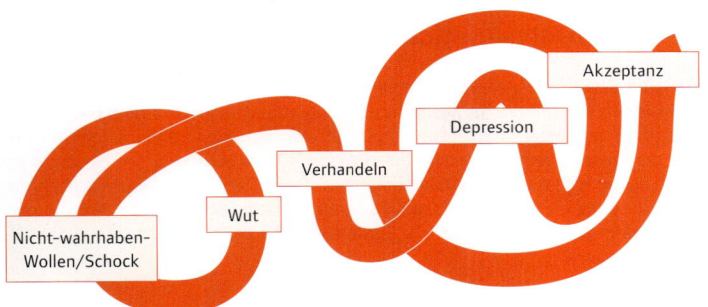

Akzeptanz

Depression

Verhandeln

Wut

Nicht-wahrhaben-
Wollen/Schock

Abb. 1 | Sterbe- und Trauerphasen nach Kübler-Ross

Für weitergehende Unterstützung sorgen
Verlassen Sie die Wohnumgebung eines Verstorbenen erst dann, wenn Sie sicher sind, dass die Hinterbliebenen die Situation bewältigen können, und wenn Sie wissen, dass Hilfe- und Unterstützungssysteme aktiviert wurden. Sollten Sie sich unsicher sein, schalten Sie das lokale Kriseninterventionsteam ein und warten Sie bis zu dessen Eintreffen. Die Alarmierung erfolgt i. d. R. über die Leitstelle.

Umgang mit Verstorbenen und deren Angehörigen
- Achten Sie auf einen pietätvollen und ruhigen Umgang.
- Sprechen Sie nicht von der „Leiche" oder dem „Toten", sondern v. a. gegenüber Angehörigen von „Ihrem Mann", „Ihrer Frau", „Ihrem Kind".
- Gestalten Sie die Umgebung würdig. Weisen Sie auf die Möglichkeit der Aufbahrung hin.
- Legen Sie ein Kissen unter den Kopf des Verstorbenen.
- Setzen Sie ggf. die Zahnprothese des Verstorbenen wieder ein.
- Räumen Sie verbrauchtes Einsatzmaterial und Verpackungsreste auf und nehmen Sie diese mit aus der Wohnung.
- Entfernen Sie Elektroden, Tuben etc. vom Leichnam.
- Versorgen Sie Wunden und decken Sie den Körper bis auf den Kopf mit einer Decke ab.
- Legen Sie die Hände des Verstorbenen auf dem Körper übereinander.

Verdacht auf unnatürliche Todesursache
Dies alles gilt, wenn nicht von einer Fremdeinwirkung oder anderen strafrechtlich relevanten Einflüssen als Todesursache ausgegangen werden kann. Sollte die Einsatzstelle gleichzeitig ein Tatort sein, darf im Umfeld des Verstorbenen nichts verändert werden. Der Einsatzort wird an die Polizei übergeben.

3   Einsatzsituation

3.1   Einsatzsituationen einschätzen

Da jeder Rettungsdiensteinsatz immer wieder eine neue Situation mit unbekannten Größen darstellt, ist es besonders wichtig, strukturiert zu arbeiten. So reduziert bzw. vermeidet der Notfallsanitäter Stresssituationen im Einsatzgeschehen. Mit der Einsatzübernahme sollte die strukturierte Vorbereitung des Einsatzes im Team schon während der Anfahrt beginnen. Das SSS-Schema berücksichtigt die Szene (scene), die Sicherheit (safety) und die Situation. Während der Anfahrt und am Einsatzort hilft es, sich auf die Einsatzsituation vorzubereiten und angemessen zu handeln.

Während der Anfahrt

- **Scene**
    - Welche Rettungsmittel sind mit alarmiert (Polizei, Feuerwehr, Rettungsdienst, First Responder, Seelsorger etc.)?
    - Welche Rettungsmittel können nachgefordert werden? Gibt es hierfür Einschränkungen, z. B. Wetter, Uhrzeit, Einsatzaufkommen, Wochentag?
    - Wie weit ist das nächste Krankenhaus von der Einsatzstelle entfernt?
    - Wie weit ist das nächste Krankenhaus der Maximalversorgung von der Einsatzstelle entfernt?
    - Welche möglichen Krankheitsbilder könnten die Notfallmeldung verursacht haben (Differenzialdiagnostik)?
    - Bei Unfallmeldungen: Welche maximale Geschwindigkeit ist an der Einsatzstelle erlaubt?
    - Welche möglichen (technischen) Hilfsmittel sind zusätzlich mitzunehmen, z. B. Feuerlöscher, Sicherheitshandschuhe, Kindernotfallkoffer?
    - Welche Rolle nehmen Sie im Team ein? Welche Aufgaben im C-ABCDE-Konzept übernehmen Sie?
- **Safety**
  Generell gilt für den NotSan, dass der Eigenschutz im Einsatzgeschehen vor der Behandlung des Patienten steht. Es gibt Maßnahmen und Hilfsmittel, die es dem NotSan erlauben, Gefahrenquellen zu minimieren bzw. Gefahren bewusst wahrzunehmen:
    - Sind besondere Warnhinweise an der Einsatzstelle aufzustellen?
    - Welche Fahrzeugtechnik/Hilfsmittel können Sie nutzen, um die Einsatzstelle sicherer zu machen, z. B. Beleuchtung, Blaulicht?
    - Haben Sie einen einsatzbereiten und funktionsfähigen CO-Warner an sich?
    - Gibt die Einsatzmeldung einen Hinweis auf mögliche Gefahren?
    - Gibt es grundsätzliche Verfahrensweisen für Ihre Einsatzmeldung, z. B. Einsätze im Gleisbett, SEK/MEK-Einsätze?

An der Einsatzstelle

Safety

An der Einsatzstelle selbst sollte der NotSan mit seinem Team das AAAAA-BB-C-EEEE-Schema vor dem Betreten der Einsatzsituation besprechen:

A	Angst-reaktion	Atemgifte	Atomare Gefahr	Ausbreitungs-gefahr	Absturz
B	Brand	Biologische Stoffe			
C	Chemische Stoffe				
E	Explosion	Erkrankungen/ Verletzungen	Einsturz	Elektrizität	

Abb. 1 | AAAAA-BB-C-EEEE-Schema

Weiterhin achten NotSan auf Gefahren durch Tiere, Gegenstände (Nadeln, Messer etc.), Verkehr, Wetter (Hitze, Kälte, Sturm, Eis) und Wasser.

Situation

- Müssen Sie eine Crash-Rettung vornehmen?
- Wie ist die Wetterlage?
- Wie viele Beteiligte und Patienten gibt es?
- Welche Gerüche nehmen Sie wahr?
- Wie sieht das Umfeld aus? Gibt es Warntafeln ▸ S. 360?
- Gibt es Hinweise auf mögliche Ursachen für das Notfallereignis?
- Welche Ressourcen haben Sie an der Einsatzstelle (Ersthelfer, Angehörige für die Fremdanamnese, Hilfsmittel, z. B. Lift)?
- Wie sieht das Unfallfahrzeug aus?
- Lässt sich der Unfallhergang von der Situation ableiten (Straßenverhältnisse, -beschaffenheit, Lichtbedingungen, Verformung und Position des Fahrzeuges)?
- Wurden Personen durch die Luft geschleudert?
- Gibt es Anzeichen für ein Polytrauma?

Während des Einsatzgeschehens kann es immer zu unerwarteten Komplikationen und damit verbunden zu Stresssituationen kommen. Um eine Fokussierung zu vermeiden, ist es sinnvoll, ein Hilfsmittel zur Analyse der Situation zu nutzen. Hierfür eignet sich besonders das FORDEC-Schema ▸ S. 73.

3.2   Patientenzustand beurteilen

Nach der Einsatzsituationseinschätzung › S. 63 beginnt der Prozess der Patienteneinschätzung und Patiententherapie. Die Patienteneinschätzung wird in den sogenannten Primary Survey und Secondary Survey unterteilt. Ziel ist es, strukturiert und schnell einen Eindruck über die Gefährdung des Patienten zu erhalten.

Primary Survey (Initiale Beurteilung)

Im Rahmen dieser ersten Beurteilung werden der Bewusstseinszustand, schwerwiegende offensichtliche Atmungs- und Kreislaufprobleme, Blutungen und starke Deformationen wahrgenommen und beurteilt. Diese Beurteilung sollte in maximal 30 s erfolgen. Hierzu müssen einige Handlungen und Beobachtungen parallel stattfinden. Nach der Erhebung der Informationen findet eine Bewertung des Gesundheitszustandes statt. Es wird hierbei zwischen unkritisch und kritisch unterschieden. Wichtig ist, dass das Ergebnis für alle im Rettungsteam laut und deutlich kommuniziert wird. Daraufhin muss die Behandlungsstrategie festgelegt und kommuniziert werden.

Behandlungsstrategien

Extreme Witterungsverhältnisse, Gewalt, Feuer, Gifte oder eine nicht kontrollierbare Verkehrssituation sind Einsatzsituationen, von denen ein zu starkes Gefahrenpotenzial für den Patienten und/oder das Rettungsteam ausgeht. In solchen Situationen ist es notwendig, den Patienten sofort in den Rettungswagen zu transportieren (Crash-Rettung).

Der Großteil der rettungsdienstlichen Einsätze betrifft internistische oder neurologische Notfallbilder. Bei fast allen diesen Erkrankungen wird die Therapie vor Ort eingeleitet (stay and play). Das ist in der Regel der Fall, wenn die vom NotSan zu ergreifenden Maßnahmen voraussichtlich mit großer Wahrscheinlichkeit zum Erfolg führen. Sobald die Therapie eingeleitet wurde und der Patient transportfähig ist, wird der Transport eingeleitet. Grundsätzlich erfolgt der Transport so zügig wie möglich.

Einige durch ein Trauma hervorgerufene Erkrankungen/Verletzungen können an der Einsatzstelle nicht therapiert werden. Dabei handelt es sich in der Regel um innere Blutungen des Abdomens oder Beckens, die in kurzer Zeit zum kompletten Kreislaufversagen führen. Hier ist ein schneller Transport (load and go) in eine geeignete Klinik überlebensnotwendig. Wenn sich der NotSan für einen schnellen Transport entscheidet, sind maximal Maßnahmen wie Anlegen einer Beckenschlinge, Sauerstoffgabe (15 l/min) oder Anlegen von Venenstauungen vor Ort zu ergreifen. Die weitere Versorgung erfolgt dann während des Transportes im Rettungstransportwagen. Je nach Situation kann die Anlage einer oder zweier Infusionen sinnvoll sein. Hierbei gilt aber: Der Transport steht im Vordergrund!

Vorstellung des RD-Teams mit Namen und Qualifikation

bei Trauma: manuelle HWS-Stabilisierung

Bewusstseinszustand prüfen (Wach? Ansprechbar?)
Beobachtung beim Eintreffen
Antwort auf „Was ist passiert?"

Atemwege beurteilen (Offen? Geräusche?)
Problemlose Kommunikation?
Zunge und Mundraum inspizieren: Schwellung? Blutung?
bei Bewusstlosigkeit: modifizierter Esmarch-Griff

Atmung prüfen (Uneingeschränkt? Geräusche?)
AF bestimmen (Atemzüge 10 s zählen)
Ungehinderter Sprachfluss?
Lippenzyanose?
Thoraxbewegung bei Atmung: einseitige Hebung? Einzugs-
symptomatik?

Kreislaufsituation beurteilen (Schock?)
Fingernagelprobe <2 s?
Pulsfrequenz und -qualität tasten
Hauttemperatur und -feuchtigkeit prüfen
Abdomen tasten: weich/hart
Becken inspizieren: Hämatom? Deformation?
Oberschenkel tasten: Schmerzen? Deformation?

allgemeinen
Eindruck
gewinnen

30 s

zusammenfassende Beurteilung
nicht **kritisch** (wach, ansprechbar, Körperhaltung und Motorik normal, Kommunikation
uneingeschränkt möglich, AF 12–20 AZ/min, Fingernagelprobe <2 s, Puls gut gefüllt,
Abdomen weich, Becken normal, Oberschenkel schmerzfrei, keine Deformation, keine
spritzende Blutung)
oder **kritisch**

Behandlungsstrategie festlegen und kommunizieren
Crash-Rettung   load & go   oder   stay & play

Abb. 1 | Modifizierter Primary Survey

Secondary Survey (Erweitere Beurteilung)

Das Ziel des Secondary Survey ist es, den kompletten Gesundheitszustand, soweit er in der Präklinik festgestellt werden kann, zu erfassen, um eine zielgerichtete Therapie einzuleiten. Hierfür sind neben der Erhebung von Messdaten (z. B. Sauerstoffsättigung, Blutdruck) eine detaillierte Anamnese und körperliche Untersuchungen notwendig. Der Secondary Survey erfolgt nach dem C-ABCDE-Konzept.

	Diagnostik	Ggf. zu ergreifende Maßnahmen
C Critical Bleeding	Inspektion: • deformiertes, schmerzendes Becken • lebensbedrohliche Blutung	• Beckenschlinge anlegen • direkten Druck auf Wunde ausüben • Tourniquet anlegen
A Airway	Atemwege beurteilen • Patient spricht? • Flüssigkeit? Fremdkörper? Schwellung? • Muskeltonus? Körperhaltung? • Kehlkopflage: Deformation? Verschiebung? • Inspiratorischer Stridor?	• modifizierten Esmarch-Griff anwenden • manuell ausräumen • absaugen • Heimlich-Manöver ausführen / zwischen Schulterblätter schlagen • Guedel-Tubus/Wendl-Tubus einlegen • supraglottische Atemwegshilfe einlegen • lagern: stabile Seitenlage, Oberkörperhochlage • intubieren • Koniotomie durchführen • Adrenalin vernebeln • von außen kühlen

B Breathing	Atmung beurteilen • Atemfrequenz? Rhythmus? Form? • Thoraxstabilität? Thoraxbewegung? Einziehung? • Hautfarbe? Zyanose? • Atemgeräusche? Atemgeruch? • Sauerstoffkonzentration > 92 %?	Reanimationsmaßnahmen einleiten: Herzdruckmassage • Sauerstoff geben • assistiert beatmen • kontrolliert beatmen • NIV • Entlastungspunktion nach Monaldi durchführen • Medikamente per Inhalation verabreichen
C Circulation	Herz-Kreislauf-Funktion prüfen • Fingernagelprobe < 2 s? • Puls zentral/peripher, li./re: Differenz? • RR beidseits: Differenz? • EKG: HRST? STEMI? • Haut: Rosig? Hochrot? Zyanose? Feucht?	lagern: Herzbettlage, Schocklage • defibrillieren • Herzdruckmassage durchführen • i. v.-/i. o.-Zugang legen • Infusionen verabreichen (Volumentherapie) • Medikamente verabreichen
D Disability	neurologische Funktion beurteilen • Wach? Orientiert? Punkte GCS? • Pupillenreaktion? Augenmotorik? • Blutzucker? • Sensorik? Motorik? (FAST-Test)	lagern: 30° Oberkörperhochlage • Infusionen verabreichen (Volumentherapie) • Medikamente verabreichen • Infektionsschutzmaßnahmen ergreifen • immobilisieren
E Exposure	Untersuchung erweitern und evaluieren • Bodycheck bei vollständiger Entkleidung • Temperatur messen, Haut kontrollieren • Anamnese erheben	• Wärme erhalten • Wunde versorgen • immobilisieren

Tab. 1 | Secondary-Survey nach C-ABCDE-Konzept

Anamnese erheben

Häufig ist die Informationssammlung in Notfalleinsätzen schwierig. Dieses hängt zum einen mit knappen zeitlichen Ressourcen im Behandlungsprozess und zum anderen mit körperlichen Einschränkungen des Patienten zusammen. Häufig verdrängen Patienten zudem eigene Erkrankungen bzw. nehmen sie nicht mehr wahr, da sie medikamentös eingestellt wurden, z. B. Hypertonie oder Diabetes mellitus. Aus diesem Grund kann es sinnvoll sein, gezielt mit geschlossenen Fragen nach einzelnen Krankheitsbildern zu fragen. Hilfreich ist auch, das Krankheitsbild nicht nur namentlich zu be-

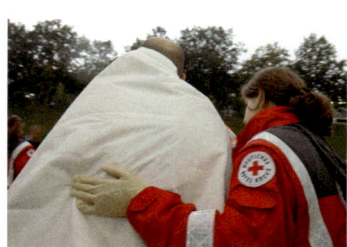

Abb. 1 | Die Informationssammlung ist in Notfalleinsätzen oft schwierig

nennen, sondern auch die Auswirkungen oder Symptome zu beschreiben. Grundsätzlich sollte der NotSan im Gespräch mit Patienten eine einfache Sprache und ein dem Patienten angepasstes Vokabular anwenden. Medizinische Terminologie sollte nur im Rahmen der Übergaben genutzt werden. Eine strukturierte, zielorientierte Anamnese ist wichtig.

Kurzanamnese: SAMPLER-Schema
- **S**ymptome – Welche Beschwerden zeigt bzw. empfindet der Patient?
- **A**llergien – Bestehen Allergien oder Unverträglichkeiten? Allergiepass?
- **M**edikamente – Welche Medikamente werden in welcher Dosierung eingenommen? Wann war die letzte Einnahme? Wogegen besteht ein Impfschutz?
- **P**atientengeschichte – Welche Vorerkrankungen bestehen? Gab es Operationen?
- **L**etzte Mahlzeit, letzter Stuhlgang – Wann wurde welche Nahrung zugeführt? Wann hat der Patient wie zuletzt abgeführt?
- **E**reignis – Was ist vor dem Notfall passiert?
- **R**isiko – Bestehen Risiken, wie z. B. Diabetes mellitus, Schwangerschaft, Immunsuppression, Gerinnungshemmung?

Schmerzanamnese: OPQRST-Schema
- **O**nset – erstes Schmerzereignis, Beginn
- **P**rovokation – Auslöser, Verbesserung und Verschlechterung
- **Q**ualität – z. B. stechend, zerreißend, drückend, ziehend
- **R**egion – Ort und Ausstrahlung
- **S**tärke – z. B. Rangskala, Visuelle Analogskala ›S. 321
- **T**ime – Dauer, zeitlicher Verlauf

3.3 Deeskalationsstrategien anwenden

Nicht selten können Situationen im Rettungsdienst für den NotSan gefährlich werden. Notfallpatienten oder Angehörige können aus unterschiedlichen Gründen aggressiv werden. Mögliche Ursachen können sein:

- Angst
- das Gefühl, in einer ausweglosen Situation zu sein
- das Gefühl, durch den Rettungsdienst, die Polizei oder andere Einsatzkräfte fremdbestimmt zu werden
- diverse psychische Erkrankungen
- Alkoholeinfluss
- Einfluss von weiteren Drogen

Droht eine Situation zu eskalieren, so gilt es, Ruhe zu bewahren und Emotionen herunterzufahren. Der NotSan bleibt Herr der Lage. Nicht er ist krank und benötigt Hilfe, sondern der Patient. Gerade in eskalierten Situationen ist es wichtig, sich empathisch zu verhalten. Entscheidend ist es, die tatsächliche Ursache für den Aggressionsaufbau des Gegenübers zu finden. Dabei helfen deeskalierende Handlungen und das Einhalten von Distanzen.

Deeskalatives Verhalten

Folgende Leitgedanken helfen, die Situation zu entspannen:

- Stecken Sie zurück.
- Fühlen Sie sich nicht persönlich angegriffen, auch wenn es persönlich wird.
- Bleiben Sie sachlich.
- Bleiben Sie Herr der Lage und beherrschen Sie Ihre eigene Wut.
- Lassen Sie sich nicht provozieren.
- Entfernen Sie sich aus der Situation, bevor es zu schlimm wird.
- Sprechen Sie ruhig, auch wenn Ihr Gegenüber brüllt.
- Sprechen Sie langsam.
- Achten Sie auf Ihre Atmung und Ihren Puls, versuchen Sie, weiter ruhig und tief zu atmen.
- Seien Sie respektvoll, auch wenn Ihr Gegenüber Sie durchgehend beleidigt.
- Weichen Sie langsam und kontinuierlich zurück, wenn sich Ihr Gegenüber nähert.
- Beherzigen Sie: Der Klügere gibt nach!

Auch wenn es unerträglich scheint, immer wieder einstecken zu müssen und sich beleidigen zu lassen, ist es wichtig, es abprallen zu lassen und selbst ruhig zu bleiben.

Distanzen zum Gegenüber

Gerade in aufgeladenen Situationen, die zu explodieren drohen, ist es notwendig, auch räumlich Abstand zu halten. Ein Aggressor versucht häufig, sich zu nähern. Dies zeigt sich durch kontinuierliche körperliche Annäherung, ausladende Gesten mit Händen und Armen und Steigerung der Gesprächslautstärke zur Verringerung der räumlichen Distanz: Je weiter weg, desto lauter wird geschrien.

In Notfallsituationen spielen Distanzzonen eine Rolle. Hat der NotSan das Vertrauen des Patienten gewonnen, so darf er sich in seiner intimen Distanzzone bewegen. Die Annäherung findet jedoch zunächst aus der gesellschaftlichen Distanz statt und wird langsam verringert. Ein Aggressor hingegen möchte im schlimmsten Falle unmittelbar in die intime Distanzzone eindringen, um u. U. körperliche Gewalt auszuüben.

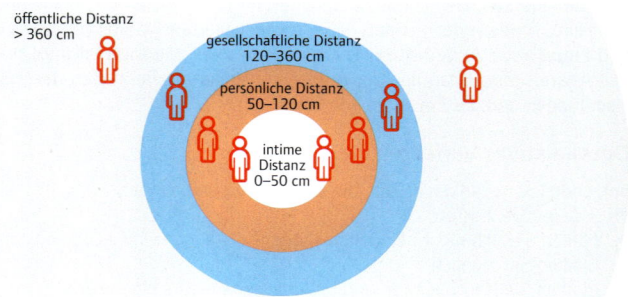

Abb. 1 | Distanzzonen

Um deeskalierend wirken zu können, müssen die Distanzzonen beachtet werden:
- Zeigen Sie dem Aggressor mit ausgestreckter Hand, dass er nicht in Ihre intime Distanzzone eindringen darf – strecken Sie die Hand deutlich nach vorn.
- Fordern Sie Ihren Teampartner und andere Beteiligte auf, sich fernzuhalten und mindestens in der gesellschaftlichen Distanzzone zu bleiben.
- Erhöhen Sie immer wieder den Abstand zum Aggressor, wenn dieser Ihnen zu nahe kommt – geben Sie nach.
- Nähern Sie sich erst nach einer Deeskalation vorsichtig und langsam.
- Lenken Sie die Aufmerksamkeit des Aggressors auf Ihr Handeln und vermeiden Sie so, dass andere Akteure als Eindringlinge in die Distanzzonen des Aggressors verstanden werden könnten.

Sollte die Situation gänzlich eskalieren, ist es wichtig, sich in Sicherheit zu bringen und die Szenerie zu verlassen. Eigenschutz der Rettungsdienstmitarbeiter geht vor!

3.4   Entscheiden

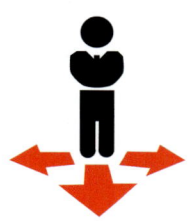

Notfallsanitäter müssen in ihrem Berufsalltag häufig Entscheidungen treffen, die sich auf den weiteren Verlauf
des Einsatzes und auf das Wohlergehen der Beteiligten
auswirken können. Viele dieser Entscheidungen müssen
schnell getroffen werden und lassen sich zudem oft nur
schwer rückgängig machen. Fehlentscheidungen können
schwerwiegende Folgen haben. Somit ist es wichtig, auch
unter Druck besonnen und überlegt zu entscheiden, was wann wie zu tun oder zu
unterlassen ist.

Einflüsse auf die Entscheidungsfindung

In jeder konkreten Situation gibt es verschiedene Faktoren, die die Entscheidungsfindung beeinflussen. Diese lassen sich in vier Bereiche einteilen.
- Medizinische Notwendigkeit: Entscheidungshilfen liegen z.T. in Form von
  standardisierten Abläufen, Leitlinien, Algorithmen usw. vor, doch muss manchmal davon begründet abgewichen werden.
- Rechtliche und ethische Bedingungen: Oft ist es schwierig, die juristischen
  Konsequenzen einzuschätzen oder den Patientenwillen zu erfassen und zu
  berücksichtigen.
- Voraussetzungen des Rettungsteams: Neben der Kompetenz, der Handlungs-
  sicherheit und der Erfahrung des einzelnen NotSan beeinflussen auch andere
  Faktoren, wie z.B. Informationsdefizite, Kompetenzstreitigkeiten, Stress oder
  persönliche Betroffenheit, die Entscheidungsfindung.
- Rahmenbedingungen: Begleitumstände, z.B. Raum, Witterung, Zeit oder
  Licht, aber auch andere Aspekte, wie z.B. Anzahl der Patienten und Helfer,
  beteiligte Dritte, Paralleleinsätze oder Störungen, müssen berücksichtigt werden.

Entscheidungskriterien

Notfallsanitäter bemühen sich, die beste Handlungsmöglichkeit auszuwählen.
Deshalb ist es wichtig, Entscheidungen nicht einseitig zu begründen, sondern
verschiedene Kriterien zugrunde zu legen.
- Situation: Was ist aus medizinischer und rechtlicher Sicht notwendig?
- Sicherheit: Was ist möglich, ohne die Beteiligten zu gefährden?
- Bedürfnisse: Welche Wünsche haben die Betroffenen?
- Selbst: Welche Möglichkeiten hat der NotSan?
- Ressourcen: Welche personellen und technischen Mittel stehen zur Verfü-
  gung?

Prioritäten setzen

In der Regel muss nicht nur entschieden werden, was getan wird, sondern auch, in welcher Reihenfolge die Maßnahmen ergriffen werden. Bei der Prioritätensetzung ist es hilfreich, sich die Hierarchie der Ziele eines Einsatzes vor Augen zu führen.

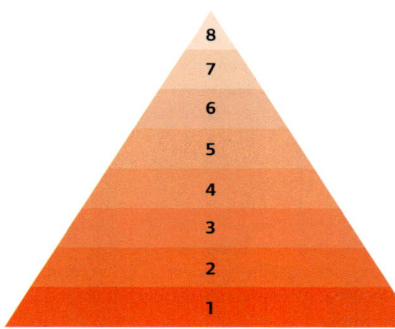

8. eigenes Wohlergehen
7. Erhalt von Sachwerten
6. Hilfe im sozialen Umfeld
5. Psychische Unterstützung
4. Schmerzlinderung
3. Sicherung vitaler Funktionen
2. Sicherstellung der Arbeitsfähigkeit
1. Sicherheit

Abb. 1 | Hierarchie der Ziele

Nur wenn ausreichend Informationen zur Verfügung stehen, können angemessene Entscheidungen getroffen werden. In unklaren Situationen gilt das Prinzip „im Zweifel für das Leben".

FRAGE

Ist es richtig, dass eine Entscheidung, die einmal getroffen wurde, konsequent beibehalten werden sollte?

Nein, Entscheidungen dürfen und sollen revidiert werden, wenn z. B. neue Informationen dazu führen, dass die Situation anders eingeschätzt werden muss. Auch eine bereits begonnene Reanimation kann abgebrochen werden, wenn z. B. eine diesbezügliche Patientenverfügung auftaucht.

Entscheidungsprozess

Um nach bestem Wissen und Gewissen entscheiden zu können, ist es wichtig, strukturiert vorzugehen. Eine solche Struktur bietet das FOR-DEC-Modell, das v. a. für den Einsatz in der Luftfahrt entwickelt wurde, aber auch in anderen Bereichen angewendet wird.

In den ersten drei Schritten des FOR-DEC-Modells wird die Situation analysiert. Erst dann wird die Entscheidung getroffen, durchgeführt und ausgewertet.

- **F**acts: Welche Situation liegt vor? Was ist das Ziel?
- **O**ptions: Welche Handlungsmöglichkeiten bestehen?
- **R**isks/Benefits: Welche Risiken und welcher Nutzen sind mit den Handlungsmöglichkeiten verbunden?
- **D**ecision: Welche Handlungsmöglichkeit wird gewählt?
- **E**xecution: Ausführung der Handlung
- **C**heck: Führt die Handlung zum Ziel?

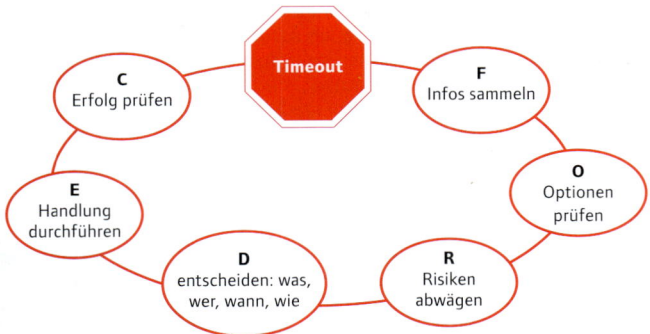

Abb. 1 | FOR-DEC-Zyklus

Bevor Rettungsdienstmitarbeiter aktiv werden, sollten sie kurz innehalten und ggf. laut aussprechen, was sie bewegt. Man spricht in diesem Zusammenhang von einem kurzen Timeout, das dazu dient, Dinge wahrzunehmen und bewusst zu machen, die sonst möglicherweise untergehen würden. Wenn möglich sollten Entscheidungen nicht allein, sondern im Team getroffen werden. Letztlich muss aber jeder NotSan bereit sein, die Verantwortung für seine Entscheidung zu übernehmen.

FRAGE

Führt es nicht zu einer Verunsicherung des Patienten oder der Angehörigen, wenn der NotSan zögert, bevor er handelt, oder seine Überlegungen laut ausspricht?

Die richtige Entscheidung zu treffen ist wichtiger, als den Patienten durch ein (scheinbar) sicheres Auftreten zu beruhigen. Vor der Handlung innezuhalten und ggf. laut nachzudenken, kann Leben retten und muss nicht als Zeichen von Inkompetenz gewertet werden.

3.5   Patientenrechte beachten

Aufklärung

Begründung

Aus strafrechtlicher Sicht handelt es sich bei jedem medizinischen Heileingriff um eine Körperverletzung (§ 223 StGB), und zwar auch dann, wenn der Heileingriff kunstgerecht durchgeführt worden ist und erfolgreich war. Strafbar ist diese Körperverletzung nur dann nicht, wenn der Patient seine Einwilligung erklärt hat oder man von einer mutmaßlichen Einwilligung ausgehen kann. Diese rechtliche Einordnung ergibt sich nicht ohne Weiteres aus dem Gesetzeswortlaut, sondern ist das Ergebnis einer traditionellen Auslegung, die das Selbstbestimmungsrecht des Patienten betont. Ohne die Bewertung als tatbestandliche Körperverletzung wäre die eigenmächtige Heilbehandlung nämlich nicht strafbar.

Für den Arzt und NotSan bedeutet dies, dass der Patient aufgeklärt werden muss, da eine rechtswirksame Einwilligung nur durch einen aufgeklärten Patienten vor Durchführung der Maßnahme erfolgen kann.

Art und Umfang

In welchem Umfang eine Aufklärung zu erfolgen hat, lässt sich pauschal nicht sagen, sondern hängt von verschiedenen Faktoren ab. Die Gerichte verlangen im Allgemeinen, dass über die mit der Durchführung des Eingriffs verbundenen „spezifischen Risiken im Großen und Ganzen" aufgeklärt wird. Ziel muss sein, dass der Patient in der konkre-

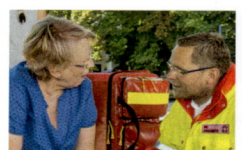

Abb. 1 | Aufklärung

ten Situation eine eigenverantwortliche Entscheidung treffen kann. Besonders strenge Aufklärungspflichten bestehen immer dann, wenn alternative Behandlungsmethoden zur Verfügung stehen und die Behandlung als solche auch nicht dringlich ist. In der Notfallsituation liegen die Verhältnisse meist anders. Bei akuter Gesundheitsgefährdung ist ein Zuwarten häufig nicht ohne Nachteile möglich und zur vorgeschlagenen Notfalltherapie bestehen selten gleichwertige Alternativen. Für den Notfallpatienten bedeutet dies, dass sich seine Entscheidung in der Regel darauf beschränkt, in die angebotene Behandlung einzuwilligen oder diese abzulehnen. Der Patient muss deshalb in verständlicher Weise darüber informiert werden, aufgrund welcher Symptome welche Maßnahmen indiziert sind. Nur wenn sich aus den Umständen Besonderheiten ergeben, muss bei bestimmten Maßnahmen noch einmal explizit nachgefragt und aufgeklärt werden, z. B. bei Unverträglichkeiten. Ist der Patient nicht bei Bewusstsein, kann die Aufklärung naturgemäß entfallen. In solchen Fällen wird der Heileingriff durch die mutmaßliche Einwilligung des Patienten gedeckt. Arzt und NotSan müssen anhand der ihnen zur Verfügung stehenden objektiven Informationen mutmaßen, wie sich der Patient entscheiden würde, könnte man ihn fragen.

Dokumentation der Aufklärung

Da die Aufklärung vor allem auch im Haftungsprozess eine Rolle spielen kann, muss die Einsatzdokumentation ›S. 242 alle relevanten Aspekte beinhalten. Im Übrigen kann auf die Aufklärung verzichtet werden, wenn der Patient fachkundig ist oder aus anderen Gründen keine Aufklärung in Anspruch nimmt. Ein solcher Verzicht sollte immer separat dokumentiert werden.

Vorsicht bei eigenverantwortlichen Heileingriffen durch den NotSan

Jeder Patient kann grundsätzlich auch in die Behandlung durch das nicht-ärztliche Rettungsdienstpersonal einwilligen. Entscheidend für seine Einwilligung ist aber, dass er weiß, nicht von einem Arzt behandelt zu werden, und ob dadurch zusätzliche Risiken für ihn entstehen. Nur so kann der Patient eine individuelle Risikoabwägung zwischen Zuwarten auf den Arzt und Einwilligung in die Behandlung durch den NotSan treffen. Der NotSan muss bei eigenverantwortlicher Durchführung von Maßnahmen deshalb im Rahmen der Aufklärung immer auch darauf hinweisen, dass er nicht Arzt ist und in welchem Umfang er sich die Durchführung der Maßnahme zutraut.

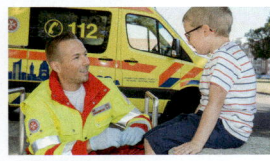

Abb. 1 | Kinder haben Rechte.

Rechte Minderjähriger

Auch minderjährigen Patienten wird in gewissem Umfang das Selbstbestimmungsrecht in Gesundheitsfragen zugebilligt, sodass hier die gleichen Grundsätze wie bei erwachsenen Patienten bestehen. Maßgeblich ist nicht die aus dem Zivilrecht bekannte und an Altersgrenzen gebundene Geschäftsfähigkeit des Patienten, sondern seine tatsächliche bzw. natürliche Einsichts- und Urteilsfähigkeit. Entscheidend ist, dass der minderjährige Patient Wesen, Bedeutung und Tragweite des Heileingriffs intellektuell erfassen kann und imstande ist, seinen Willen danach zu bestimmen. Neben dem Selbstbestimmungsrecht des Patienten ist bei der Behandlung Minderjähriger allerdings auch immer das Sorgeinteresse der Eltern zu berücksichtigen, die die Einwilligung bei fehlender Einwilligungsfähigkeit in ihrer Funktion als gesetzliche Vertreter erteilen. Die Aufklärung richtet sich deshalb in erster Linie an die sorge- und damit vertretungsberechtigten Eltern.

FRAGE

Darf ein Kind im Notfall behandelt werden, wenn seine Eltern nicht erreichbar sind und somit nicht zustimmen können?

Ja. Auch hier ist der Heileingriff durch die mutmaßliche Einwilligung gedeckt.

Patientenverfügung

Rechtliche Grundlage

Ob und in welchem Umfang Patienten auf lebenserhaltende oder lebensverlängernde Maßnahmen verzichten können, ist Gegenstand einer langwierigen rechtspolitischen Diskussion. Eindeutige gesetzliche Regelungen fehlen bis heute. Im Bürgerlichen Gesetzbuch (BGB) findet sich allerdings eine Vorschrift zur sogenannten Patientenverfügung (§ 1901a BGB), in der bestimmt werden kann, welche Behandlungen und Untersuchungen erwünscht oder untersagt sind, sofern der Patient sich nicht mehr selbst erklären kann. Bemerkenswert ist, dass trotz Einführung einer solchen Patientenverfügung im Zivilrecht keine Änderung der strafrechtlichen Vorschriften erfolgt ist. Die Frage, ob und unter welchen Voraussetzungen das Sterbenlassen eines Patienten immer straffrei ist, wenn es seinem ausdrücklichen Willen entspricht, ist nach wie vor offen. Die hierzu bislang durch die Gerichte entschiedenen Fälle bieten dem interessierten Juristen zwar Anhaltspunkte für die theoretische Diskussion – Rechtssicherheit für den Praktiker bieten sie nicht.

Problematisch ist außerdem, dass sich die von den Gerichten zu entscheidenden Fälle in wesentlichen Punkten von den Einsatzsituationen im Notarzt- und Rettungsdienst unterscheiden. Letztere sind häufig geprägt von rascher Handlungsdynamik und unsicherer Tatsachengrundlage. Und selbst wenn die Einsatzkräfte mit einer Situation konfrontiert werden, die anscheinend alle Merkmale einer anerkannten Fallgruppe von lebensbeendendem Therapieverzicht erfüllt, stellt sich doch immer die Frage, warum der Rettungsdienst überhaupt alarmiert wurde.

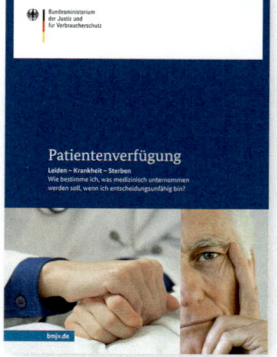

Das Bundesministerium für Justiz und Verbraucherschutz stellt zum Thema „Patientenverfügung" eine Broschüre zum kostenlosen Download zur Verfügung: www.bmjv.de/SharedDocs/Publikationen/DE/Patientenverfuegung.html.

Bedeutung für die Praxis

Praktisch relevant ist die Frage nach der Bedeutung einer Patientenverfügung vor allem dann, wenn der NotSan entscheiden muss, ob eine Reanimation entgegen dem in der Patientenverfügung niedergeschriebenen Willen versucht werden soll. Dass in einer solchen Situation keine Zeit für ein umfangreiches Aktenstudium und Ausforschen des tatsächlichen Patientenwillens bleibt, liegt auf der Hand. Das blinde Vertrauen auf eine dem NotSan nicht näher bekannte Patientenverfügung stellt letztlich auch ein strafrechtliches Risiko für den NotSan dar.

Unterlässt er eine gegebene Rettungschance, kann er sich wegen Tötens durch Unterlassen oder unterlassener Hilfeleistung strafbar machen. Rettet er dem Patienten hingegen das Leben, obwohl dieser nicht eingewilligt hatte, besteht (nur) das Risiko einer Strafbarkeit wegen Körperverletzung. Dass ein Rettungsdienstmitarbeiter tatsächlich bestraft wird, weil er einem Patienten das Leben gerettet hat, darf indes bezweifelt werden.

Empfehlung

Dem NotSan ist deshalb zu empfehlen, die Entscheidung für oder gegen Reanimationsbemühungen ausschließlich von seiner medizinischen Einschätzung abhängig zu machen. Solange eine Rettungschance nicht ausgeschlossen ist, fährt der NotSan aus rechtlichen Gründen am besten, wenn er dem Grundsatz „in dubio pro vitae" folgt.

Rechte psychisch Kranker

Insbesondere bei psychisch Kranken muss der NotSan immer daran denken, dass für den Patienten ein Betreuer bestellt sein kann. Dessen Aufgabe besteht darin, den Patienten in bestimmten Lebensbereichen rechtlich zu vertreten. Dementsprechend kann es erforderlich sein, die Modalitäten der medizinischen Behandlung mit dem Betreuer des Patienten abzustimmen.

Eine zwangsweise Behandlung oder Unterbringung von psychisch Kranken ist nur nach den Vorschriften des jeweiligen Landesgesetzes möglich. Für die Tätigkeit im Rettungsdienst bedeutet dies, dass solche Entscheidungen als hoheitliche Aufgabe nur von einer besonders berechtigten Person getroffen werden dürfen.

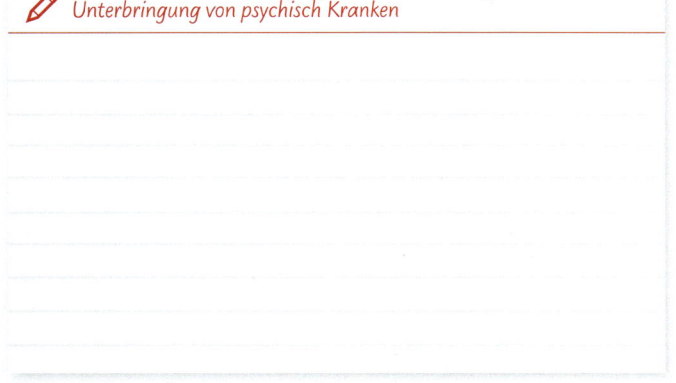

Landesrechtliche Bestimmungen zur Behandlung und Unterbringung von psychisch Kranken

3.6   In besonderen Situationen handeln

Infektionsgefahr

Infektionsgefahren sind im Rettungs- dienst allgegenwärtig. Generell müs- sen die Mitarbeiter im Rettungsdienst sich der Gefahren an der Einsatzstelle bewusst sein ›S. 63.

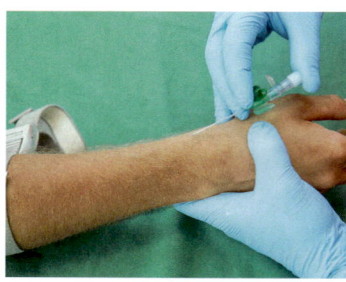

Abb. 1 | Infektionsgefahr bei Venenpunktion

Vor einer Infektionsgefahr kann man sich nur schützen, wenn man diese auch erkennt. Aus diesem Grund soll- ten immer unabhängig vom Informa- tionsgrad Schutz- und Hygienemaß- nahmen ergriffen werden. Unterschieden werden die Maßnah- men zwischen Standardschutzmaß- nahmen als Übertragungsprophylaxe, die immer in Sinne der Einsatzstellenhygie- ne ›S. 238 ergriffen werden, und Maßnahmen bei Verdacht bzw. Bestätigung einer Infektionserkrankung ›S. 342.

Folgende Maßnahmen müssen beachtet werden:

Standardschutzmaßnahmen zur Vermeidung von Infektionen	Maßnahmen bei Verdacht auf Infektion bzw. bestätigter Infektion
<ul><li>Tragen und Wechsel von Einmal- schutzhandschuhen bei jedem Patientenkontakt</li><li>gründliche Anamnese</li><li>regelmäßige gründliche Desinfektion (Personal, Geräte)</li><li>Reduzierung von Quellen für eine Infektionsverschleppung, z. B. Schmuck, künstliche Fingernägel</li><li>aktiver Impfschutz für Mitarbeiter im Rettungsdienst</li></ul>	<ul><li>Beachtung des Eigenschutzes</li><li>Anlegen von Schutzkleidung gemäß rettungsdienstlicher Planung des zuständigen Desinfektors bzw. Hygienebeauftragten</li><li>Reduktion des Patientenkontakts auf ein notwendiges Minimum</li><li>Reinigung von Fahrzeug und Geräten nach Vorgaben des zuständigen Desinfektors</li><li>Dokumentation und Meldung von Verdachtsfällen</li><li>Anforderung von Spezialrettungsfahr- zeugen, z. B. Infektionsrettungstrans- portwagen (I-RTW), wenn verfügbar ›S. 222</li></ul>

Tab. 1 | Überblick Infektionsschutzmaßnahmen

Sachbeschädigung durch NotSan

Im Rettungsdiensteinsatz kann es vorkommen, dass es durch das Rettungsdienstpersonal zu Beschädigungen von fremdem Eigentum kommt. Dazu zählen insbesondere bewegliche und unbewegliche Gegenstände, aber auch Lebewesen, z. B. Haustiere.

Sachbeschädigung ist im § 303 des Strafgesetzbuchs geregelt. Allerdings kann das Handeln im Rettungsdienst soweit gerechtfertigt sein, dass Sachbeschädigung straffrei bleibt, solange sie über ein gewisses Maß nicht hinausgeht. In § 34 des Strafgesetzbuchs wird der sogenannte rechtfertigende Notstand erläutert. Dieser Notstand beschreibt eine Situation, die gegen-

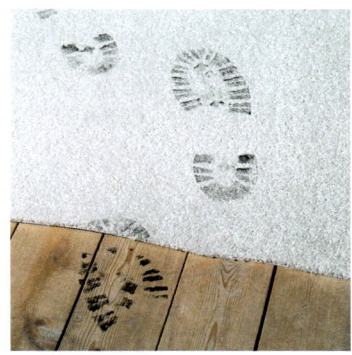

Abb. 1 | Sachbeschädigung durch Verschmutzung

wärtig für eine Person eine Gefahr für Leib, Leben, Ehre, Freiheit und Eigentum darstellt. Für den Rettungsdienst bedeutet dies, dass die Sachbeschädigung in einem angemessenen Verhältnis zur Lebensrettung notwendig sein kann. Strafbar sind nur vorsätzlich verursachte Schäden. Typische Beispiele für Sachbeschädigungen im Rettungsdiensteinsatz sind:

Tatbestand	Möglicher Rechtfertigungsgrund
(gewaltsames) Öffnen der Wohnung	Patient ist bewusstlos und benötigt sofort lebensrettende Maßnahmen. Ein Schlüssel bzw. Schlüsseldienst ist zeitnah nicht verfügbar. Ein alternativer Zugang, z. B. offenes Fenster, ist nicht vorhanden.
Zerschneiden, Zerreißen von Kleidungsstücken	Ein schonendes Entkleiden des Patienten ist nicht möglich oder würde den Einsatz von medizinischen Geräten, z. B. Defibrillator, verzögern.
Verschmutzung der Wohnung, z. B. durch Blut, Erbrochenes, Straßendreck	Die Verschmutzung erfolgt nicht vorsätzlich, sondern ist der Situation geschuldet.

Tab. 2 | Beispiele für Sachbeschädigung und mögliche rechtfertigende Gründe

Drehleitereinsatz

Die Drehleiter als Hubrettungsfahrzeug der Feuerwehr kommt zum Einsatz, wenn ein Patient nicht über einen regulären Weg zum Rettungswagen transportiert werden kann. Sie wird genutzt
- bei übergewichtigen Patienten,
- bei schlecht begehbarem Treppenhaus (zu eng, steile Treppen),
- bei Patienten in Gruben und Schächten,
- bei Patienten, die bei Lageänderung instabil werden könnten,
- zum Ausleuchten von Einsatzstellen,
- als zweiter Rettungsweg.

Eine Drehleiter ist in der Regel ein genormtes Truppfahrzeug mit einer Besatzung von drei Einsatzkräften. Die Standardrettungshöhe beträgt 23 m (nach Geschosshöhe 7.–8. Etage) bei einer Nennausladung von 12 m (DL[K] 23/12). Im Kranbetrieb kann eine Drehleiter je nach Bauart bis zu 2 000 kg heben, wenn die Last am untersten Leiterteil befestigt ist.

Abb. 1 | Rettungshöhe und Nennausladung

Bei Einsatz und Anforderung einer Drehleiter sind verschiedene einsatztaktische Überlegungen durchzuführen:
- Ist der Aufwand bzw. Nutzen je nach Zustand des Patienten zu rechtfertigen?
- Ist eine geeignete Aufstellfläche vorhanden (Untergrund, Oberleitungen, Platz zum Aufstellen)?
- Kann die Drehleiter den Patienten erreichen?
- Ist das Gewicht des Patienten geeignet?

Bei der Rettung von Patienten ist zu beachten, dass sich an der Drehleiter ein Rettungskorb befindet. Dieser Korb hat je nach Modell und Hersteller eine maximale Gewichtsaufnahme zwischen 300 und 500 kg. Auf diesem Korb befindet sich ein Tragetisch zur Aufnahme der Krankentrage, der um 360° schwenkbar ist und verschiedene Feststellmöglichkeiten aufweist. Auf die Tragenhalterungen passen die in Deutschland im Rettungsdienst üblichen Krankentragen. Aus diesem Grund muss die von der Feuerwehr mitgeführte, faltbare Krankentrage nach DIN EN 13024 nicht zwingend zum Einsatz kommen.

Der Tragetisch ist je nach Hersteller mit 200–300 kg belastbar. Beim Einsatz der Drehleiter ist zu beachten, dass neben dem Patienten auch Bedienpersonal im Korb steht und das Gewicht der medizinischen Ausrüstung einbezogen werden muss. Aus diesem Grund muss der Mitarbeiter im Rettungsdienst einen Überblick über das zum Einsatz kommende Gerät und Personal haben.

Ob die Drehleiter zum Einsatz kommen kann (Aufstellfläche, Einsatzgrenzen), entscheidet der Einheitsführer der Feuerwehr.

FRAGE

Wie schwer darf ein Patient sein, wenn er mithilfe einer Drehleiter und Krankentrage transportiert werden soll?

Vom zulässigen Gesamtgewicht, mit dem Rettungskorb bzw. Tragetisch belastet werden können, müssen alle anderen Gewichte abgezogen werden. Der Rest ergibt das Gewicht, das der Patient maximal haben darf. Wenn der Rettungskorb max. 300 kg und Tragetisch max. 270 kg tragen darf, ergibt sich z. B. diese Rechnung:

	270 kg
Krankentrage Rettungsdienst, ohne Fahrgestell	−19 kg
Tragetischgestell aufgesetzt auf Drehleiter	−20 kg
med. Geräte (EKG; Beatmungsgerät)	−15 kg
Personal zur Bedienung des Korbs/Betreuung Patient	−90 kg
max. Patientengewicht	126 kg

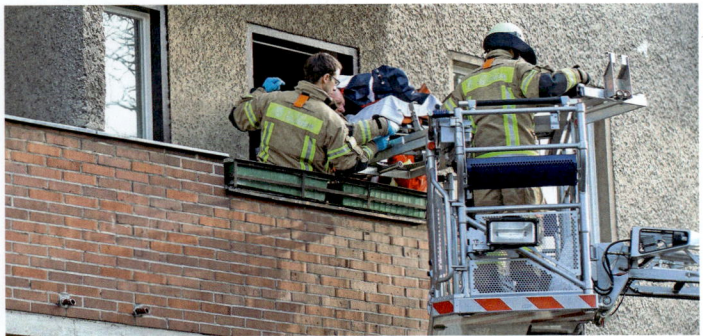

Abb. 1 | Transport einer Person mithilfe einer Drehleiter

3.7 In Notfällen handeln

3.7.1 Leitsymptome

Leitsymptom Atemnot

Diagnostik/Symptome	Urs	Diagnose	Therapiestrategie	Therapie	Zielklinik/ Klinikname	CAVE
• inspiratorischer Stridor • Husten • Szenariohinweis	Atemwege	Bolusgeschehen	primär stay & play	• 5 Schläge zwischen Schulterblätter • Heimlichmanöver	G & RV	ohne Besserung: load & go Anmeldung Anästhesie, Bronchioskopie
• Erythem, Flush, Ödem, Pusteln, Quaddeln, Urtikaria • Schwellungen Rachenraum bis zum Larynxödem		Anaphylaxie ›S. 116	stay & play	• ggf. Kühlung • Antihistaminikum • Kortikoide, inhalative β-Sympathomimetika • Adrenalininhalation	G & RV	
• Masern, Virusinfekt, Diphterie • Heiserkeit, bellender Husten, Stridor • Beginn schleichend		Pseudokrupp ›S. 113	stay & play	• 15 l O$_2$ (Maske) • Kortison rektal • Adrenalinvernebler	Pädiatrie	
• Orthopnoe, kloßige Sprache, Schluckbeschwerden, Speichelfluss • hohes Fieber • Kinder: 3–6 Jahre		Epiglottitis ›S. 112	load & go	• 15 l O$_2$ (Maske) • Kortison rektal • Adrenalinvernebler	Pädiatrie (Anästh.)	

Atemwege	Blutungen	stay & play	• O₂ • Absaugung • ggf. Tamponade (je nach Blutungsquelle)	MV (Chir./ggf. HNO)	je nach Blutungsort: Anmeldung HNO
• Blut • Brodeln beim Sprechen • Frischbluthusten					
ZNS	raumfordernder Prozess	stay & play	• O₂ • assistierte Beatmung • ggf. Mannit • GCS <8 = Atemwegssicherung: Intubation	MV (Neurochir.)	
• Biot-Atmung • ggf. Cheynstok'sche Atmung • Bradypnoe • Pupillendifferenz • Druckpuls • ggf. Hypertonie					
	Hyperventilation ≫ S. 132	stay & play	• Rückatmung (z. B. O₂-Maske ohne Flow) • selten ggf. Sedierung (Midazolam)	G & RV	
• Hyperventilation • Pfötchenstellung • stresserzeugendes Ereignis ohne körperliche Anstrengung					
Brustkorbstabilität	Spannungspneumothorax ≫ S. 131	stay & play	• 15 l O₂ • bei Schuss- o. Stichverletzungen: Verband mit Ventil • Entlastungspunktion nach Monaldi • ggf. Analgesie	MV (Trauma: Schockraum; Emphysem: Lungenklinik)	
• Z.n.Trauma, Rippenserienfraktur, Jgdl. nach starker Anstrengung, jahrelanges Emphysem • atemabhängiger Schmerz • trockener Husten • aufgehobenes AG • Petechien • Kehlkopfverschiebung • hypersonorer Klopfschall					

Diagnostik/Symptome	Urs	Diagnose	Therapie-strategie	Therapie	Zielklinik / Klinikname	CAVE
• verlängerter exspiratorischer Stridor • Husten • Giemen, Brummen	Lunge	Asthma bronchiale ≫ S. 118	stay & play	• O_2 • Inhalation β2-Sympathomimetikum (Salbutamol) • Inhalation Anticholinergikum (Ipratropiumbromid) • Glukokortikoid i.v., ggf. NIV	G & RV	
• Giemen, Brummen • sonorer Klopfschall • Husten, ggf. weißlicher Auswurf • Trommelschlegelfinger, Uhrglasnägel • pCO_2 erhöht, pO_2 niedrig		COPD ≫ S. 120	stay & play		Lungenfachklinik	
• Giemen, Brummen • Husten, ggf. weißlicher Auswurf • Fassthorax • hypersonorer Klopfschall • silent lung		Lungen-emphysem ≫ S. 121	stay & play			
• schaumiges rosafarbenes Sputum • feuchte Rasselgeräusche (alveoläres Lungenödem)		kardiales Lungenödem ≫ S. 123	stay & play	• O_2 • Nitrolingualspray • Diuretika • ggf. NIV	G & RV (ITS)	

Lunge

	Symptome		Maßnahmen	Transport	Besonderheiten
Lungenarterienembolie > S. 125	Husten; Thoraxschmerz; obere Einflussstauung; Beinvenenthrombose, nach langer Flugreise/Bettlägerigkeit; EKG: S1-QIII Typ; D-Dimere Test: positiv	stay & play	Heparin 5000 IE; ggf. Fibrinolyse (bei Stadium IV)	MV (möglichst mit Herzkatheterlabor)	unter Reanimation: Fibrinolyse: mind. 60 min reanimieren nach Medikamentenapplikation
Pneumonie > S. 127	hohes Fieber (Schüttelfrost); Husten, ggf. gelblich-grüner Auswurf; Abgeschlagenheit; Bronchialatmen, feuchte RG; Erkältungsverlauf	stay & play	O$_2$; ausreichend Flüssigkeitszufuhr; ggf. Inhalation von NaCl 0,9% zur Sekretlösung	G & RV	
TBC > S. 129	Husten mit Auswurf; Nachtschweiß; subfebrile Temperaturen; Gewichtsabnahme; Appetitlosigkeit; Pleuraerguss; ggf. Meningitissymptome	stay & play	–	Lungenklinik	
Ertrinken	Unfallmechanismus; ggf. feuchte RG; Unterkühlung	stay & play	Absaugung obere Atemwege; 15 l O$_2$; assistierte Beatmung	G & RV	Bergungstodgefahr bei starker Unterkühlung! keine aktive oder passive Bewegung!

Diagnostik/Symptome	Urs	Diagnose	Therapie-strategie	Therapie	Zielklinik/Klinikname	CAVE
• trockener Husten • inspiratorisches Knistern	Lunge	Lungenfibrose > S. 133	stay & play	• O_2 • Kortikosteroide	Lungenklinik	
• therapieresistenter Husten • Hämoptysen • Gewichtsverlust • Heiserkeit		Bronchialkarzinom > S. 134	stay & play	• O_2	Lungenklinik	
• gedämpfter Klopfschall • abgeschwächtes AG • über längere Zeit eingeschränkte Belastbarkeit • Karzinomanamnese (z. B. Ovarialkarzinom)		Pleuraerguss	stay & play	• O_2 • ggf. Diuretika bei Herzinsuffizienz	G & RV	

Leitsymptom Brustschmerz

Diagnostik/Symptome	Urs	Diagnose	Therapiestrategie	Therapie	Zielklinik/ Klinikname	CAVE
• stechender Schmerz • Druck- bzw. Engegefühl • Austrahlungsschmerz • EKG: ST-Hebung • Troponin-Test positiv	kardial	ACS › S. 137	stay & play ☞	• Herzbettlagerung • O_2, Ziel: SpO_2 94–98 % • Acetylsalicylsäure i.v./ oral • Glyceroltrinitrat s.l. • Heparin i.v. • Morphin i.v. • ggf. Diazepam i.v.	MV (Herzkatheterplatz)	Rechtsherzinfarkt ausschließen, deshalb immer V rechts Brustwandableitungen kleben
• länger anhaltendes Fieber • Erkältungssymptome in den letzten 14 Tagen • zunehmende Leistungsschwäche • Hypotonie • häufig junge Patienten		Karditis › S. 163	stay & play ☞	• Herzbettlagerung • O_2, Ziel: SpO_2 94–98 % • Acetylsalicylsäure/ ggf. Paracetamol i.v. • Kortison i.v. • ggf. weitere Symptomtherapie	MV (Herzkatheterplatz)	
• feuchte Rasselgeräusche • Halsvenenstauung • Knöchelödeme • Zyanose • Belastungsdyspnoe seit Tagen zunehmend		dekompensierte Herzinsuffizienz mit Lungenödem › S. 157	stay & play ☞	• Herzbettlagerung • O_2 • Glyceroltrinitrat s.l. • Furosemid i.v. • ggf. NIV CPAP • ggf. Intubation mit PEEP Beatmung	G & RV (Kardiologie)	

Diagnostik/Symptome	Urs	Diagnose	Therapiestrategie	Therapie	Zielklinik/Klinikname	CAVE
• breite Kammerkomplexe • enormer Herzfrequenzanstieg • enormer Herzfrequenzabfall • unregelmäßiger EKG-Verlauf	kardial	Herzrhythmusstörungen › S. 141	stay & play	je nach Herzrhythmusstörung unterschiedlich › S. 142		
• Kopfschmerzen • Nasenbluten • hochroter Kopf • Schwindel • Sehstörungen • RR >230/120 mmHG	vaskulär	hypertensive Krise › S. 159	stay & play	• Herzbettlagerung, bei Nasenbluten: Kopf nach vorn • O_2, Ziel: SpO_2 94–98 % • bei Nasenbluten: Kühlkompresse in den Nacken • Urapidil i.v.	G & RV	
• zerreißender Schmerz (Rückenausstrahlung) • pulslose Extremität • Seitendifferenz Karotispuls rechts und Radialispuls links • RR-Differenz rechts-links >20–30 mmHG		Aneurysma dissecans -Ruptur › S. 161	load & go	• Schocklagerung bei akutem Volumenverlust • RR-Stabilisierung mit kristalloiden Infusionen, Ziel: RR syst.: 80 mmHG	wenn möglich MV (je nach Lokalisation der Ruptur Thorax- oder Viszeralchir.)	Voranmeldung OP

		Symptome/Befunde		Therapie	Transport	Anmerkung
vaskulär	Lungenembolie > S. 125	• Virchowsche Trias • tiefe Beinvenenthrombose • EKG: SI QIII Typ • Halsvenenstauung • Husten • 4. Herzton • positiver D-Dimer Test	load & go	• O_2 • 10000 IE Heparin i.v. • ggf. Diazepam i.v. • bei Reanimation: präklinische Lysetherapie	MV (Thoraxchir., Herzkatheterplatz)	bei präklinischer Lysetherapie unter Reanimation: mind. 60 min reanimieren nach Medikamentenapplikation
thorakal	Interkostalneuralgie/-myalgie	• atem- u. hustenabhängiger Schmerz • Palpationsschmerz ggf. Verspannungen u. Druckempfindlichkeit mit Ausstrahlungsschmerz im Nacken • Schmerzen entlang des Nervenstrangs • ggf. Fieber	stay & play	• O_2 • Symptomtherapie • Acetylsalicylsäure i.v./oral	G & RV	
	Pleuritis	• atem- u. hustenabhängiger Schmerz • Auskultation: Pleurareiben (Knacken) bei Atmung • Fieber	stay & play	• O_2 • Symptomtherapie • Acetylsalicylsäure i.v./oral	G & RV	
abdominal	Pankreatitis, Nierensteine, Gallenkolik	• wellenförmiger Schmerz (ggf. abhängig von Nahrungsaufnahme) • Klopfschmerz an Flanke • abdomineller Palpationsschmerz	siehe Leitsymptom Bauchschmerzen > S. 90			

Leitsymptom Bauchschmerz

Diagnostik/Symptome	Urs	Diagnose	Therapie-strategie	Therapie	Zielklinik/Klinikname	CAVE
• Koliken • starker Harndrang • Makrohämaturie • Flankenklopfschmerz	Harnsystem	Nierensteine, Harnsteine	stay & play	• 20–40 mg Butylscopolamin i.v. • 500–1000 mg Metamizol	G & RV (Uro)	
• li. Oberbauchschmerz – Ausstrahlung li. Schulter • Palpationsschmerz seitliches Muskelgewebe C3–C6 • Hyperästhesie li. Schulter • abdominelles Hämatom li. oberer Quadrant • ggf. zweizeitiges Schmerzereignis (1. beim Unfall selbst, 2. Stunden später) • Trauma • Schockzeichen	Milz	Milzruptur	load & go	• Volumentherapie VEL (Ziel: RR syst. 80–100 mmHg)	MV isoliertes Trauma: nächst-gelegene Klinik mit Viszeralchirurgie	
• li. Oberbauchschmerz – Ausstrahlung li. Schulter • Druckschmerz seitliches Muskelgewebe C3–C6 • Hyperästhesie li. Schulter • Fieber		Milzinfarkt	stay & play	• ggf. 10 mg Morphium	G & RV (Viszeral-chir.)	

Gefäßsystem	Mesenterial-infarkt	load & go	• 500 ml Volumenthera-pie VEL • ggf. 10 mg Morphium	G & RV (Viszeral-chir.)
• 6–8 h anhaltender Schmerz • >12 h paralytischer Ileus • blutiger Durchfall • abdominelle Abwehrspan-nung				
	Bauchaorten-aneurysma/-ruptur »S. 161	load & go	• Volumentherapie VEL (RR Ziel: syst. 80–100 mmHg)	G & RV (Viszeral-chir.)
• tastbarer pulsierender Tumor • Rücken-Flankenschmerz • diffuse Mittelbauchbe-schwerden • Ruptur: zerreißender Schmerz brettharter Bauch Schock				
Magen	Ulcus ventrikuli – peptisches Ulkus-perforation »S. 95	stay & play	• Perforation: Volumentherapie VEL (RR Zielwert: syst. 80–100 mmHg)	G & RV; Perforation: Viszeralchirurgie
• Schmerzen bei Nahrungs-aufnahme • familiäre Disposition: Helicobacter pylori • Perforation: abdominelle Abwehrspan-nung, Bluterbrechen				
	Gastritis	stay & play		G & RV
• Druckschmerz im Epigastrium • Völlegefühl, Aufstoßen • Bluterbrechen				

Diagnostik/Symptome	Urs	Diagnose	Therapie-strategie	Therapie	Zielklinik/Klinikname	CAVE
• plötzlicher Beginn • Durchfall, Erbrechen • Fieber • ggf. Bewusstseinsstörungen, Schock	Magen	Gastro-enteritis	stay & play	• 500–1000 ml VEL Volumentherapie • 62 mg Dimenhydrinat (z. B. Vomex®)	G & RV	
• Druck- o. Völlegefühl • Spidernävus • Ikterus, Aszites, Pleura-ergüsse Ruptur: • erst: schwallartiges kaffeesatzartiges Erbrechen • danach: hellrotes Bluterbrechen	Speiseröhre	Ösophagus-varizen/-ruptur	stay & play Ruptur: load & go	• Volumentherapie VEL (RR Zielwert: syst. 80–100 mmHg) • Sengstaken-Blake-more-Sonde/ Linton-Nachlas-Sonde • ggf. Magensonde • bei Bewusstlosigkeit: Intubation	G & RV	ITS und Endoskopie-bereitschaft anfordern
• Sodbrennen • retrosternale Schmerzen • Schluckbeschwerden		Reflux-ösophagitis	stay & play		MV (Herzkatheter-labor)	
• retrosternaler, stechender Schmerz • Druck- bzw. Engegefühl • Ausstrahlungsschmerzen • Troponin Test positiv • ggf. EKG ST-Hebung	Herz	ACS ▶ S. 137	stay & play	• Herzbettlagerung • O₂ (Ziel: 94–98 %) • 0,4 mg Nitro-Spray • 5000 IE Heparin • 10 mg Morphium, ggf. • 5 mg Diazepam	MV (Herzkatheter-labor)	DD: ACS 12 Kanal EKG!

Symptome	Organ	Erkrankung		Maßnahmen		
• ausbleibende Monatsblutung • Hyperästhesie li. Schulter • Anamnese: Kinderwunsch Ruptur: • abdominelle Abwehrspannung, Schock	Eierstöcke	Extrauterin-gravidität / Eileiterruptur	stay & play Ruptur: load & go	Ruptur: • Volumentherapie VEL (RR Ziel: syst. 80–100 mmHg) • Fritsch-Lagerung	G & RV (Gyn)	
• plötzlicher Ober-/Mittelbauchschmerz (gürtelförmig ausstrahlend), gummiartige Abwehrspannung • Blähungen • Schocksymptomatik • grünlich-bräunliche Hautveränderungen im Flanken-/ Bauchnabelbereich • ggf. Ikterus, Aszites, Pleuraerguss bei gleichzeitigem Gallensteinleiden	Bauchspeicheldrüse	Pankreatitis	stay & play	• Analgesie: 10 mg Morphium u. 50–100 mg Tramadol • großzügige Volumentherapie • 62 mg Dimenhydrinat (z. B. Vomex®) • ggf. Magensonde	G & RV	ITS bei Pankreatitis Grad 2 u. 3

Diagnostik/Symptome	Urs	Diagnose	Therapie-strategie	Therapie	Zielklinik/Klinikname	CAVE
• abdominelle Abwehrspannung • Temperaturanstieg • Schock	Leber	Leberruptur	load & go	• Volumentherapie VEL (RR Zielwert: syst. 80–100 mmHg)	G & RV (Viszeralchir.)	
• Ikterus • Spidernävus, Palmarerythem, Lacklippen/-zunge • Verlust der Sekundärbehaarung • Aszites, vergrößerte Leber • Foetor hepaticus		Leberzirrhose	stay & play		G & RV (Viszeralchir.)	
• positives Murphy-Zeichen • Fieber • Schmerzausstrahlung rechte Schulter	Gallenblase	Cholezystitis	stay & play		G & RV (Viszeralchir.)	
• Koliken • Schmerzzunahme über Tage, Schmerzausstrahlung re. Schulter • Anamnese: häufige Koliken		Cholelithiasis	stay & play	• 20–40 mg Butylscopolamin i.v. • 500–1000 mg Metamizol	G & RV (Viszeralchir.)	

	Erkrankung	Symptome	Vorgehen	Therapie	Zuweisung	Hinweis
Dickdarm	Appendizitis	• Appetitlosigkeit • MC Burney-, Lanz-, Blumberg-Schmerz, Pseudodehnungsschmerz • Temperaturdifferenz rektal-axillar >0,8 °C	stay & play	• ggf. Analgesie: 10 mg Morphium	G & RV (Viszeralchir.)	während Schwangerschaft: ggf. Schmerzverlagerung bis kurz vor Bauchnabel DD: Mesenterialinfarkt
	Ileus	paralytischer Ileus: • Exsikkose • Druckschmerz • keine Darmgeräusche mechanischer Ileus: • Koliken, Koterbrechen • vermehrte, metallisch klingende Darmgeräusche	stay & play	• 500–1000 ml Volumentherapie VEL • ggf. 20–40 mg Butylscopolamin i.v. • ggf. Magensonde	G & RV (Viszeralchir.)	
	Morbus Crohn, Colitis ulcerosa	• Gewichtsverlust • blutige Durchfälle • ggf. mit Gelenk- und Hautbeschwerden	stay & play		G & RV (Viszeralchir.)	
Dünndarm	Ulcus duodeni/ -Perforation → S. 91	• Nüchtern-/Nachtschmerz • Schmerzreduzierung durch Nahrungsaufnahme • familiäre Anamnese: Helicobacter pylori Perforation: • abdominelle Abwehrspannung, Bluterbrechen	load & go	Perforation: • Volumentherapie VEL (RR Ziel: syst. 80–100 mmHg)	G & RV (Viszeralchir.)	

Leitsymptom Bewusstseinstörung

Diagnostik/Symptome	Urs	Diagnose	Therapie-strategie	Therapie	Zielklinik/Klinikname	CAVE
• Hemiparese • Wort-/Sprachstörungen • Parästhesien • Sehstörungen • ggf. Inkontinenz • Cheyne-Stokes-Atmung	zerebral	Schlaganfall ▸ S. 182	stay & play ✋	• HWS-Immobilisation • RR syst. >140 mmHG: OK-Hochlagerung • RR syst. <140 mmHg: 30° OK-Hochlagerung/Flachlagerung • Volumentherapie VEL nach RR Wert • RR syst. >220 mmHg: 12 mg Urapidil (max. Senkung um 20%)	MV (Stroke Unit) ✏	

• generalisiert: tonisch-klonisch Zungenbiss, Inkontinenz
  Anamnese: optische/akustische Aura
• komplex-fokal: eine Körperregion mit Krämpfen und anschließender Bewusstlosigkeit
• Fieberkrampfanfall rascher Anstieg >39 °C Säuglingsalter
		Krampfanfall ▸ S. 186	stay & play ✋	• Kopfabpolsterung, Verletzungsschutz
				  generalisierter Anfall:
				• 5–10 mg Midazolam i.v./ nasal, ggf. wdhl.
				  ggf. Clonazepam
				  Fieberkrampf >4 Monate:
				• <15 kgKG: 5 mg Diazepam rektal
				• >15 kgKG: 10 mg Diazepam rektal
				• 125–250 mg Paracetamol
					MV (Neuro.) ✏	DD: Hypoglyk-ämie, Meningitis
						
						Narkosemittel der Wahl:
						3–5 mg/kgKG Thiopental

zerebral traumatisch

		stay & play	MV (Neuro.)	
• plötzlicher Kopfschmerz mit Nackensteifigkeit • Herdsymptomatik • Aphasie	subarachnoidale Blutung (SAB) » S. 184	🤚	• HWS-Immobilisation • RR syst. > 140 mmHg: OK-Hochlagerung • RR syst. < 140 mmHg: 30° OK-Hochlagerung, Flachlagerung • Volumentherapie VEL nach RR Wert (syst. mind. > 90 mmHg) • 0,5–1 g/kgKG Mannit-Lösung 15 % • GCS < 8 Intubation (Ziel SpO_2; > 90 %)	ggf. RTH frühzeitig bestellen Narkosemittel der Wahl bei Hypertonie: 3–5 mg/kgKG Thiopental
• Pupillenherdsymptomatik • rasche Entwicklung von Streck- und Beugeabwehrbewegungen • einseitige Pupillenweitstellung chronische Subduralblutung: • über Tage zunehmende Kopfschmerzen • Konzentrationsprobleme	Subduralblutung » S. 184			Glukokortikoide erhöhen die 14 Tage-Letalität! Hypertone Kochsalzlösung kann bei Mittelhirnsyndrom verabreicht werden
• kurze Bewusstlosigkeit, dann freies Intervall mehrere Stunden möglich, erneute Bewusstseinsstörung • gleichseitig weite lichtstarre Pupillen • retrograde Amnesie • Prell-, Schürfmarken	Epiduralblutung » S. 184			Hyperventilation kann bei Mittelhirnsyndrom angewendet werden

Diagnostik/Symptome	Urs	Diagnose	Therapie-strategie	Therapie	Zielklinik/Klinikname	CAVE
• Traumaanamnese • Amnesie • Pupillenweitstellung • Seitendifferenz Motorik der Extremitäten und Pupillenreaktion auf Licht • Druckpuls • Krampfanfälle • Biot-Atmung • ggf. Liquoraustritt bei Schädelbasisfraktur	zerebral traumatisch	SHT » S. 184	load & go	• siehe subarachnoidale Blutung » S. 97 • O₂ • achsengerechte HWS-Lagerung • ggf. Analgesie, Antikonvulsium	MV (mittleres – schweres SHT)	
• RR syst. >180 mmHg o. RR diast. >120 mmHg • Kopfschmerzen, Augenflimmern • Nasenbluten	kardiovaskulär	hypertensive Krise » S. 159	stay & play	• 10 mg Urapidil, wiederholt (3–5 min) bis max. 25% RR-Senkung	G & RV	DD: Apoplex bei gleichzeitiger ACS-Symptomatik: » S. 137 kein Urapidil
• RR <100/60 mmHG		Hypotonie » S. 140	stay & play	• Volumentherapie VEL RR Zielwert: Normotonie (bei nicht kardialer Ursache)	MV	

Symptome		Erkrankung	Vorgehen	Therapie	MV / G & RV	Hinweise / DD
• HF <50 • Herzinsuffizienzzeichen • Hypotonie	kardiovaskulär	Bradykardie » S. 145	stay & play	• 0,5 mg Atropin i.v. (Maximaldosis 3 mg), wenn ohne Wirkung: 2–10 µg/min Adrenalin • Hypoperfusion bei anhaltender Bradykardie trotz medikamentöser Therapie u. GCS <10: ggf. Schrittmacher	MV	DD: SHT / zerebrale Blutungen
• rasch auftretend • Anamnese: Zittern, Konzentrationsschwierigkeiten, Aggressivität, Tremor • BZ-Wert <60 mg/dl	endogen	Hypoglykämie » S. 189	stay & play	• ggf. Insulinpumpe abstellen • 8g Glukose 40 % i.v.l, ggf. wiederholt (Ziel: 150–200 mg/dl) • ggf. 1 mg Glukagon Notfallspritze i.m.	G & RV	DD: Schlaganfall Krampfanfallgefahr
• schleichend • im Vorfeld Durst, Polyurie • ketoazidotisches Koma: • Apfelatemgeruch • Kussmaulatmung • BZ-Wert >500 mg/dl • hyperosmolares Koma: • Exsikkose • BZ-Wert >350 mg/dl		Hyperglykämie » S. 191	stay & play	• Volumentherapie 1000 ml VEL	G & RV	keine präklinische Insulingabe und Blindpufferung! 12 Kanal-EKG

Diagnostik/Symptome	Urs	Diagnose	Therapie-strategie	Therapie	Zielklinik/Klinikname	CAVE
• schleichend • Leberzirrhoseanzeichen (z. B. Aszites, Ikterus, Spider naevi) • Schriftprobentest: Patient kann keinen Stern zeichnen • süßlich-fauliger Atemgeruch	endogen	Leberkoma	stay & play	• Volumentherapie 500–1000 ml VEL • ggf. Magensonde • bei Hirndruckzeichen: ggf. 0.5–1 g/kgKG Mannit Lösung 15 % (Kurzinfusion)	G & RV	Ösophagusvari-zenblutungsge-fahr
• schleichend • Urinatemgeruch • Juckreiz, Hautdefekte durch Kratzen • bräunliche Hautfarbe • Hypertonie • Lungenödem		Urämie	stay & play	• bei ausgeprägtem Lungenödem: siehe Leitsymptom Atemnot • bei hypertensiver Krise: 25 mg Urapidil i.v. titriert, Wiederholung möglich	MV (Nephrologie)	keine präklinische Insulingabe und Blindpufferung Gefahr von Herzrhyth-musstörungen
• Fieber • Dehydratation • Hypoglykämie • Pseudoperitonitis • Hypotonie, Schock • Verlust der Achselhaare • Hyperpigmentierung • Azetonatemgeruch		Addison-Krise	stay & play	• Volumentherapie 500–1000 ml VEL • ggf. 8 g Glukose 40 % i.v. • 200 mg Hydrocorti-son/Prednisolon i.v.	MV	

	Symptome		Maßnahmen	MV	Weiteres
Meningitis › S. 193	• schleichend • lichtscheu • Fieber • Nackensteifigkeit und -schmerzen • dorsalkonkave Körperhaltung (Brückenbildung) • Krämpfe • pos. Brudzinski-Zeichen	stay & play	• 200 mg Prednisolon i.v.	MV (Neuro.)	Infektionsschutzmaßnahmen
Hypothermie › S. 207 exogen	• <36 °C: Muskelzittern Hyperventilation Tachykardie, Hypertonie • <32 °C: Verwirrtheit Bradypnoe, Bradykardie, Hypotonie zunehmende Muskelstarre • <30 °C: zusätzlich Mydriasis • <27 °C: lichtstarre Pupillen Apnoe Asystolie, Kammerflimmern	stay & play	• Immobilisation Spineboard Wärmeerhalt • warme Infusionslösung RR-adaptiert	MV (ITS) ggf. Herz-Thorax-chir.	aktive Bewegungen vermeiden – "Bergungstod" bei Medikamentengabe verlangsamten Stoffwechsel berücksichtigen Rea: unter Reanimation in Klinik transportieren, um dort gesteuert Temperatur zu erhöhen

Diagnostik/Symptome	Urs	Diagnose	Therapie-strategie	Therapie	Zielklinik/Klinikname	CAVE
• hochrot, heißer Kopf • Kopf-, Nackenschmerzen • normale Körperkerntemperatur • Brechreiz	exogen	Sonnenstich § S. 204	stay & play	• Kopfkühlung ggf. 63 mg Dimenhydrinat (z. B. Vomex®)	MV (Neuro)	
• frisch rosige Hautfarbe, Erythem • Sehstörungen, Atemnot • Halluzinationen, Krämpfe • Hyperthermie		CO-Intoxikation § S. 198	load & go	• hyperbare Oxygenierung	MV	frühzeitige Abklärung der Überdruckkammertherapie
• verengte Pupillen • Atemdepression • i.v. Punktionsstellen • Hypotonie		Heroin-/Opiatintoxikation	stay & play	• ggf. assistierte Beatmung Naloxon 0,4 mg i.v. o. 0,8 mg i.m. o. 2 mg nasal per MAD, ggf. wiederholt nach 3–5 min bis Patient wach	G & RV (ITS)	immer stationäre Aufnahme
• Augennystagmus • Temperaturabfall • frühe Ataxie • Hypotonie		Diazepam-Intoxikation § S. 285	stay & play	• ggf. assistierte Beatmung • Erw.: Flumazenil i.v. 0,2 mg • Ki.: Flumazenil i.v 0,01 bis max. 0,2 mg/kgKG	G & RV (ITS) Suizidversuch: Psychiatrie	

exogen

Symptome	Intoxikation		Therapie	G & RV (ITS)
• weite Pupillen • Bradykardie < HF 30/min • warme Haut • ggf. AV-Blockierung • ggf. Giemen, Brummen • Hypoglykämie • ggf. QT-Zeitverlängerung	Beta-Blocker-Intoxikation	stay & play	• ab 12 J.: Aktivkohle-granulat 50–100 g, <12 J.: 1 g/kgKG • Volumentherapie VEL • 0,5 mg Atropin (bis max. 3 mg) • ab 12 J.: 940 mg Kalziumglukonat 10 % • Glukagon i.m. 1 mg, • < 8 J.: 0,5 mg Glukagon i.m.	G & RV (ITS)
• allgemeine Symptome • Magen-Darmverstimmung • Gelbsehen • Bradykardie/AV-Blockade • SVES/VES bis zum Kammerflimmern	Digitalis-Intoxikation	stay & play	• ab 12 J.: Aktivkohle-granulat 50–100 g, <12 J.: 1 g/kgKG • 400–500 mg Digitalis-Antidot (Digitalis-Fab) bei unbekanter Vergiftungsdosis	G & RV (ITS)

Diagnostik/Symptome	Urs	Diagnose	Therapie-strategie	Therapie	Zielklinik/Klinikname	CAVE
• keine spezifischen Symptome, ggf. Bittermandelgeruch • Krämpfe, Erbrechen • Umfeld: Inhalation bei Schwelbränden, Bittermandelkonsum, Suizid: Ampulle / Flaschenkontrolle	exogen	Blausäure-Intoxikation » S. 199	stay & play	• 4-DMAP: 3–4 mg/kgKG i.v. Natriumthiosulfat 10 %: 100–200 mg/kgKG • bei oraler Aufnahme: Magenspülung ab 12 J.: Aktivkohlegranulat 50–100 g, <12 J.: 1 g/kgKG	G & RV (ITS)	DD: CO-Intoxikation Medikamentenapplikation nicht bei CO-Intoxikation oder Bränden mit Nitrose!
• Tremor • Halluzinationen • Ataxie • Nesteln • Mydriasis • VT • Hyperthermie • Krampfanfälle		anticholinerges Syndrom, z.B. Überdosierung von Atropin, Butylscopolamin, trizyklische Antidepressiva	stay & play	• bei oraler Aufnahme: Magenspülung ab 12 J.: Aktivkohlegranulat 50–100 g, <12 J.: 1 g/kgKG Atropinintoxikation: Erw.: Physostigmin (z.B. Anticholium®) 0,04 mg/kg KG i.v. sehr langsam, alle 20 min 1–4 mg nachspritzen Ki.: 0,5 mg i.v., alle 5 min wiederholen bis max. 2 mg	G & RV (ITS)	Physostigmin nicht bei trizyklischen Antidepressiva!

Notizen zu Leitsymptomen

3.7.2 Kritisches Trauma (Polytrauma)

Bei einem kritischen Trauma liegt eine akute vitale Störung vor oder kann erwartet werden. Bei polytraumatisierten Patienten ist eine Verletzung oder die Kombination mehrerer Verletzungen verschiedener Körperregionen lebensbedrohlich. Ein Polytraumapatient wird als „kritischer Patient" eingestuft. Patienten mit einem Schädelhirntrauma, Patienten mit ausgeprägten Blutungen und damit verbundenem Schock sowie Patienten, die eine Kombination dieser Verletzungen haben, weisen eine hohe Sterblichkeitsrate auf.

Polytrauma nach Unfall
Bei folgenden Unfällen sollte der Notfallsanitäter ohne eine Untersuchung von der Verdachtsdiagnose Polytrauma ausgehen:
- Sturz aus großer Höhe (> 3 Meter)
- Verkehrsunfall, bei dem der Patient aus dem Fahrzeug geschleudert wurde
- Verkehrsunfall mit toten Insassen im Fahrzeug, in dem sich der Patient befand
- Explosion
- Unfall, bei dem der Patient verschüttet wurde

Diagnosefindung kritischer Traumapatient
Bei Vorliegen eines oder mehrerer der folgenden Probleme muss von der Verdachtsdiagnose kritischer Traumapatient ausgegangen werden.

bestehendes B-Problem	• trotz O_2-Gabe SpO_2 < 95 % • Dsypnoe • geschlossener/offener Pneumothorax • Brady- oder Tachypnoe
bestehendes C-Problem	• starke äußere Blutungen • penetrierende Wunden Kopf-, Hals-, Torsobereich • Schock
vermutetes C-Problem	• V. a. innere Blutungen
bestehendes D-Problem	• GCS < 13 • Krampfanfälle • sensorische und/oder motorische Defizite
bestehendes E-Problem	• Amputation/subtotale Amputation
Traumapatienten	• schwerwiegende internistische Vorerkrankungen • älter als 55 Jahre • Hypothermie • Schwangerschaft

Therapie bei kritischem Trauma

Die wichtigsten Ziele der kritischen Traumapatientenversorgung sind:

- frühe stationäre Aufnahme in ein Krankenhaus der Maximalversorgung: direkt nach dem Primary Survey großzügig die Indikation für einen RTH stellen und diesen alarmieren
- früheinsetzende Blutstillung: Tourniquet, Beckenschlinge oder Blutstillungspulver (Hämostyptikum), z. B. Celox™
- ausreichende Oxygenierung (SpO$_2$ > 95 %) gewährleisten
- Unterkühlung vermeiden und Normothermie herstellen: warme Infusionslösungen
- dem Notfallbild entsprechenden Blutdruck aufrechterhalten bzw. herstellen
  - bei starken Blutungen: leichte Hypotonie (RR systolisch 80–90 mmHg) aufrechterhalten
  - bei SHT: Normotonie durch die Gabe von Infusionslösungen erreichen

Aus diesem Grund gilt für die Versorgung von kritischen Traumapatienten die goldene Regel, nicht länger als zehn Minuten an der Einsatzstelle mit dem Patienten zu verbleiben. Dieses kann der NotSan erreichen, indem nach dem Primary Survey und der RTH-Alarmierung der Transport mittels Spineboard durch den Rettungssanitäter vorbereitet wird. Parallel dazu ist z. B. eine adäquate Blutstillung mittels Tourniquet und ausreichende Oxygenierung (O$_2$-Gabe 15 l per Maske) durch den NotSan durchzuführen. Bei schlechten Venenverhältnissen ist die Anlage einer frühzeitigen Venenstauung ratsam. Weitere Maßnahmen wie ein erweitertes Monitoring sind erst, sofern es die Zeit zulässt, während des Transports durchzuführen. Sollte ein bodengebundenes Notarzteinsatzfahrzeug alarmiert worden sein, ist ein Rendezvous anzustreben.

In folgenden Fällen ist eine Notfallnarkose (Rapid Sequence Induction) indiziert:

- SpO$_2$ < 90 % unter 15 l O$_2$-Gabe
- GCS < 9
- RR systolisch < 90 mmHg
- AF < 6/min
- schweres Thoraxtrauma mit AF > 29/min

Die Notfallnarkose ist nach ausreichender Präoxygenierung unter In-Line-Stabilisation der HWS mit S-Ketamin, z. B. Ketanest®, einzuleiten. Bei einer Narkose sollten immer alle gängigen Überwachungsmöglichkeiten sowie die Kapnometrie eingesetzt werden.

Zur Therapie eines SHT können eine Hyperventilation und Mannit (Mannitol, z. B. Osmofundin®) eingesetzt werden.

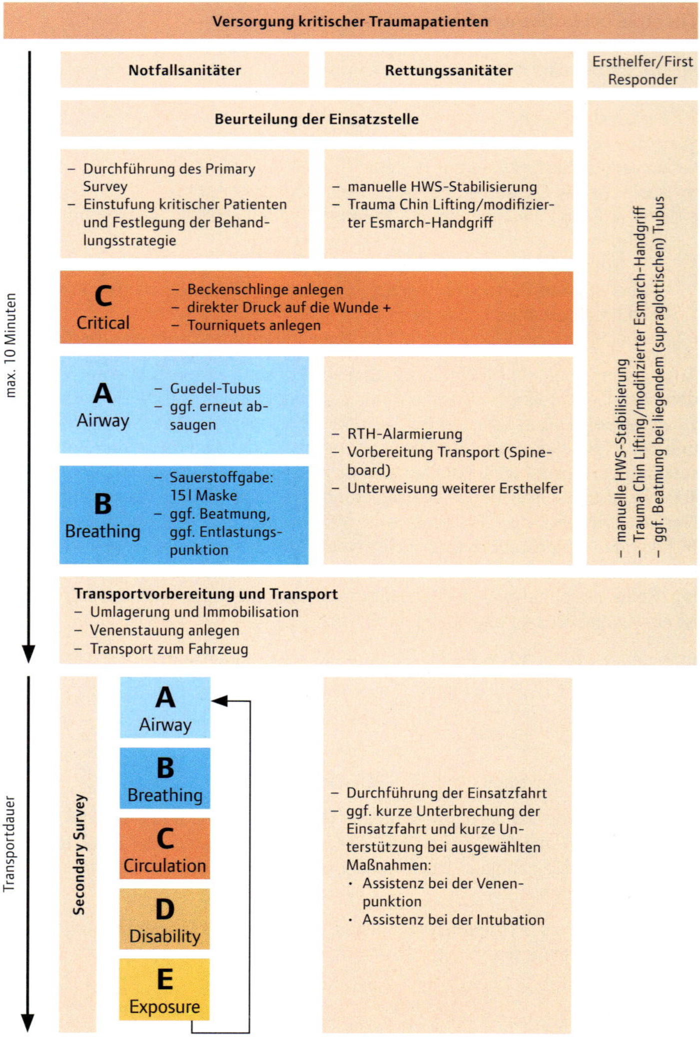

Abb. 1 | Versorgung kritischer Traumapatienten

3.7.3 Lebensbedrohliche Blutung (Critical Circulation)

Kritische (lebensbedrohliche) Blutungen sind meist arterielle Blutungen. Sie sind durch ein spritzendes Erscheinungsbild sehr schnell zu lokalisieren. Der Erfolg der Blutstillung ist ebenfalls optisch gut zu beurteilen. Venöse Sickerblutungen hingegen werden häufig unterschätzt. Gerade bei großflächigen Wunden können venöse Sickerblutungen in große Hohlräume zu einem massiven Blutverlust führen. Je nach Lokalisation können geschlossene Blutungen bei Weichteilverletzungen der Extremitäten ebenfalls zu einem erhöhten Blutverlust führen.

Im Rahmen des C-ABCDE-Konzeptes erfolgt die Blutstillung von kritischen Blutungen vor der Atemwegssicherung und weiteren anderen Maßnahmen.

Kritische Extremitätenblutungen
Kritische aktive Blutungen werden nach folgendem Stufenschema behandelt:
1. manuelle Kompression der Wunde
2. Kompressionsverband anlegen
3. Tourniquet ▸S. 274 anlegen

In bestimmten Fällen ist von diesem Stufenschema abzuweichen. Bei folgenden Aspekten ist eine sofortige Anlage eines Tourniquets indiziert:
- multiple Blutungsquellen an einer Extremität, z. B. nach einem Sturz durch eine Glasscheibe
- nicht erreichbare Blutungsquelle, z. B. eingeklemmte Person im PKW und Unterschenkelblutung
- kritische Blutung bei gleichzeitigen kritischen A-, B-, C-Problemen, z. B. Reanimation oder starke Zyanose und sichtbar erschwerte Atmung/abnorme Thoraxbewegungen
- Zeitdruck, z. B. bei getroffener Behandlungsstrategie „load and go", oder durch Gefahrensituationen, z. B. Geiselnahme, Gewaltsituation
- MANV

Beckenfraktur mit kritischer Blutung
Beckenfrakturen können je nach Art der Fraktur zu einer Perforation großer Gefäße führen. Im Beckeninneren können sich bis zu 4 l Blut ansammeln. Patienten mit offenen traumatischen Beckenfrakturen haben eine geringere Überlebensrate als Betroffene mit geschlossenen Beckenfrakturen. Es werden drei Arten von Beckenfrakturen unterschieden:
- Frakturen der Sitzbeine (geringe Blutungsgefahr)
- Frakturen der Hüftpfanne (erhebliche Blutungsgefahr)
- Beckenringfrakturen (hohe Blutungsgefahr)

Bei Vorliegen eines Beckentraumas sollte der Notfallsanitäter die Behandlungsstrategie „load and go" festlegen.

Durch die Ruhigstellung einer Beckenfraktur mit einer Beckenschlinge ›S. 266 sollen starke Blutungen reduziert bzw. verhindert, Schmerzen gelindert und weitere Gewebsschäden minimiert werden. Primäres Ziel ist die Minimierung der Blutungsgefahr.

Die Anlage einer Beckenschlinge hat zur erfolgen, wenn
- ein Hochgeschwindigkeitstrauma vorliegt,
- der Patient Schmerzen im Bereich des Beckens angibt,
- Hämatome oder Fehlstellungen sichtbar sind oder
- der Notfallsanitäter den Verdacht einer Beckenfraktur hat.

Aufgrund der fehlenden therapeutischen Relevanz und möglicher Komplikationen sollten eine Distraktion und eine Kompression des Beckens sowie ein Zug und eine Stauchung der Extremitäten unterlassen werden.

Während des Transportes muss der Patient zusätzlich mit einer Vakuummatratze oder einem Spineboard immobilisiert werden.

Sonstige kritische Blutungen im Bereich des Abdomens und offene großflächige Weichteilblutungen

Messer- und Schussverletzungen im Bereich des Abdomens oder Skalpierungsverletzungen der Schädelhaut können zu starken Blutungen führen. Die Blutstillung solcher Verletzungen gestaltet sich häufig schwierig. Skalpierungsverletzungen können mit einem sterilen Verbandpäckchen, abgerollt zwischen Schädelknochen und Schädelhaut, tamponiert werden. Dadurch wird der Druck auf die Blutungsquelle erhöht.

Abdominelle, nach außen stark blutende Verletzungen können ebenfalls tamponiert werden. Hierzu eignen sich sterile Verbandtücher.

Chemische Blutstillungsmittel (Hämostatika) ›S. 267 werden im militärischen Bereich häufig angewendet, kommen aber auch zunehmend im zivilen Rettungsdienst vor. Einige Beispiele:
- Celox, ein spezielles Pulver, wird in die Wunde gestreut. Es eignet sich besonders gut für Kopf-, Nacken-, Hals- und Brustverletzungen.
- HemCon® Bandagen dienen zum Tamponieren und Verbinden von Wunden.
- QuikClot® gibt es in Kompressenform. In der Klinik ist es leicht aus der Wunde zu entfernen.

Der Einsatz von Hämostatika der neueren Generation weist fast keine Nebenwirkungen auf. Bei der Versorgung schwerer Schuss- und Stichverletzungen spart der Einsatz von Hämostatika im Vergleich zu herkömmlichen Blutstillungsverfahren Zeit und minimiert die Gefahr, dass erneut Blutungen im Wundbereich auftreten. Durch die schnellere und effektivere Blutungskontrolle ist ein verbessertes Patientenoutcome wahrscheinlich.

3.7.4 Airway-Probleme

Ursachen

Das Atemsystem wird in obere und untere Atemwege unterteilt. Die nachfolgend thematisierten Notfallereignisse und Erkrankungen betreffen die oberen Atemwege. Grundsätzlich sind Airway-Probleme auf zwei Hauptursachengruppen zurückzuführen:

- Verlegung der Atemwege
  - Bewusstlosigkeit (Verlegung durch zurückfallende Zunge, Ansammlung von Mageninhalt und/oder fehlender Schluck- und Hustenreflex)
  - Blutungen (nasal oder pharyngeal, z. B. nach einem Trauma)
  - Laryngospasmus (Ertrinken)
- Zuschwellen der oberen Atemwege
  - Anaphylaxie ›S. 116, 154
  - Krupp-Syndrom ›S. 113
  - Epiglottitis ›S. 112
  - Quinckeödem ›S. 114

Airway-Probleme sind in der Regel anhand von Atemgeräuschen zu diagnostizieren. Ein Patient, der ohne Probleme kommunizieren kann, hat in der Regel kein Airway-Problem.

Atem-geräusch	Mögliche Ursachen	Ggf. erforderliche Maßnahmen
kein Atemgeräusch	Atemstillstand oder komplette Verlegung der Atemwege	modifizierter Esmarch-Handgriff, supraglottische Atemwegshilfe, Intubation, Beatmung, Koniotomie
Schnarchen	Muskeltonusverlust der Weichteile im Rachenraum (u. a. fällt die Zunge in den Rachenraum)	modifizierter Esmarch-Handgriff, Guedel-Tubus, Wendl-Tubus, stabile Seitenlage
Gurgeln	Ansammlung von Flüssigkeiten im Mund- und Rachenraum	manuelles Ausräumen, Absaugen
Pfeifen bei der Einatmung	Verlegung durch Fremdkörper, Schleimhautschwellungen	Schulterblätterschläge, Heimlich-Manöver, Beatmung und Intubation, Medikamentenapplikation

Tab. 1 | Atemgeräusche, mögliche Ursachen und ggf. zu ergreifende Maßnahmen

Epiglottitis

Definition
Die Epiglottitis ist eine mittlerweile sehr selten auftretende Schleimhautschwellung des Kehldeckels (Epiglottis), die akut lebensbedrohlich ist.

Ätiologie
Die Krankheit wird in der Regel durch Bakterien verursacht.

Rettungsdienstliches Handeln

Behandlungsstrategie:	load & go
Differenzialdiagnose:	Krupp-Syndrom, Bolusgeschehen, Anaphylaxie
Transportziel:	Pädiatrie mit 24 h-Anästhesie

	Symptome/Hinweise	Therapieziel	Maßnahmen
A	inspiratorischer Stridor plötzlicher Beginn Schluckbeschwerden Speichelfluss Stimmlosigkeit oder kloßige Sprache	ausreichende Oxygenierung ($SpO_2 > 92\%$)	Oberkörperhochlagerung O_2-Gabe Intubationsbereitschaft
		Abschwellung der Schleimhäute:	ab 10 kg KG: Verneblermaske Adrenalin 4–5 mg unverdünnt, bis 10 kg KG: Adrenalin 0,5 mg/kg KG
		Kortisolspiegelerhöhung – Zellstabilisierung	Prednison 100 mg rektal
B	$SpO_2 < 92\%$ thorakale Einziehungen	ausreichende Oxygenierung ($SpO_2 > 92\%$)	Oberkörperhochlagerung O_2-Gabe
	Atemstillstand	ausreichende Oxygenierung	vorsichtige Masken-Beutel-Beatmung, ggf. Intubation, Koniotomie vorbereiten
C	Tachykardie (2–5 Jahre: >130/min)	Normwert	Maßnahmen A + B
E	hohes Fieber, ggf. Halsschmerzen		

Tab. 2 | Rettungsdienstliches Handeln bei Epiglottitis

Krupp-Syndrom

Definition
Das Krupp-Syndrom (auch Pseudokrupp in Abgrenzung zum „echten" Krupp bei Diphtherie) ist eine Schleimhautschwellung im Bereich des Kehlkopfes und der oberen Luftröhre.

Ätiologie/Einteilung
Die Krankheitsentstehung wird verursacht durch:
* Viren (Influenza-Viren, RS-Viren, Adenoviren, Röteln-Viren, Masern-Viren)
* allergische Prozesse
* selten Bakterien (*Corynebacterium diphteriae* [Krupp], Pneumokokken)

Das Krupp-Syndrom wird in vier Schweregrade eingeteilt: Die Schweregrade I und II sind durch eine milde Symptomatik gekennzeichnet. Patienten mit den Schweregraden III und IV müssen stationär therapiert und überwacht werden.

Pathogenese
Betroffen sind v. a. Kinder im Alter zwischen 18 Monaten und fünf Jahren. Es kommt zu einer akuten Entzündung der Schleimhäute im Kehlkopfbereich und unterhalb der Stimmbänder. Dabei werden Mastzellen, T-Lymphozyten, eosinophile Granulozyten und Entzündungsmediatoren freigesetzt. Da das Lumen der Atemwege bei Kleinkindern sehr eng ist, können schon geringe Schwellungen der Schleimhäute akute Atemnotzustände verursachen. Da in der Nacht Kortisol vermindert gebildet wird, ist das Immunsystem in dieser Zeit besonders anfällig für Entzündungsreaktionen. Aus diesem Grund treten Krupp-Anfälle häufig nachts und in den frühen Morgenstunden auf.

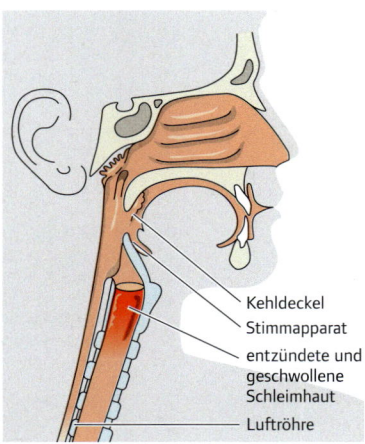

Kehldeckel

Stimmapparat

entzündete und geschwollene Schleimhaut

Luftröhre

Abb. 1 | Krupp-Syndrom

Rettungsdienstliches Handeln

Behandlungsstrategie:	stay & play
Differenzialdiagnose:	Epiglottits, Bolusgeschehen, Anaphylaxie, Rhinitis
Transportziel:	Pädiatrie mit 24h-Anästhesie

	Symptome/Hinweise	Therapieziel	Maßnahmen
A	langsam beginnender inspiratorischer Stridor bellender Husten („Seehundgeräusche") Heiserkeit	ausreichende Oxygenierung (SpO$_2$ >92%)	Oberkörperhochlagerung O$_2$-Gabe **Cave:** Intubation sollte vermieden werden! Bleibende subglottische Stenosen stellen eine hohe Gefahr dar!
		Abschwellung der Schleimhäute:	feucht-kühle Luft, ggf. Allergene entfernen ab 10 kg KG: Verneblermaske Adrenalin 4–5 mg unverdünnt bis 10 kg KG: Adrenalin 0,5 mg/kg KG
		Kortisolspiegelerhöhung – Zellstabilisierung	Prednison 100 mg rektal
B	SpO$_2$ <92% thorakale Einziehungen	ausreichende Oxygenierung (SpO$_2$ >92%)	Oberkörperhochlagerung O$_2$-Gabe
C	Tachykardie (2–5 Jahre: >130/min, ab Stadium III >160/min)	Normwert	Maßnahmen A und B
E	Anamnese: ggf. Infektanzeichen fehlende Diphtherieimpfung	–	–

Tab. 3 | Rettungsdienstliches Handeln bei Krupp-Syndrom

Quinckeödem

Definition
Das Quinckeödem (auch Angioödem) ist eine akut auftretende, schmerzlose, ggf. juckende Schwellung der Subkutis bzw. Submukosa.

Ätiologie
Der Auslöser kann manchmal nicht festgestellt werden. Mögliche Ursachen sind:
- Nebenwirkung bei Einnahme von ACE-Hemmern
- immunologische Reaktion
- bösartige Lymphome
- Schwangerschaft oder Einnahme oraler Kontrazeptiva

Pathogenese
Ein Quinckeödem ist eine prall-elastische Schwellung, die an jeder Stelle des Körpers auftreten kann. Charakteristisch ist eine in wenigen Minuten entstehende Schwellung der Augenlieder, Lippen, des Kinns und der Zunge. Tritt ein Quinckeödem im Bereich der oberen Atemwege (Zunge, Larynx) auf, führt es zu einer akuten Obstruktion der Atemwege.

Ein Quinckeödem wird durch eine Erhöhung der Durchlässigkeit der Gefäßwände verursacht. Vermutlich ist dafür eine Aktivierung des Bradykinin, ein Peptid- und Gewebshormon ähnlich dem Histamin, verantwortlich. Bradykinin verursacht eine Tonusveränderung der glatten Muskulatur.

Bradykinin wird u. a. durch das Angiotensin-konvertierende Enzym (ACE) abgebaut. ACE-Hemmer reduzieren den Abbau von Bradykinin. Das bei Einnahme von ACE-Hemmern vermehrt im Blut vorkommende Bradykinin löst somit an den Endothelrezeptoren eine Reaktion aus. Eine gesteigerte Permeabilität der Gefäßwand ist die Folge. Es dringt vermehrt Flüssigkeit in den Zellzwischenraum der Haut ein und ein Quinckeödem entsteht. Schmerzen und ein brennendes Hautgefühl in Kombination mit vorhergegangener Aggression und Lippenschwellungen deuten auf ein bradykininvermitteltes Ödem hin.

Rettungsdienstliches Handeln

Behandlungsstrategie:	stay & play
Differenzialdiagnose:	Anaphylaxie, Bolusgeschehen, Epiglottitis
Transportziel:	G & RV (HNO)

Das weitere Handeln entspricht dem bei Anaphylaxie ›S. 116.

Anaphylaxie

Definition
Eine Anaphylaxie ist eine allergische Sofortreaktion des Immunsystems.

Ätiologie/Einteilung
In der Regel liegt eine Immunglobulin-E-Sofortreaktion (Typ I) vor. Verursacht wird diese Reaktion durch Arzneimittelapplikationen, Insektengifte und Nahrungsmittel, z. B. Schokolade, Nüsse. Es können aber auch spezifische Antikörper anderer Klassen ähnliche Beschwerden verursachen.

Die Anaphylaxie wird in vier Schweregrade eingeteilt:
- Grad 1: Juckreiz, Ausschlag, Flush, Angioödem
- Grad 2: zusätzlich Atemnot, HF-Anstieg >20 S/min, RR-Abfall >20 mmHg
- Grad 3: Larynxödem, Bronchospasmus, Orthopnoe, Schock
- Grad 4: Atem- und Kreislaufstillstand

Die Symptome können gleichzeitig oder aber auch isoliert nacheinander auftreten. Gastroenterale Beschwerden, wie Krämpfe, Erbrechen und Durchfall, können zudem ab Grad 2 hinzukommen.

Pathogenese
In der Krankheitsentstehung spielt die Freisetzung von Histamin eine entscheidende Rolle. Histamin ist ein Botenstoff, der viele Reaktionen im Körper auslöst, indem er sich an Histaminrezeptoren (H1- bis H4-Rezeptoren) bindet. In den Bronchien befinden sich H1-Rezeptoren. Histamin bewirkt hier eine Bronchialmuskelverkrampfung. Im Gefäßsystem befinden sich ebenfalls H1-Rezeptoren. Werden diese aktiviert, erschlafft die Gefäßwandmuskulatur. Ein Blutdruckabfall ist die Folge. Zudem wird vermehrt Flüssigkeit aus dem Gefäßsystem in den extrazellulären Raum transportiert (Permeabilitätsstörung). Das Blut „versackt" im Körpergewebe und steht dem Kreislaufsystem nicht mehr zur Verfügung. Dieser massive Blutvolumenverlust führt zu Schock und Kreislaufversagen. Der Gasaustausch wird durch eine vermehrte Flüssigkeitsansammlung im Lungengewebe zudem erschwert (Lungenödem).

Rettungsdienstliches Handeln

Behandlungsstrategie:	stay & play
Differenzialdiagnose:	Bolusgeschehen, Asthma bronchiale, Epiglottits
Transportziel:	G & RV, Pädiatrie mit 24 h-Anästhesie

	Symptome/Hinweise	Therapieziel	Maßnahmen
A	inspiratorischer Stridor	Allergenexposition vermeiden	wenn möglich Auslöser entfernen
		ausreichende Oxygenierung (SpO$_2$ >92 %)	Oberkörperhochlagerung O$_2$-Gabe, ggf. bei kompletter Verlegung und nicht erfolgreicher Therapie: Koniotomie
		Schleimhaut- abschwellung	Verneblermaske Adrenalin 2 mg unverdünnt
		Reduktion der Histaminreaktion – H1-Rezeptorblockade	über 12 Jahre: Dimetinden (z. B. Fenistil®) 0,1 mg/kg KG i. v.
		Kortisolspiegelerhö- hung – Zellstabilisie- rung	Erw.: Prednisolon 250 mg i. v. Ki.: Prednisolon 3 mg/kg KG
B	Tachypnoe SpO$_2$ <92 %, Zyanose auskultatorisch ggf. Giemen	ausreichende Oxygenierung (SpO$_2$ >92 %)	Maßnahmen A ggf. Salbutamol 2–4 Hübe
C	Tachykardie Hypotonie	Erhöhung des Intravasalvolumens	Erw.: kristalloide VEL 500–1000 ml i. v. Ki.: 20 ml/kg KG
		Vasokonstriktion Erniedrigung der Gefäßpermeabilität Inotropie des Herzens	ab 30 kg KG: Adrenalin 0,3–0,5 mg i. m. Außenseite Oberschenkel oder Adrenalin 0,1 mg schrittweise i. v.
		Vasokonstriktion	Dopamin 2–15 µg/kg/min, sofern Adrenalin keine Wirkung zeigt
D	verminderte Vigilanz, Verwirrtheit	–	–
E	Juckreiz, Ausschlag Anamnese: ACE-Hemmer	–	–

Tab. 4 | Rettungsdienstliches Handeln bei Anaphylaxie und Quinckeödem

3.7.5 Breathing-Probleme

Asthma bronchiale

Definition

Asthma bronchiale ist eine chronische Erkrankung der Atemwege mit einer bronchialen Hyperreaktivität, die anfallsweise eine reversible Atemwegsobstruktion, Bronchialwandödeme sowie eine Hypersekretion und damit verbunden eine verlängerte Ausatmung (Exspirium) verursacht.

Ätiologie/Einteilung

- extrinsisches Asthma bronchiale (allergisches Asthma): ausgelöst durch Stoffe aus der Umwelt, wie Pollen, Hausstaubmilben oder Tierhaare
- intrinsisches Asthma bronchiale (nicht allergisches Asthma): ausgelöst durch Infekte oder körperliche und seelische Anstrengungen
- Mischform (intrinsisches und extrinsisches Asthma bronchiale)

Pathogenese

Es kommt zu einer akuten Entzündung der Bronchialschleimhaut. Dabei werden Mastzellen, T-Lymphozyten, eosinophile Granulozyten und Entzündungsmediatoren freigesetzt. Die Entzündung hat eine Schleimhautschwellung (Ödembildung) und eine vermehrte Schleimproduktion (Hypersekretion) zur Folge. Eine Verkrampfung der Bronchialmuskulatur (Bronchospasmus) wird u. a. durch die Freisetzung von Histamin, Acetylcholin, Metacholin und NO_2 ausgelöst. Diese Reaktionskombination wird auch Asthma bronchiale-Trias genannt. Daraus resultiert eine Überblähung der Lungenbläschen (Air trapping) und ein Sauerstoffmangel mit gleichzeitigem Kohlendioxidanstieg.

Rettungsdienstliches Handeln

Behandlungsstrategie:	stay & play
Differenzialdiagnose:	exazerbierte COPD, Spannungspneumothorax, Anaphylaxie
Transportziel:	G & RV (SpO_2 < 92 % und Bewusstseinsstörung: ITS)

	Symptome/Hinweise	Therapieziel	Maßnahmen
A	ggf. gestaute Halsvenen	–	–
B	vorhandene Tiere, Menschenmassen	kein Auslöser vorhanden	z. B. Tier entfernen, Fenster schließen, Stressoren (Menschenmasse) entfernen
	exspiratorischer Stridor, verlängertes Exspirium u. Husten, Giemen/Brummen,	konzentrierte Ausatmung – Aktivierung der Atemhilfsmuskulatur	Atemanweisungen Kutschersitzhaltung
	Tachypnoe (2–5 Jahre: >40AZ/min >5 Jahre: >30AZ/min Erw.: >25AZ/min),	Atemwiderstand erhöhen: Lippenbremse	Atemwiderstand erhöhen: Lippenbremse
	hypersonorer Klopfschall, Zyanose, SpO₂ Ki.: <90%, Erw.: <92%	Oxygenierung >92 %	O₂-Gabe
		Bronchospasmus lösen	Anticholinergikum (SAMA): *Atrovent®* 0,5 mg Inhalation (nicht bei Glaukom/Miktionsstörung) β-Sympathomimetika (SABA): *Salbutamol®* 2,5 mg Inhalation (nicht bei HF >130/min. Hypokaliämie) **Cave:** wenn HF um 20–30 S/min steigt, Therapie beenden
		Immunreaktion reduzieren, Zellen(wand) stabilisieren	systemische Glucocorticoide: bei Erw.: Prednisolon 100 mg i.v. bei Ki: Prednisolon 1–2 mg/kg KG i.v. oder 100 mg rektal
C	Tachykardie (2–5 Jahre: >130/min, >5 Jahre: >120/min, Erw.: >110/min), ggf. Rechtsherzinsuffizienzzeichen	Normwert	Maßnahmen B
E	ggf. Infektanzeichen	–	–

Tab. 5 | Rettungsdienstliches Handeln bei Asthma bronchiale gemäß C-ABCDE-Konzept

Chronic Obstructive Pulmonary Disease

Die COPD ist eine fortschreitende, nach medikamentöser Therapie nicht vollständig behebbare Atemwegsobstruktion. Ursächlich hierfür ist die chronische Bronchitis und/oder ein Lungenemphysem.

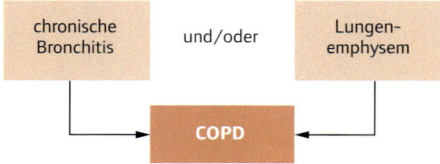

Eine akute exazerbierte COPD zeichnet sich durch akute Atemnotzustände (>24 h) mit vermehrter Schleimproduktion und Husten aus. Häufiger Auslöser ist eine akute Atemwegsinfektion.

Chronische Bronchitis

Definition
Die chronische Bronchitis ist eine dauerhafte Entzündung der Luftröhrenäste mit einhergehender Atemwegsverengung. Sie liegt vor, wenn in zwei aufeinander folgenden Jahren über einen Zeitraum von mindestens drei Monaten Husten und Auswurf bestehen.

Ätiologie/Einteilung
Die Krankheitsentstehung wird begünstigt durch:
- Nikotinkonsum
- Feinstaubbelastung
- wiederkehrende Infektionen der Atemwege
- Antikörpermangelsyndrom, alpha1-Antitrypsinmangel oder ziliare Dyskinesie

Pathogenese
Durch eine dauerhafte Belastung des Flimmerepithels (Nikotin/Feinstaub) kommt es zu einer Zerstörung der Zilien (Flimmerhärchen). Die Ansammlung der Fremdstoffe führt auch zu einer vermehrten Schleimbildung. Durch diese hypertrophiert das Drüsengewebe. Das in der Funktion eingeschränkte Flimmerepithel befördert den Schleim nicht aus den Atemwegen heraus. Dadurch treten vermehrt Infektionen auf. Ständige Entzündungen führen zu einem Schwund des Bronchialmuskulaturgewebes. Dadurch werden die Wände dünner. Über die Jahre folgt daraus ein Bronchiolenkollaps und damit eine obstruktive Ventilationsstörung. Die anfängliche Belastungsdyspnoe entwickelt sich über die Jahre hinweg zu einer Ruhedyspnoe.

Lungenemphysem

Definition
Das Lungenemphysem ist eine Erkrankung des Lungengewebes, bei der die Lufträume in den Lungenbläschen irreversibel erweitert sind. Aufgrund der Auswirkungen wird die Erkrankung zu den obstruktiven Ventilationsstörungen geordnet.

Ätiologie/Einteilung
Die Ätiologie des Lungenemphysems gleicht der der chronischen Bronchitis. Von zentraler Bedeutung ist hier die Inhalation von Nikotin oder Feinstaub. Auf zellulärer Ebene besteht eine Störung zwischen den angreifenden Proteasen und den schützenden Antiproteasen. Wiederkehrende Infektionen der Atemwege, ein Antikörpermangelsyndrom, alpha1-Antitrypsinmangel oder eine ziliare Dyskinesie begünstigen ebenfalls die Entstehung der Krankheit.

Pathogenese
Durch das dauerhafte Ungleichgewicht zwischen von Granulozyten freigesetzten Proteasen und Proteaseinhibitoren (alpha1-Antitrypsin) kommt es zum Abbau der Alveolarwände. Eine vermehrte Freisetzung von Proteasen wird z. B. durch Infektionen ausgelöst. Die beim Rauchen entstehenden Oxydantien fördern den alpha1-Antitrypsinmangel.

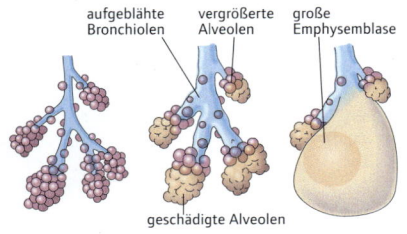

aufgeblähte Bronchiolen · vergrößerte Alveolen · große Emphysemblase

geschädigte Alveolen

Normalzustand · leichtes Emphysem · schweres Emphysem

Abb. 1 | Veränderungen bei Lungenemphysem

Rettungsdienstliches Handeln exazerbierte COPD

Behandlungsstrategie:	stay & play
Differenzialdiagnose:	Asthma bronchiale
Transportziel:	MV – Schwerpunkt Pulmologie

Symptome/Hinweise	Therapieziel	Maßnahmen
A ggf. gestaute Halsvenen	–	–
B Symptome >24 h, exspiratorischer Stridor, verlängertes Exspirium u. Husten, Sputum (grün-gelb-lich), Giemen/Brummen, Tachypnoe, hypersonorer Klopfschall, Zyanose, SpO_2 <90, Engegefühl im Brustkorb	konzentrierte Ausatmung – Aktivierung der Atemhilfs-muskulatur	Atemanweisungen Kutschersitzhaltung
	Luftrückstau	Atemwiderstand erhöhen: Lippenbremse
	Oxygenierung >92%	O_2-Gabe
	Bronchospasmus lösen	Anticholinergikum (SAMA): Ipratropiumbromid 0,5 mg Inhalation (nicht bei Glaukom o. Miktionsstörung) β-Sympathomimetika (SABA): Salbutamol 2,5 mg Inhalation o. Retroperol (z. B. *Bronchospasmin*®) 0,09 mg i.v. (nicht bei HF >130/min Hypokaliämie) **Cave:** wenn HF um 20–30 S/min steigt, Therapie beenden!
	Immunreaktion reduzieren, Zellen(wand) stabilisieren	Systemische Glucocorticoide: Prednisolon 100 mg
AF >25/min, SpO_2 <90%, paradoxe abdominale Atmung, kein Therapieerfolg	Reduktion respiratorische Azidose, Abnahme des pCO_2, Reduktion der Mortalität	NIV
C Tachykardie	Normwert	Maßnahmen B
E Fieber, bakterielle bronchopulmonale Infekte, periphere Ödeme	Rechtsherzbelastung minimieren	Furosemid i.v. 40 mg

Tab. 6 | Rettungsdienstliches Handeln bei COPD gemäß C-ABCDE-Konzept

Lungenödem

Definition

Ein Lungenödem ist eine Flüssigkeitsansammlung in den Alveolen (alveoläres Lungenödem) oder im Interstitium (interstitielles Lungenödem).

Ätiologie/Einteilung

Das Lungenödem wird meistens durch eine Herzerkrankung ausgelöst (kardiogen):

- akute oder chronische Linksherzinsuffizienz, z. B. durch STEMI
- Aortenklappen- bzw. Mitralklappenstenose
- hypertensive Herzkrankheit
- chronische Niereninsuffizienz

Ursachen für ein permeabilitätsbedingtes Lungenödem sind:

- Rauchgasintoxikation
- Histaminfreisetzung
- Aspiration oder Ertrinken
- Heroinintoxikation

Pathogenese

Bei einer vorliegenden Linksherzinsuffizienz kommt es zum Rückstau von Blut in den Lungenkreislauf. Durch diesen steigt der Druck im Lungenkreislauf an, sodass Flüssigkeit in das Interstitium gedrückt wird.

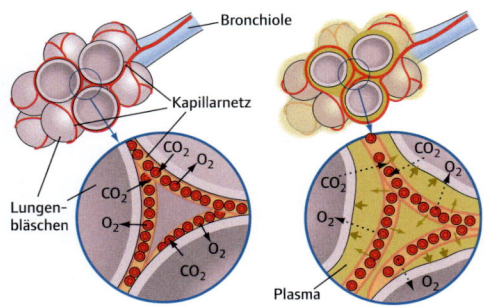

Abb. 2 | Durch den erhöhten Druck in den Lungenvenen wird Blutplasma aus den Kapillaren ins Interstitium der Lunge gepresst.

Toxine, wie z. B. Rauchgase und Heroin, oder eine vermehrte Histaminfreisetzung schädigen die Lungenkapillare. Dadurch kommt es zum Flüssigkeitsaustritt in die Lunge. Bei Patienten mit einer chronischen Niereninsuffizienz (u. a. Dialysepatienten) kann es bei übermäßigem Konsum von Flüssigkeit zur erhöhten Druckverhältnissen im gesamten Kreislauf kommen. Dieses wiederum hat zur Folge, dass die Flüssigkeit in das Interstitium gedrückt wird.

Rettungsdienstliches Handeln

Behandlungsstrategie:	stay & play
Differenzialdiagnose:	Asthma bronchiale, Lungenembolie
Transportziel:	G & RV (SpO$_2$ < 92 % u. Bewusstseinsstörung: ITS) bei ACS Symptomatik: Herzkatheterplatz

	Symptome/Hinweise	Therapieziel	Maßnahmen
A	ggf. Halsvenenstauung	–	–
B	Husten, rosafarbiges schaumiges Sputum, feuchte Rasselgeräusche bei alveolärem Ödem, Tachypnoe, Zyanose, SpO$_2$ < 90 %	konzentrierte Ausatmung, Einsatz der Atemhilfsmuskulatur	Atemanweisungen
		Oxygenierung > 92 %	O$_2$-Gabe, ggf. NIV
		Reduktion der Druckverhältnisse im Lungenkreislauf, gesteigerte Diurese	RR > 110 mmHg systolisch: Furosemid 40 mg i.v., bei oraler Dauermedikation i.v. Dosis 2,5fach erhöhen
		Reduktion der Druckverhältnisse im Lungenkreislauf, Gefäßerweiterung	RR > 110 mmHg systolisch: Glyceroltrinitrat 0,4 mg (z. B. Nitrolingual®)
		Rauchgasintoxikation: Immunreaktion reduzieren, Zellen-(wand) stabilisieren	Systemische Glucocorticoide: Prednisolon 100 mg i.v.
C	Tachykardie, ggf. Rechtsherzinsuffizienzzeichen	Normwert	Maßnahmen B
	Hypotonie: RR syst. < 85 mmHg	RR syst. mind. 85 mmHg	nicht-vasodilatierende Inotropika: Dobutamin (Dobutrex®) 2,5 µg/kg/min
E	Blasenentleerungsstörung	ungehinderter Ablauf von Urin	transurethrale Dauerkatheteranlage

Tab. 7 | Rettungsdienstliches Handeln bei Lungenödem gemäß C-ABCDE-Konzept

Lungenembolie

Definition

Eine Lungenembolie ist ein Verschluss einer oder mehrerer Lungenarterien. Durch den teilweisen oder kompletten Verschluss des Stromgebietes der Lungenarterie findet in diesem Bereich ein verminderter oder kein Gasaustausch mehr statt.

Ätiologie/Einteilung

Für die Verlegung der Lungenstrombahn ist in der Regel ein Blutgerinnsel verantwortlich. Der meist durch eine tiefe Bein- oder Beckenvenenthrombose entstandene und losgelöste Thrombus wandert durch den großen Körperkreislauf in die Lungenstrombahn. Die Entstehung einer tiefen Beinvenenthrombose wird durch unterschiedliche Faktoren begünstigt (Vierchow'sche Trias):

- verlangsamter Blutfluss
- erhöhte Anteile an Gerinnungsfaktoren
- veränderte Gefäßwandstruktur

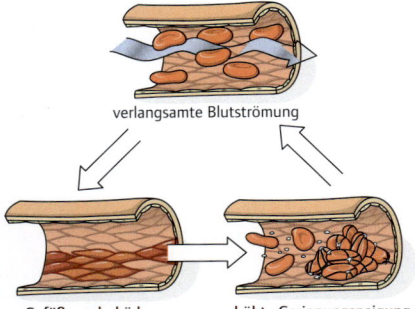

verlangsamte Blutströmung

Gefäßwandschäden   erhöhte Gerinnungsneigung   **Abb. 3 |** Virchow'sche Trias

Risikofaktoren dafür sind z. B. lange Flugreisen mit geringer Bewegung und geringer Flüssigkeitszufuhr, längere Bettlägerigkeit, Operationen und schwere bzw. großflächige Verletzungen oder Gerinnungsstörungen.

Je nach Schwere und Vorkommen der Symptome werden vier Grade der Lungenembolie eingeteilt:

- Grad 1: leichte Dyspnoe, geringe Schmerzen, reduzierter SpO_2
- Grad 2: akute Dyspnoe, stärker reduzierter SpO_2
- Grad 3: ausgeprägte Zyanose, Hypotonie (bis Schock), Synkopen
- Grad 4: Herz-Kreislaufstillstand

Pathogenese

Durch den Verschluss der Lungenstrombahn kommt es zur Druckerhöhung im vorgeschalteten Lungenkreislauf bzw. bei längerem Bestehen auch im Bereich der rechten Herzkammer bzw. des rechten Vorhofs bis hin zur oberen Hohlvene. Durch diese Druckerhöhungen fällt es dem Herzen schwer, das Blut aus der Kammer in das Gefäßsystem zu pumpen. Das Blutvolumen im rechten Vorhof- und Kammerbereich und damit auch das Herzzeitvolumen und der Blutdruck im arteriellen Gefäßsystem nehmen ab. Das dem Körperkreislauf zur Verfügung gestellte Blut ist in der Menge und v.a. in der Sauerstoffkonzentration stark reduziert. Der pO_2 und pCo_2 nehmen ab. Dadurch werden vasokonstriktorische Mediatoren ausgeschüttet, die eine Gefäßverengung und Schmerzen verursachen.

Besonderheiten im EKG

Im Rahmen einer Lungenembolie kommt es zu einer starken Rechtsherzbelastung. Diese ist in einem Teil der Fälle im EKG in der Ableitung I als eine pathologische S-Zacke und in Ableitung III als eine pathologische Q-Zacke zu sehen. Zudem können eine T-Negativierung und ein Rechtsschenkelblock auftreten.

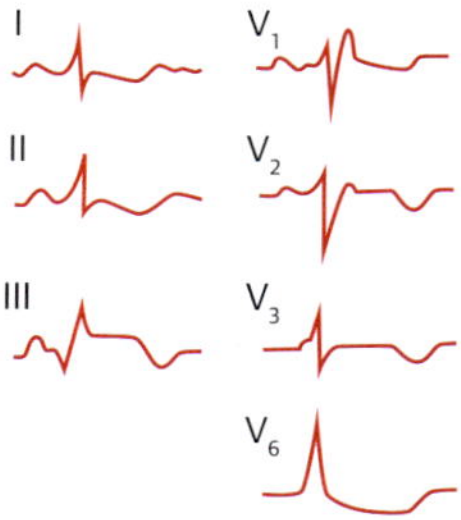

Abb. 4 | Beispiel EKG bei Lungenembolie

Rettungsdienstliches Handeln

Behandlungsstrategie:	load & go	
Differenzialdiagnose:	Aortendissektion, ACS, Pleuritis, Pneumothorax	
Transportziel:	MV – ITS oder ggf. direkt Katheterplatz	

	Symptome/Hinweise	Therapieziel	Maßnahmen
A	ggf.gestaute Halsvenen	–	–
B	plötzlich auftretende Dyspnoe, Thoraxschmerz: atemabhängiger scharfer Schmerz (Pleurareizung) oder retrosternal dumpfer viszeraler Schmerz, Husten, $SpO_2 < 90\%$, Zyanose	Oxygenierung $> 92\%$	O_2-Gabe nach SpO_2-Wert
		Perfusion gewährleisten	Reperfusionstherapie: 10000 IE Heparin
		subjektive Beschwerdefreiheit	Oberkörperhochlagerung ggf. Sedierung: Midazolam 5 mg
			ggf. Analgesie: Morphin 2 mg
C	Sinustachykardie, ggf. Rechtsherzinsuffizienzzeichen, SI-QIII-EKG, positiver D-Dimer Test, Synkope	Normwerte RR syst. mind. 85 mmHg	Maßnahmen B 30° Oberkörperhochlagerung, bei Schock: Flachlagerung ggf. bei Grad 3: Dobutamin (z. B. *Dobutrex®*) 2,5 µg/kg/min
	Echokardiographie: Dilatation A. pulmonalis, rechte Kammer u. Vorhof, ggf. Thrombusnachweis		
E	geschwollene, rote, erwärmte Wade, Virchow'sche Trias positiv (z. B. Immobilität, OP, Trauma, Fieber)		

Tab. 8 | Rettungsdienstliches Handeln bei Lungenembolie gemäß C-ABCDE-Konzept

Pneumonie

Definition
Eine Pneumonie ist eine akute oder chronische Entzündung der Lungenbläschen, der terminalen Bronchioli und/oder des Interstitiums, bei der eine Ansammlung von Erythrozyten, Leukozyten und fibringefüllten Lungenbläschen vorliegt.

Ätiologie/Einteilung

Eine Einteilung der Pneumonie kann klinisch, ätiologisch oder nach der Lokalisation der Entzündung erfolgen. Klinisch wird zwischen einer primären oder sekundären bzw. einer akuten oder chronischen Pneumonie unterschieden. Als Noxen kommen Viren, Bakterien, Pilze sowie physikalische bzw. chemische Einwirkungen in Betracht. Je nach Lokalisation der Pneumonie wird diese in eine lobäre (Lappen-) oder lobuläre (Herd-) Pneumonie sowie eine alveoläre oder interstitielle Pneumonie eingeteilt. Soweit überhaupt nachweisbar, wird eine ambulant erworbene Pneumonie in 50 % der Fälle durch *Streptococcus pneumoniae* verursacht. Die Erreger *Haemophilus influenzae, Mycoplasma pneumoniae* und in seltenen Fällen auch Legionellen sind ebenso für die Entstehung von nicht im Krankenhaus erworbenen Infektionen verantwortlich.

Pathogenese

Nicht jeder Kontakt mit den genannten Erregern führt zu einer Infektion des Lungengewebes. Die Kapazität des Immunsystems, die Anzahl der Erreger sowie deren Eigenschaften sind für die Entstehung der Infektion verantwortlich. Gerade pflegebedürftige oder ältere Menschen verfügen nur über ein sehr eingeschränkt effektives Immunsystem und sind deshalb besonders gefährdet, an Pneumonien zu erkranken. Die Aspiration von Speisebrei bei vorliegender Schluckstörung begünstigt die Entstehung einer Pneumonie. Eine flache Atmung eines immobilen, im Bett liegenden Patienten ermöglicht die Ansammlung von krankmachenden Erregern in den Lungenbläschen. Ein Flüssigkeitsmangel in Kombination mit einer Immobilität im Bett sorgt für eine geringe Sekretproduktion im Atmungssystem, welche ein Abhusten erschwert und die Keimansiedlung erleichtert. Grunderkrankungen, die sich auf die Effektivität des Immunsystems auswirken, begünstigen ebenfalls die Entstehung der Lungenentzündung.

Die Entzündung, z.B. mit Pneumokokken, verläuft in vier Stadien:
1. vermehrte Durchblutung der Lunge
2. Produktion von fibrinreichem Exsudat
3. Leukozyteninfiltration
4. enzymatische Verflüssigung des Fibrins und Zerfall von Leukozyten

Rettungsdienstliches Handeln

Behandlungsstrategie:	stay & play
Differenzialdiagnose:	TBC, Bronchialkarzinom, Sarkoidose
Transportziel:	G & RV

	Symptome/Hinweise	Therapieziel	Maßnahmen
B	Dyspnoe, Husten mit ggf. gelblich-grünem Auswurf, ggf. Nasenflügelatmung, Bronchialatmen, ggf. trockene o. feuchte Rasselgeräusche, $SpO_2 < 92\%$, trockener Husten (Chlamydieninfektion)	Oxygenierung > 92 %	O_2-Gabe nach SpO_2-Wert Atemanweisungen: tiefes Ein- und Ausatmen
		subjektive Beschwerdefreiheit	Oberkörperhochlagerung
		Sekretlösung	ggf. Inhalation mit NaCl 0,9 %
C	Tachykardie, Hypotonie, CRP-Test positiv	Normwerte	Volumensubstitution: 500–1000 ml VEL
E	Fieber, Schüttelfrost, Abgeschlagenheit, starke Halsschmerzen (Chlamydieninfektion), Nasenbluten (bei *C. psittaci*-Ornithose)	Normtemperatur	Fiebersenkung: Wadenwickel, ggf. Paracetamol
		Blutungsstillung	Kühlkompressen in Nacken

Tab. 9 | Rettungsdienstliches Handeln bei Pneumonie gemäß C-ABCDE-Konzept

Tuberkulose

Definition
Eine Tuberkulose (TBC) ist eine durch anaerobe, säurefeste Stäbchen (meist *Myocobacterium tuberculosis*) ausgelöste, meldepflichtige Infektion.

Ätiologie/Einteilung
Eine Tuberkulose wird in den meisten Fällen durch eine Tröpfcheninfektion übertragen. Die Inkubationszeit beträgt in der Regel vier bis zwölf Wochen. Es wird zwischen einer aktiven und inaktiven (ruhenden) TBC unterschieden.
Eine aktive TBC kann in eine offene und somit ansteckende und eine geschlossene TBC eingeteilt werden. Bei einer offenen TBC besteht ein Anschluss des Krankheitsherdes an die Atemwege. Sie ist mit einem Erregernachweis im Sputum bei Lungenbefall (pulmonale TBC) oder anderer Körpersekrete, wie z. B. Wundsekret oder Magensaft, bei Befall anderer Organe (extrapulmonale TBC), nachweisbar. Bei extrapulmonaler TBC besteht ein geringes Infektionsrisiko bei sozialen Kontakten. Jede Form der aktiven TBC ist therapiebedürftig.

Pathogenese

Ausgehend vom Aufnahmeort der Bakterien, dem Lungengewebe (Primärherd), breitet sich die Infektion primär über die in der Nähe befindlichen Lymphknoten und sekundär über die Blutbahn aus. Bevorzugt befallen werden die Oberlappen der Lunge, Leber, Milz, Knochenmark, Nieren und Gehirn.

Die Infektion ist bei einem Großteil der Infizierten in den ersten zwei Jahren symptomlos. Bei der überwiegenden Mehrzahl von Infizierten heilt die Infektion durch die Ausbildung von Granulomen ab, die die Erreger einkapseln. Eine Reaktivierung nach Jahrzehnten ist möglich, gerade wenn eine Immunschwäche vorliegt. Bestimmte Risikogruppen sind besonders gefährdet, z. B. Patienten mit Diabetes mellitus, Patienten mit Silikose, Tumorpatienten, HIV-Patienten oder immunsuppressive Patienten. Drogenabhängige Patienten sind besonders gefährdet, an einer primären Infektion zu erkranken.

Rettungsdienstliches Handeln

Behandlungsstrategie:	stay & play – Infektions-schutztransport
Differenzialdiagnose:	Bronchialkarzinom, Pneumonie, Sarkoidose
Transportziel:	Lungenfachklinik

	Symptome/Hinweise	Therapieziel	Maßnahmen
B	>3 Wochen anhaltender Husten, ggf. blutiger Auswurf	Infektionsschutz gewährleisten	Nasen-Mundschutz gemäß FFP 2/3 mit Ausatemschutz (Patient) und FFP 2/3 (RD)
D	Menigismus (bei Gehirninfektion)	–	–
E	Appetitmangel, Gewichtsabnahme, nächtliches Schwitzen, subfebrile Temperaturen, Müdigkeit, Abgeschlagenheit	–	–

Tab. 10 | Rettungsdienstliches Handeln bei TBC gemäß C-ABCDE-Konzept

Spannungspneumothorax

Definition

Ein Spannungspneumothorax ist eine Luftansammlung im Pleuraraum, die nicht entweichen kann und somit die im Brustkorb liegenden Organe verdrängt.

Ätiologie/Einteilung

Es gibt zwei grundsätzliche Mechanismen zur Entstehung eines Pneumothorax. Durch Verletzungen des Rippenfells, z.B. bei Rippenserienfrakturen, Schuss- oder Stichverletzungen, oder durch Verletzungen des Lungenfells, z.B. bei Lungenemphysem oder anatomischen Anomalien der Fellstruktur, gelangt Luft in den eigentlich geschlossenen Pleuraspalt (Pneumothorax). Bei Jugendlichen kann nach einer starken Hustenattacke ein Pneumothorax spontan auftreten. Befindet sich neben Luft auch Blut im Pleuraspalt, wird dieses Hämatopneumothorax genannt. Erst wenn die eindringende Luft nicht mehr aus dem Brustkorb entweichen kann und die vorhandenen Organe komprimiert bzw. verdrängt, wird dieses als Spannungspneumothorax bezeichnet. Der Spannungspneumothorax stellt eine akute, lebensbedrohliche Situation dar.

Pathogenese

Die in den Pleuraspalt eindringende Luft hebt den dort eigentlich herrschenden Unterdruck auf. Somit kann sich die Lunge bei der Einatmung in diesem Bereich nicht mehr entfalten. Aufgrund eines fehlenden Ventils kann die bei jedem Atemzug eingeatmete Luft nicht mehr entweichen. Es entsteht ein Überdruck. Das Mediastinum wird durch die immer weiter eindringende Luft zur Gegenseite gedrängt und komprimiert die dort noch funktionierende Lungenstruktur. Ein gestörter Gasaustausch ist die Folge. Durch die Kompression des Herzens kommt es zu einer verminderten Auswurfleistung und damit auch zu einem Blutdruckabfall. Die mangelnde Blutzufuhr aus dem Körperkreislauf aufgrund der Kompression der Hohlvene begünstigt dieses zudem. Sauerstoffmangel und geringe Auswurfleistung führen zu einer kompensatorischen Herzfrequenzerhöhung, die den eigenen Sauerstoffbedarf des Herzens zusätzlich erhöht. Es entsteht ein akutes Missverhältnis zwischen Sauerstoffbedarf und vorhandenem Sauerstoffangebot.

Rettungsdienstliches Handeln

Behandlungsstrategie:	stay & play
Differenzialdiagnose:	Lungenembolie, ACS, Pleuritis
Transportziel:	MV, bei Trauma: Schockraum, bei Emphysem: Lungenfachklinik

	Symptome/Hinweise	Therapieziel	Maßnahmen
A	gestaute Halsvenen, ggf. Kehlkopfseitenverschiebung	–	–
B	plötzlich auftretende Dyspnoe, einseitig aufgehobenes Atemgeräusch, Thoraxschmerz (atemabhängig), trockener Husten, flache Atmung, hypersonorer Klopfschall, $SpO_2 < 90\%$, Zyanose, ggf. Petechien im Clavicularbereich, Hautemphysem	Oxygenierung > 92 %	O_2-Gabe nach SpO_2-Wert
		normale Druckverhältnisse im Brustkorb	Reduktion der Luftansammlung im Thorax: Entlastungspunktion Monaldi (2–3 ICR medioklavikulär – oberer Rippenrand), später: Anlage Thoraxdrainage
		subjektive Beschwerdefreiheit	kombinierte Oberkörperhoch-Seitenlagerung auf die verletzte Thoraxseite
			ggf. Analgesie: Ketamin S 0,25–0,5 mg
C	Sinustachykardie	Normwerte	Maßnahmen B
E	Stich-Schussverletzungswunde	geschlossene Wunde	Wundversorgung

Tab. 11 | Rettungsdienstliches Handeln bei Spannungspneumothorax gemäß C-ABCDE-Konzept

Hyperventilation

Definition
Eine Hyperventilation ist gekennzeichnet durch eine schnelle Atmung mit einer respiratorischen Alkalose, bei der zu viel CO_2 abgeatmet wird.

Ätiologie/Einteilung
Eine Hyperventilation tritt als Begleitsymptom bei verschiedenen Erkrankungen (somatogen) auf, z. B. bei Fieber, Schädelhirntrauma, hepatischem Koma, oder auch in Stress-, Angst oder Unruhesituationen (psychogen).

Pathogenese
Die vermehrte Abatmung von CO_2 hat zur Folge, dass der Blut-pH-Wert steigt und der ionisierte Kalziumspiegel sinkt. Dadurch wird die Muskelerregbarkeit stark erhöht, was zu einer sogenannten „Pfötchenstellung" der Hände (Karpopedalspasmus) führen kann.

Rettungsdienstliches Handeln

Behandlungsstrategie:	stay & play
Differenzialdiagnose:	Lungenembolie, Asthma bronchiale
Transportziel:	G & RV, ggf. ambulante Versorgung

	Symptome/Hinweise	Therapieziel	Maßnahmen
B	Tachypnoe	Normopnoe, subjektive Beschwerdefreiheit	Beruhigung, in seltenen Fällen Sedierung: Midazolam 30 µg/kg KG
		Normaler Blut-pH-Wert	Respiratorische Kompensation: Rückatmung
C	Sinustachykardie	Normwerte	Maßnahmen B
D	Parästhesien, Pfötchenstellung	normale Wahrnehumg	Maßnahmen B

Tab. 12 | Rettungsdienstliches Handeln bei Hyperventilation gemäß C-ABCDE-Konzept

Lungenfibrose

Definition
Eine Lungenfibrose ist eine irreversible Vernarbung des Lungengewebes.

Ätiologie/Einteilung
Eine Lungenfibrose ist der Endzustand einer chronisch verlaufenden Entzündung des Lungenbindegewebes. Die Ursache ist in der Hälfte aller Fälle unbekannt (idiopathisch). Zudem können Noxen, wie z. B. Bakterien, Viren, Parasiten oder Schadstoffe, aber auch Systemerkrankungen, wie z. B. rheumatoide Arthritis, Sarkoidose oder Kollagenosen, für die Entstehung verantwortlich sein.

Pathogenese
Im Rahmen von Entzündungen entsteht ein hämorrhagisches Lungenödem, das zu einem bindegewebigen Umbau der Alveolarwand führt. Dadurch wird der Gasaustausch vermindert. Durch den Gewebsumbau und die Vernarbung des Lungengewebes nimmt die Dehnbarkeit des Lungengewebes ab. Somit kommt es zu einer restriktiven Ventilations- und Diffusionsstörung der Lunge.

Rettungsdienstliches Handeln

Behandlungsstrategie:	stay & play
Differenzialdiagnose:	TBC, Pneumonie, bronchoalveoläres Karzinom
Transportziel:	G & RV, ggf. ambulante Versorgung

Symptome/Hinweise	Therapieziel	Maßnahmen
B Dyspnoe, trockener Husten, Zyanose, Trommelschlegelfinger, auskultatorisches inspiratorisches Knistern	Normopnoe, subjektive Beschwerdefreiheit	Beruhigung, ggf. Opiatgabe
	SpO$_2$ >92%	Oxygenierung: O$_2$-Gabe, Kortisonapplikation: Prednisolon 150 mg
C Sinustachykardie	Normwerte	Maßnahmen B

Tab. 13 | Rettungsdienstliches Handeln bei Lungenfibrose gemäß C-ABCDE-Konzept

Bronchialkarzinom

Definition
Ein Bronchialkarzinom ist eine maligne (bösartige) Veränderung der Bronchialgewebszellen. Es stellt mit 95 % die häufigste Art der Lungenkarzinome dar.

Ätiologie/Einteilung
Bronchialkarzinome werden histologisch eingeteilt, z. B. Plattenepithelkarzinom, kleinzelliges Karzinom, Adenokarzinom. Zudem erfolgt eine Einteilung von Stadium 0 bis Stadium IV. Je höher die Zahl ist, umso schwerwiegender ist die Erkrankung.
Bei einem Bronchialkarzinom handelt es sich in der Regel um einen Primärtumor. Hauptrisikofaktor für dessen Entstehung ist das Rauchen. Ein weiterer Risikofaktor ist die Inhalation von Schadstoffen, wie z. B. Asbest oder Radon. Daneben können auch Karzinomzellen als Krebsmetastasen über Blut oder Lymphe in die Lunge gelangen.

Pathogenese

Für die Aufrechterhaltung der Körperfunktionen sind ein ständiges Zellwachstum sowie Differenzierungs- und Reparaturvorgänge notwendig. Diese geordneten Prozessabläufe sind bei der Krebsentstehung beeinträchtigt. Es kommt zu einer gestörten Zellteilung und Zellvermehrung. Die Kommunikation der Zellen untereinander ist ebenfalls beeinträchtigt. So kommt es u. a. zu einem Zellwachstum über die eigenen Epithelgrenzen hinaus. Nachbarzellen werden geschädigt und zerstört. Das körpereigene Immunsystem versucht, diese Zellverbände zu bekämpfen (Immunoediting). Da die Zellverbände den körpereigenen Zellen zu stark ähneln und sich das Erbmaterial in sehr kurzer Zeit an neue Bedingungen anpassen kann, ist dieses meist aussichtslos. Nährstoffe aus den vorhandenen Blutgefäßen begünstigen das defekte Zellwachstum. Im weiteren Verlauf entsteht ein eigenes Gefäßsystem im Bereich der Krebszellen, was wiederum zu einer starken Durchblutung des Krebsgewebes führt. Über diesen Weg sowie über das Lymphsystem können somit auch Krebszellen in andere Körperregionen gelangen, sich dort als Tochtergeschwüre (Metastasen) ablagern und wachsen.

Rettungsdienstliches Handeln

Behandlungsstrategie:	stay & play
Differenzialdiagnose:	TBC, Pneumonie
Transportziel:	Lungenfachklinik

	Symptome/Hinweise	Therapieziel	Maßnahmen
A	Heiserkeit	–	–
B	> 4 Wochen therapieresistenter Husten, Dyspnoe, Hämoptyen (Bluthusten)	Normopnoe und subjektive Beschwerdefreiheit	Beruhigung
		$SpO_2 > 92\%$	O_2-Gabe
C	Sinustachykardie	Normwerte	Maßnahmen B
E	Gewichtsverlust, rezidivierende Pneumonien, Pleuraerguss, Cushing-Syndrom, Phlebothrombosen, Hyperkalzämie	–	–

Tab. 14 | Rettungsdienstliches Handeln bei Bronchialkarzinom gemäß C-ABCDE-Konzept

3.7.6 Circulation-Probleme

Unter Circulation-Probleme (Kreislauf-Probleme) werden alle Symptome bzw. Schädigungen (Erkrankungen und/oder Verletzungen) gefasst, die direkt dem Herzen, dem Herz-Kreislauf-System oder ausschließlich dem Kreislaufsystem zuzuordnen sind. Die folgende Abbildung gibt einen Überblick über die möglichen C-Probleme und ihre Zuordnung zu den jeweiligen Organsystemen Herz und Gefäßsystem.

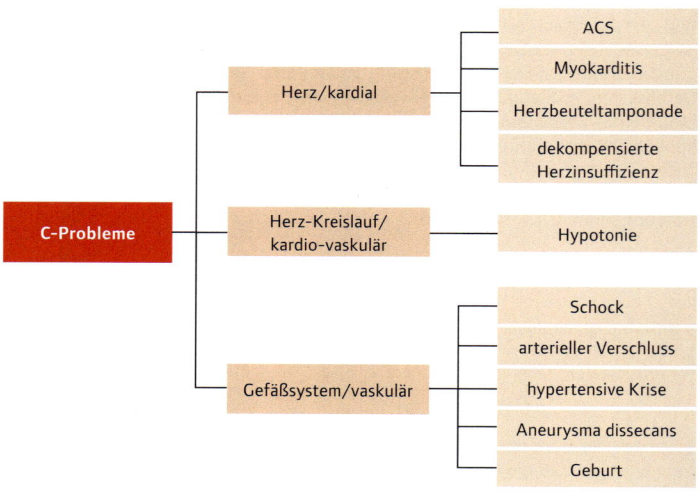

Abb. 1 | Schematische Übersicht über die C-Probleme

C-Probleme stecken nicht nur hinter dem naheliegenden C-Leitsymptom Brustschmerz. Auch hinter dem B-Leitsymptom Atemnot, dem D-Leitsymptom Neurologisches Defizit/Bewusstseinsstörung oder den E-Leitsymptomen Akutes Abdomen sowie dem Sammelbegriff Schlechter Allgemeinzustand kann sich differenzialdiagnostisch ein C-Problem verbergen. Andererseits kann hinter dem klassischen C-Leitsymptom Brustschmerz auch ein D-Problem, z. B. eine Interkostalneuralgie oder BWS-Prolaps, oder ein E-Problem, z. B. eine Rippenserienfraktur, stehen.

Akutes Koronarsyndrom

Definition
Als Akutes Koronarsyndrom (ACS) wird eine potenziell lebensbedrohliche akute Hypoxie am Herzmuskel (Myokard) bezeichnet. Sie kann temporär oder dauerhaft sein und mit oder ohne Gewebsuntergang einhergehen. Das ACS ist die akute Ausprägung einer (bekannten) koronaren Herzkrankheit (KHK). Es wird damit von der stabilen Angina Pectoris abgegrenzt.

Ätiologie/Einteilung
Unter dem Begriff ACS sind alle akuten und instabilen Krankheitsbilder der KHK zusammengefasst, da die korrekte Einteilung in der ersten Akutphase abschließend nicht möglich ist. Sie kann erst im Verlauf durch EKG und Labor diagnostiziert werden. Man unterscheidet die instabile Angina Pectoris (IAP), den Nicht-ST-Hebungsinfarkt (engl. non ST-segment elevation myocardial infarction – NSTEMI) und den ST-Hebungsinfarkt (engl. ST-segment elevation myocardial infarction – STEMI). IAP und NSTEMI werden auch als NSTEMI-ACS zusammengefasst. Bei einem STEMI kommt es zu Veränderungen der ST-Strecke im EKG ▸ S. 353. Folgende Übersicht zeigt die Systematik und die Diagnose- und Definitionskriterien.

	Auftreten	Dauer	Abklingen der Beschwerden	EKG	Labor
stabile Angina	überwiegend Belastung	< 20 min	· Ruhe · Nitro	Ø klinischer Befund	Ø Labor-befund
IAP (NSTEMI – ACS)	· über-wiegend spontan · [erstmalig]	> 20 min	Ø Besserung durch Ruhe oder Nitro		
NSTEMI (NSTEMI – ACS)					hs-c-Troponin im Verlauf positiv
STEMI			Ø Abklingen durch Ruhe	anhaltende ST-Hebung	

Abb. 1 | Diagnose- und Definitionsschema ACS

Pathogenese

Atherosklerotische Veränderungen durch Mikroverletzungen und Ablagerungen im Endothel der Herzkranzgefäße (Koronarien) führen zu einer Verengung ihres Lumens und zur Herabsetzung ihrer Elastizität. Aufgrund dieser pathologischen Veränderungen kommt es zu drei Mechanismen, die einzeln oder auch in Kombination zum Auftreten eines ACS führen:

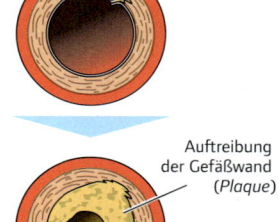
Schädigung des Endothels

* Die Herzkranzgefäße können bei steigendem Sauerstoffbedarf des Herzmuskels aufgrund ihres verengten Lumens und der fehlenden Elastizität die benötigte Blutmenge nicht mehr transportieren.

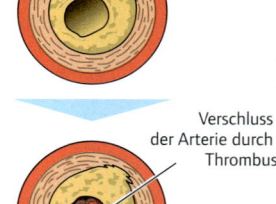
Auftreibung der Gefäßwand (*Plaque*)

* Das Gefäßendothel, bzw. die sich in ihm gebildete Plaqueschicht, kann einreißen und es bildet sich im Zuge der physiologischen Blutgerinnung ein Thrombus im Herzkranzgefäß. Es ist aber auch möglich, dass ein Stück der Plaque ein- oder abreißt und so wie eine Klappe ein Herzkranzgefäß komplett und sofort verschließt.
* Ein Gefäßspasmus der Herzkranzgefäße tritt auf, dessen Ursache noch nicht gänzlich ergründet wurde.

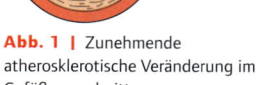
Verschluss der Arterie durch Thrombus

Abb. 1 | Zunehmende atherosklerotische Veränderung im Gefäßquerschnitt

Rettungsdienstliches Handeln

Aus der Pathogenese lassen sich direkt drei Therapieziele ableiten:

* Senkung des myokardialen Sauerstoffbedarfs: Herz entlasten durch Senkung der Vor- und Nachlast und evtl. Reduktion der Herzfrequenz
* Erhöhung des Blutangebots am betroffenen Gebiet des Myokards: Weitung der Herzkranzgefäße und Auflösung des Thrombus bzw. des Verschlusses
* weitere Thrombenbildung bzw. Vergrößerung des bestehenden Thrombus vermeiden

Behandlungsstrategie:	stay & play
Differenzialdiagnose:	Lungenembolie, Aortendissektion, Myokarditis, Thorax: Trauma und Erkrankung
Transportziel:	G & RV mit ITS und Herzkatheterplatz

	Symptome/Hinweise	Therapieziel	Maßnahmen
B	ggf. Dyspnoe	SpO$_2$: 94–98 %	moderate O$_2$-Gabe **Cave:** ausschließlich bei Dyspnoezeichen
C	blasse, feucht-kalte Haut	Herz entlasten	OK-Hochlagerung bei RR >90 mmHg
	Schmerzen: retrosternal **Cave:** stille Infarkte und untypische Infarktzeichen	Blutangebot am Myokard erhöhen	Nitro-Spray bei RR >90 mmHg in max. 3 wiederholten Einzeldosen **Cave:** nicht bei Hypotonie und beim rechtsventrikulären Infarkt
			ASS: 150–300 mg ggf. Heparin 5000 IE ggf. Thrombolyse
		Herz entlasten	Analgesie: z. B. Morphin 5 mg titrieren dazu evtl. Antiemetikum, z. B. MCP 5–10 mg
	Stauungszeichen pulmonal: feuchte RGs kardial: gestaute Halsvenen	Herz entlasten: Vorlast senken	**Cave:** RR-beachten: Herzbettlagerung (OK 60° erhöht) unblutiger Aderlass
		Nachlast senken	**Cave:** RR-beachten: Herzbettlagerung (OK 60° erhöht)
	Hypotonie (bei Rechtsherzinfarkt u./o. kardiogenem Schock)		Ø Nitrate und Vasodilatatoren evtl. Volumenzufuhr
D	Unruhe, (Todes-)Angst	Herz entlasten	evtl. Sedierung nach ausreichender Analgesie, z. B. Diazepam 2,5–5 mg
E	ggf. periphere Stauungszeichen (Beinödeme)	–	–

Tab. 15 | Rettungsdienstliches Handeln bei ACS gemäß C-ABCDE-Schema

Hypotonie

Definition
Eine Hypotonie ist durch einen systolischen Blutdruck gekennzeichnet, der unter dem individuellen Normwert liegt und mit zumindest zeitweiser mangelnder Organperfusion einhergeht. Diese ist primär am neurologischen Defizit (Bewusstseinsstörung) erkennbar.

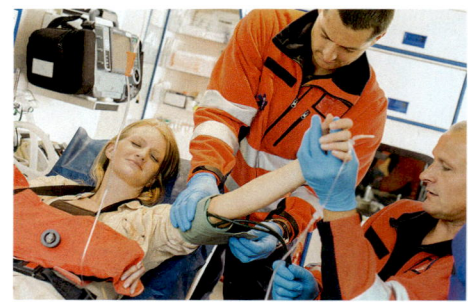

Abb. 1 | Bei einer Hypotonie ist der Blutdruck zu niedrig.

Ätiologie/Einteilung und Pathogenese
Die Hypotonie kann kardialer oder vaskulärer Ursache sein.

Ursache	kardial reduziertes Herzminutenvolumen	vaskulär reduzierte zirkulierende Blutmenge bzw. zu geringer Tonus des arteriellen Gefäßsystems
Einflussfaktoren	mangelnde Herzkraft bzw. Kontraktionsfähigkeit (Inotropie) verlangsamte Herzfrequenz (Chronotropie) herabgesetzte Reizleitungsgeschwindigkeit (Dromotropie) reduzierte Erregbarkeit des Herzens (Bathmotropie)	reduziertes Blutvolumen (Blutplasma), z. B. durch Erbrechen und/oder Durchfall in den Venen versacktes Blut bei orthostatischer Dysregulation (Synkope) oder z. B. nitroinduziertem venösem Pooling weitgestellte, nicht ausreichend kontrahierende Arterien, z. B. durch α_1-Antagonisten-Gabe (z. B. Urapidil) oder bei spinalem Trauma ▸ S. 195.

Tab. 16 | Einteilung und Pathogenese der Hypotonie

Rettungsdienstliches Handeln
Wenn die Hypotonie einen Notfall darstellt, entspricht das Handeln dem bei Herzrhythmusstörungen ▸ S. 141 bzw. Schock ▸ S. 146.

Herzrhythmusstörungen

Definition

Herzrhythmusstörung ist der Sammelbegriff für alle Herzaktivitäten, die aus nicht physiologischen Gründen von der Norm abweichen. Die Herzrhythmusstörung kann ein eigenständiges Krankheitsbild sein, wie z. B. die Arrhythmia absoluta bei Vorhofflimmern. Meistens tritt eine Herzrhythmusstörung allerdings als Symptom einer Erkrankung oder Schädigung auf. Das kann eine kardiale Erkrankung sein, wie z. B. koronare Herzkrankheit, Kardiomyopathie, Myokarditis oder Herzkontusion. Aber auch nicht-kardiale Erkrankungen verursachen Herzrhythmusstörungen, wie z. B. Hypoxie, Elektrolytstörungen oder Störungen des Säure-Basen-Haushalts.

Die Herzrhythmusstörungen können entweder physikalisch (hämodynamisch) in Form eines veränderten Pulses auftreten oder elektrisch im EKG, wie z. B. bei einem ektopen Schrittmacher, zutage treten. Meistens geht eine Veränderung der Herzkontraktion (physikalisch) allerdings mit der dazu stimmigen Veränderung in der Erregungsbildung bzw. Reizleitung (elektrisch) einher.

Einteilung

Herzrhythmusstörungen lassen sich nach folgenden Kriterien einteilen:
- Frequenz: tachykarde oder bradykarde Herzrhythmusstörung?
- Rhythmus: rhythmische oder arrhythmische Rhythmusstörung?
- Klinische Relevanz: Folgt eine therapeutische Konsequenz für den Patienten aus der Rhythmusstörung? Welche?
- Schrittmacherzentrum: Vorhoferregung oder Kammereigenrhythmus (breite oder schmale QRS-Komplexe)?
- Ort der Rhythmusstörung: Störungen der Erregungsbildung oder Störungen der Reizleitung?

Rettungsdienstliches Handeln

Herzrhythmusstörungen haben verschiedene mögliche Ausprägungen und Ursachen. Therapeutisch geht es aber immer darum, den Patienten zu stabilisieren und eine Organschädigung durch Ischämie zu vermeiden. Das bedeutet,
- einen ausreichenden Blutfluss, d. h. Blutdruck, sicherzustellen,
- den myokardialen Sauerstoffverbrauch auf dem Niveau einer normalen Belastung zu halten.

Sowohl Herzfrequenz als auch Nachlast sollten daher nicht dauerhaft erhöht sein.

Behandlungsstrategie:	stay & play
Differenzialdiagnose:	ACS, Myokarditis, Schock, 4 H/HITS
Transportziel:	G & RV mit ITS

Die folgende Tabelle enthält allgemeine Hinweise, genauere Angaben zu spezifischen Herzrhythmusstörungen finden sich auf den Folgeseiten.

	Symptome/Hinweise	Therapieziel	Maßnahmen
C	Zeichen eines Kreislaufstillstands	Zirkulation und Oxygenierung	Reanimationsmaßnahmen starten
A	bei Bewusstlosigkeit: Verlegung der Atemwege	Atemwege öffnen	Atemwegsmanagement: • Kopf überstrecken • Chin-Lift/ Esmarch-Handgriff
C	Schockzeichen: • blass-graue, kalt-klebrige Haut	ausreichende Hirnperfusion bei gleichzeitiger Entlastung des Herzens	Lagerung flach; je nach RR Oberkörper 30° erhöht
	Stauungszeichen: • pulmonal: feuchte RGs • kardial: gestaute Halsvenen	Herz entlasten	**Cave:** RR beachten • Herzbettlagerung (OK 60° erhöht) • unblutiger Aderlass
	Anstrengungszeichen: • rote, feuchte Haut	Nachlast senken	**Cave:** RR beachten! • Herzbettlagerung (OK 60° erhöht)
	kardiale Ischämie: • (retrosternale) Schmerzen • EKG-Veränderungen, z.B. ST-Hebungen		
D	zerebrale Minderperfusion: • eingeschränkte Vigilanz • Verwirrtheit	ausreichende Hirnperfusion bei gleichzeitiger Entlastung des Herzens	Lagerung flach; je nach RR Oberkörper 30° erhöht

Tab. 17 | Allgemeines rettungsdienstliches Handeln bei Herzrhythmusstörungen gemäß C-ABCDE-Schema

Therapie tachykarder Herzrhythmusstörungen mit schmalem QRS-Komplex

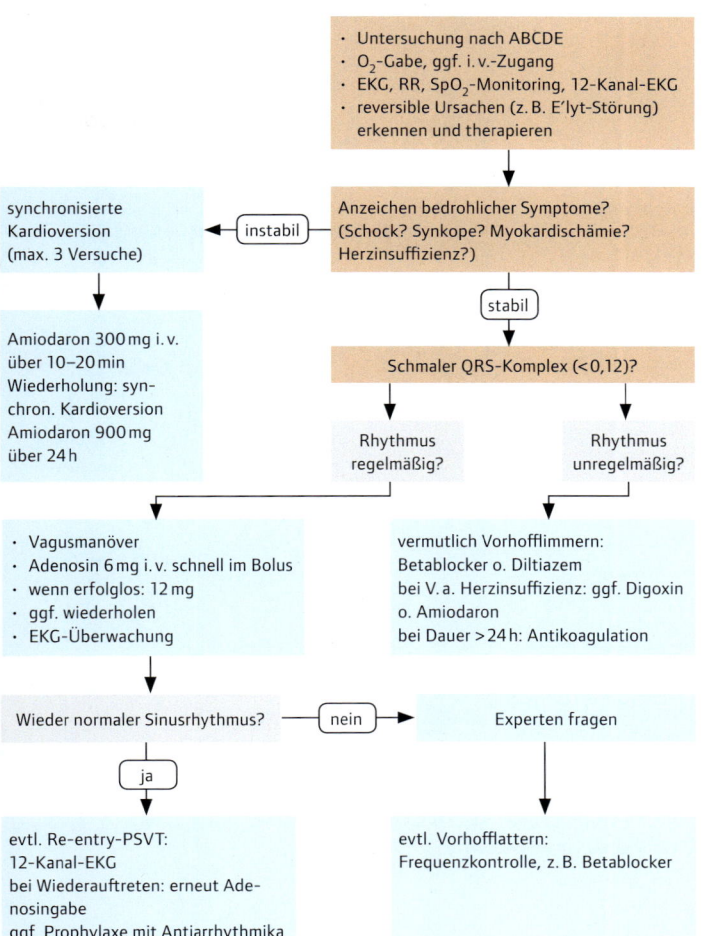

Abb. 1 | Rettungsdienstliches Handeln bei tachykarden Herzrhythmusstörungen mit schmalen QRS-Komplexen (nach ERC 2015)

Therapie tachykarder Herzrhythmusstörungen mit breitem QRS-Komplex

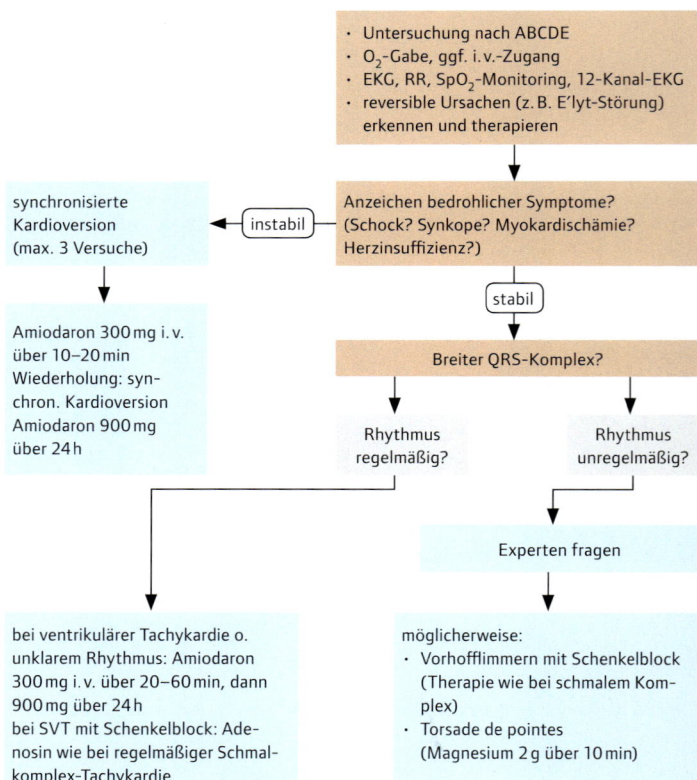

Abb. 1 | Rettungsdienstliches Handeln bei tachykarden Herzrhythmusstörungen mit breiten QRS-Komplexen (nach ERC 2015)

Therapie bradykarder Herzrhythmusstörungen

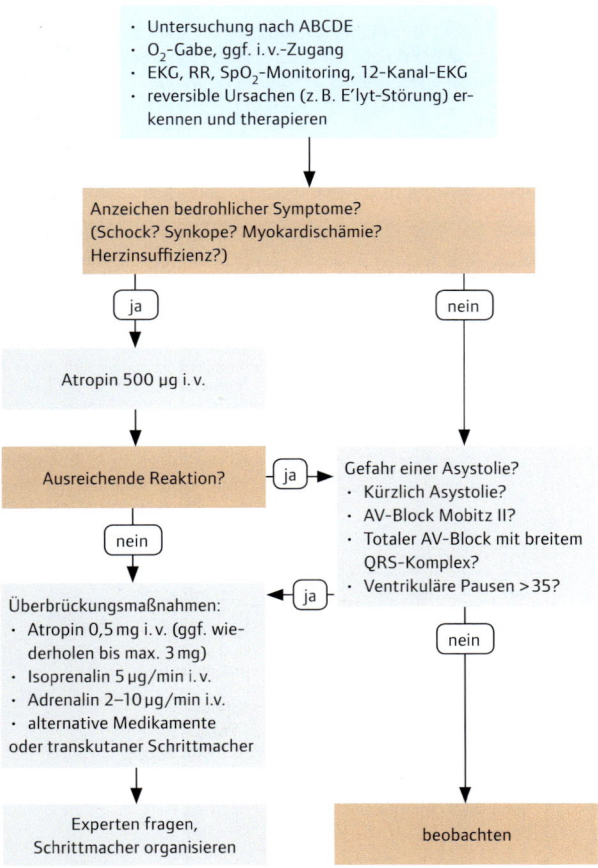

Abb. 1 | Rettungsdienstliches Handeln bei bradykarden Herzrhythmusstörungen (nach ERC 2015)

Schock/Trauma

Definition

Schock bedeutet Hypoxie, also Mangelversorgung mit Sauerstoff im Gewebe, die auf eine Minderperfusion infolge eines Zirkulationsversagens zurückgeht. Im Schock gefährdete Organe sind besonders die Niere und das Gehirn.

Ätiologie/Einteilung

Ein Schock ist das primär lebensbedrohliche C-Problem bei vielen traumatologischen, aber auch bei einigen internistischen Notfällen. Die nachfolgende Tabelle gibt einen Überblick, welches Notfallbild welchem Schock zuzuordnen ist.

Disziplin	Notfallbild	Mögliche Schockform
chirurgisch	(Poly-)Trauma, Becken-/ Extremitätentrauma	hämorrhagisch
	Wirbelsäulentrauma, SHT	neurogen/spinal
	Verbrennung	hypovolämisch
	Thoraxtrauma	obstruktiv, hämorrhagisch
chirurgisch/ internistisch	akutes Abdomen	hämorrhagisch (z. B. Aortendissektion), hypovolämisch (z. B. Ileus), septisch/toxisch (z. B. Appendizitis, Urosepsis, Mesenterialinfarkt), obstruktiv (z. B. Mesenterialinfarkt)
	Aneurysma dissecans	hämorrhagisch
	Herzbeuteltamponade	obstruktiv
internistisch	Anaphylaxie	anaphylaktisch
	dekompensierte Herzinsuffizienz, ACS, Myokarditis	kardiogen
	Lungenembolie ▸ S. 125	obstruktiv
internistisch/ gynäkologisch	Vena-Cava-Kompressionssyndrom	obstruktiv
	akutes Abdomen	hämorrhagisch, z. B. extrauterine Schwangerschaft

Tab. 18 | Übersicht: Zuordnung von Notfallbildern zu möglichen Schockformen

Pathogenese

Es gibt drei grundsätzliche Ursachen für das Entstehen des für den Schock wesentlichen Zirkulationsversagens:

- absoluter Volumenmangel durch Blut- oder Flüssigkeitsverlust (hypovolämisch, hämorrhagisch)
- relativer Volumenmangel durch eine Störung der Blutverteilung im Körper (distributiv)
- Pumpversagen durch eine Schädigung des Herzens (kardiogen) oder eine Abflussstörung aufgrund einer Obstruktion im Gefäßsystem (obstruktiv)

Das Herzminutenvolumen und damit die Zirkulation sind beim Schock deutlich reduziert, entweder weil zu wenig Blut vorhanden ist (absoluter oder relativer Volumenmangel) oder weil das Herz nicht mehr mit der notwendigen Kraft pumpt bzw. das Blut aufgrund einer Engstelle nicht abfließen kann.

Absoluter Volumenmangel

Ein absoluter Volumenmangel kann zwei Ursachen haben:

- Blutverlust: Verlust von Flüssigkeit (Plasma) und Erythrozyten
- Flüssigkeitsverlust: Flüssigkeitsverluste führen zu einer Abnahme des Volumens des Blutplasmas; die Menge der Erythrozyten bleibt erhalten

Schockarten mit absolutem Volumenmangel/Trauma sind

- hämorrhagischer Schock: Volumenmangelschock infolge eines Blutverlusts aus dem Gefäßsystem heraus. Das Blut kann entweder sofort sichtbar nach außen (offene spritzende oder sickernde Wunden) oder erst später sichtbar in die großen Körperhöhlen (Thorax, Abdomen, Becken, Oberschenkel) aus dem Gefäßsystem austreten. Als Ursache kommen traumatische Verletzungen oder auch infolge chronischer Hypertonie bedingte, spontane Risse in den Arterien, z. B. ein dissezierendes Aortenaneurysma, infrage.
  Es fehlen bei dieser Sonderform des hypovolämischen Schocks sowohl Flüssigkeit als auch Erythrozyten. Außerdem muss davon ausgegangen werden, dass im Gefäßsystem eine Leckage besteht. Eine Volumensubstitution mittels Infusionstherapie ist deshalb nur sehr kontrolliert durchzuführen.
- hypovolämischer Schock: Reiner Volumenmangelschock, bei dem der Körper zu viel Flüssigkeit verloren hat. Dieser Flüssigkeitsverlust kann ausgelöst werden durch Durchfall, Erbrechen, vermehrte Urinausscheidung, übermäßiges Schwitzen oder als Folge schwerer Verbrennungen. Ist die Menge der ausgeschiedenen Flüssigkeit zu groß, reduziert sich das Volumen im Gefäßsystem. Die Erythrozyten sind zwar in gleicher Anzahl wie vor dem Schockgeschehen vorhanden, aber ihr Transportmedium, das Blutplasma, reicht nicht mehr aus. Dadurch wird das Blut deutlich zähflüssiger, was zur Folge hat, dass die Durchblutung reduziert ist und im Gewebe bzw. den feinen Kapillaren ganz unterbleibt.

Relativer Volumenmangel

Ein relativer Volumenmangel kann zwei Ursachen haben:

- fehlender Blutdruck aufgrund eines mangelnden Gefäßtonus der (peripheren) Arterien
- Austritt von Blutplasma durch durchlässig gewordene Gefäßwände in den Extravasalraum

Schockarten mit relativem Volumenmangel sind

- neurogener/spinaler Schock: Distributiver Schock, der zusätzlich mit einer reduzierten Pumpleistung bzw. Herzfrequenz einhergehen kann. Die arterielle Blutdruckregulation ist gestört, der Gefäßtonus herabgesetzt. Aufgrund traumatischer Verletzung oder akuter Erkrankung kommt es zur Störung des vegetativen Wechselspiels vom sympathischen und parasympathischen System. Am häufigsten ist der spinale Schock, bei dem aufgrund einer Läsion des Spinalkanals der sympathische Grenzstrang geschädigt wird. Dem Parasympathikus fehlt nun der regulierende sympathische Gegenspieler und die glatte Gefäßwandmuskulatur der Arterien erhält nur noch parasympathische Reize und entspannt sich. Der Gefäßtonus wird reduziert. Liegt die Schädigung zentral vor, kann auch die Herzinnervation ausfallen, sodass das Herz trotz plötzlichem, massivem Blutdruckabfall eine normale, mitunter sogar bradykarde Frequenz aufweist.
- septisch/toxischer Schock: In dieser Schockform treten beide pathophysiologischen Mechanismen des relativen Volumenmangels (Vasodilatation und Austritt von Blutplasma in den Extrazellularraum) kombiniert auf. Einem septischen Schock geht eine systemische Entzündungsreaktion (engl. systemic inflammatory response syndrom – SIRS) voraus. Die Ursachen für ein SIRS können sowohl eine Sepsis, also eine Entzündungsreaktion auf Mikroorganismen oder deren Toxine, als auch eine Pankreatitis, Verbrennungen und schwere Traumata sein. Symptome eines SIRS sind Tachykardie, Tachypnoe, Hyper- oder Hypothermie und Leukozytose oder Leukopenie. Kommt zu mindestens zwei dieser Symptome noch eine Hypotonie ›S. 140 dazu, spricht man von einem septischen Schock.
- anaphylaktischer Schock/Anaphylaxie: Auch hier treten beide pathophysiologischen Mechanismen des relativen Volumenmangels (Vasodilatation und Austritt von Blutplasma in den Extrazellularraum) kombiniert auf. Die Anaphylaxie ist eine systemische Überempfindlichkeitsreaktion auf ein exogenes Allergen, bei der es zur massiven Freisetzung von Mediatoren, wie z. B. Histamin, kommt. Diese Mediatoren bewirken eine Erhöhung der Gefäßpermeabilität (Ödembildung), eine (periphere) Vasodilatation und eine Bronchokonstriktion.

Pumpversagen

Ein Pumpversagen kann drei Ursachen haben:

* reduzierte Herzkraft aufgrund einer Schädigung des Myokards (Inotropie)
* reduzierte Herzkraft aufgrund eingeschränkter Füllungsmöglichkeit des Herzens bei einer Herzbeuteltamponade
* Blutzuflussstörung zum Herzen bzw. Blutabflussstörung vom Herzen bei abgeklemmten bzw. verschlossenen Hauptgefäßen (obstruktiver Schock)

Schockarten mit Pumpversagen sind

* kardiogener Schock: Trotz ausreichender Blut- und Blutplasmamenge im Intravasalraum und normalem bis erhöhtem arteriellem Gefäßtonus ist das Herzminutenvolumen gemindert, da die Pumpleistung des Herzens reduziert ist. Ursache hierfür ist eine massive Myokardschädigung infolge einer dekompensierten Herzinsuffizienz, eines manifesten ACS oder einer Myokarditis.
* obstruktiver Schock: Trotz ausreichender Blut- und Blutplasmamenge im Intravasalraum, normalem bis erhöhtem arteriellem Gefäßtonus und ausreichender Pumpleistung des Herzens ist das Herzminutenvolumen gemindert, da entweder zu wenig Blut am Herzen ankommt bzw. zu wenig Blut abfließen kann. Ursache hierfür sind zum einen akute Abklemmungen oder Verschlüsse der großen Gefäße, wie der V. cava inferior (z. B. bei Vena-cava-Kompressionssyndrom), der V. cava inferior und der V. cava superior (z. B. bei Spannungspneu) oder der Pulmonalarterien (bei Lungenembolie). Zum anderen kann eine Herzbeuteltamponade die Pumpleistung des Herzens massiv herabsetzen.

Folgen des Volumenmangels

Um weiterhin die Durchblutung der primär überlebenswichtigen Organe Lunge, Herz und Hirn sicherzustellen, kompensiert der Körper diesen Volumenmangel, indem er den Blutkreislauf zentralisiert. Die Botenstoffe, die die Zentralisierung bewirken, sind hauptsächlich die Stresshormone Adrenalin und Noradrenalin. Zentralisierung bedeutet, dass in dieser Phase der systolische Blutdruck zwar immer noch über 90 mmHg beträgt, aber alle nicht primär lebenswichtigen Organe nachrangig bis gar nicht mehr durchblutet werden. Die Mikrozirkulation im Gewebe ist stark reduziert, selbst in der Niere. Wegen dieser Minderdurchblutung und damit Minderversorgung entsteht eine Hypoxie im Gewebe. Diese wiederum führt dazu, dass es im Gewebe infolge des nun anaerob stattfindenden Stoffwechsels zu einer metabolischen Azidose kommen kann. In der Folge können sich Mikrothromben in den Kapillaren bilden.

Rettungsdienstliches Handeln

Therapieziel für alle Schockformen ist es, die Oxygenierung im Gewebe sicherzustellen.

Rettungsdienstliches Handeln bei hämorrhagischem Schock

Zum hämorrhagischen Schock bei Aortendissektion siehe ›S. 161.

Behandlungsstrategie:	load & go
Differenzialdiagnose:	obstruktiver Schock
Transportziel:	G & RV (nächstgelegen), ggf. mit RTH

	Symptome/Hinweise	Therapieziel	Maßnahmen
C	spritzende Blutung	Blutstillung	Tourniquet, Abdrücken
	V. a. Beckenfraktur		Beckenschlinge
B	Tachypnoe	Oxygenierung $SpO_2 > 95\,\%$	• O_2-Gabe • NIV • endotracheale Intubation
C	• verlängerte Rekapillarisierungszeit • Hypotonie • Tachykardie	ausreichend Blutfluss sicherstellen	RR-Management: • Immobilisation • Flachlagerung • mind. 2 i. v.-Zugänge • balancierte kristalloide Infusionslösung
D	Agitation, Verwirrtheit	zerebrale Oxygenierung	siehe C
		Sauerstoffbedarf/ -verbrauch reduzieren	Betreuung, ggf. Sedierung
E	Blutungen, Amputation, Hämtome	Blutstillung Infektionsprophylaxe	Verband Amputatversorgung

Tab. 19 | Rettungsdienstliches Handeln bei hämorrhagischem Schock nach C-ABCDE-Schema

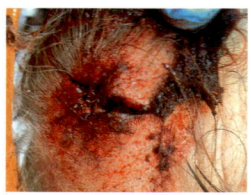

Abb. 1 | Starke Blutungen können zum hämorrhagischen Schock führen.

Rettungsdienstliches Handeln bei obstruktivem Schock

Behandlungsstrategie:	stay & play
Differenzialdiagnose:	hämorrhagischer Schock
Transportziel:	G & RV Herz- und Thoraxchirurgie

	Symptome/Hinweise	Therapieziel	Maßnahmen
B	Tachypnoe, Dyspnoe	Oxygenierung $SpO_2 > 95\%$	O_2-Gabe ggf. assistierte Beatmung
	• einseitig aufgehobenes AG • Rippenfraktur • hypersonorer Klopfschall	Obstruktion beseitigen	Entlastung: • Lagerung auf betroffener Seite • luftdurchlässiger Verband • Entlastungspunktion nach Monaldi • Bülau-Drainage
C	verlängerte Rekapillarisierungszeit Hypotonie Tachykardie		
D	Agitation, Verwirrtheit	zerebrale Oxygenierung	siehe C
		Sauerstoffbedarf/-verbrauch reduzieren	Betreuung, ggf. Sedierung
E	Prellmarken Rippenserienfraktur Hämatome Fieber	–	–

Tab. 20 | Rettungsdienstliches Handeln bei obstruktivem Schock nach C-ABCDE-Schema

Rettungsdienstliches Handeln bei hypovolämischem Schock

Behandlungsstrategie:	stay & play
Differenzialdiagnose:	i. d. R. keine ggf. septischer Schock
Transportziel:	MV Traumazentrum, ggf. Brandverletztenzentrum

	Symptome/Hinweise	Therapieziel	Maßnahmen
A	Pharynx-/Larynxödem	Atemwege offen halten	Atemwegssicherung, evtl. endotracheale Intubation
B	Tachypnoe	Oxygenierung $SpO_2 > 95\%$	• O_2-Gabe • NIV • Intubation (TIVA)
C	verlängerte Rekapillarisierungszeit Hypotonie Tachykardie blasse, feuchte Haut evtl. Exsikkosezeichen	ausreichender Blutfluss	RR-Management: • Immobilisation • Flachlagerung • i. v.-Zugang • moderate Infusionstherapie, balancierte kristalloide Infusionslösung
D	Agitation, Verwirrtheit evtl. Schmerzen	• zerebrale Oxygenierung • Sauerstoffbedarf reduzieren	• siehe C • Betreuung • evtl. Sedierung • evtl. Analgesie • evtl. TIVA
E	Verbrennungen Grade 1–4	• Infektionsprophylaxe	mit geeigneten Tüchern abdecken
		• Verhindern von Kompartment-Syndromen	frühe Escharotomie anstreben

Tab. 21 | Rettungsdienstliches Handeln bei hypovolämischem Schock nach C-ABCDE-Schema

Rettungsdienstliches Handeln bei spinalem/neurogenem Schock

Behandlungsstrategie:	stay & play
Differenzialdiagnose:	hämorrhagischer Schock
Transportziel:	MV Traumazentrum mit Neurochirurgie

	Symptome/Hinweise	Therapieziel	Maßnahmen
B	Tachypnoe	Oxygenierung SpO_2 > 95 %	• O_2-Gabe • NIV • Intubation (TIVA)
C	verlängerte Rekapillarisierungszeit Hypotonie	ausreichend Blutfluss sicherstellen	RR-Management: • Immobilisation • Flachlagerung • mind. 2 i. v.-Zugänge • balancierte kristalloide Infusionslösung
	evtl. Bradykardie	Gefäßtonus erhöhen	z. B. Akrinor® (Cafedrin + Theoadrenalin): initial ½ Ampulle Dopamin: 4–10 µg/kg KG/min
D	Agitation, Verwirrtheit evtl. Schmerzen	• zerebrale Oxygenierung • Sauerstoffbedarf reduzieren	• siehe C • Betreuung • evtl. Sedierung • evtl. Analgesie • evtl. TIVA
	evtl. Hirndruckzeichen	• weitere Schädigung verhindern	• siehe C
	evtl. Querschnittszeichen (Paresen/Plegien; Harn-/Stuhlabgang)		• Immobilisation • ggf. Methylprednisolon: initialer 1-h-Bolus von 30 mg/kg
E	Läsionen an Schädel u./o. Wirbelsäule	–	siehe D

Tab. 22 | Rettungsdienstliches Handeln bei spinalem/neurogenem Schock nach C-ABCDE-Schema

Rettungsdienstliches Handeln bei anaphylaktischem Schock

Behandlungsstrategie:	stay & play	
Differenzialdiagnose:	septischer Schock	
Transportziel:	G & RV mit ITS	

	Symptome/Hinweise	Therapieziel	Maßnahmen
C	Kreislaufstillstand	Kreislauf aufrecht	Reanimation
	Allergenexposition	Exposition verringern	Wirkstoff/Noxe entfernen
A	Pharynx-/Larynxödem	Atemwege offen halten	Atemwegssicherung, evtl. Intubation
B	Tachypnoe	Oxygenierung	O_2-Gabe
	Bronchospasmus: exspiratorischer Stridor	Broncholyse Verringern von Bronchialödemen (siehe C)	• Adrenalin vernebeln Erw.: 5 mg Ki.: 0,5 mg/kg KG • oder C
C	Tachykardie Hypotonie	Erhöhung des Gefäßtonus	• Adrenalin i. v.: Erw.: 50-µg-Boli titriert, wiederholt nach Wirkung Ki.: 1 µg/kg KG
		Blutfluss sicherstellen	balancierte kristalloide Infusionslösung Erw.: 500–1000 ml Ki.: 20 ml/kg KG
		Wirkung der Mediatoren blockieren (bes. Histamin)	H_1-Blocker (z. B. Clemastin) Erw.: 0,1 mg/kg KG Ki. ab 1 J.: 0,03 mg/kg KG
		Ödembildung verringern (bronchial/ interstitiell)	Methylprednisolon i. v.: Erw.: 200 mg Ki. je nach Alter: 25–50–100 mg
E	Rötung, Flush, Urtikaria, Exanthem	–	–

Tab. 23 | Rettungsdienstliches Handeln bei anaphylaktischem Schock

Rettungsdienstliches Handeln bei septischem Schock

Behandlungsstrategie:	stay & play
Differenzialdiagnose:	anaphylaktischer Schock
Transportziel:	G & RV mit ITS

	Symptome/Hinweise	Therapieziel	Maßnahmen
B	Tachypnoe, Hyperventilation	Oxygenierung $SpO_2 > 95\%$	O_2-Gabe ggf. assistierte Beatmung
C	Tachykardie Hypotonie	Blutfluss sicherstellen	Volumengabe: balancierte kristalloide Infusionslösung
		• Steigerung der Herzkraft • Erhöhung des Gefäßtonus	Katecholamingabe: Dobutamin 2,5–10 µg/kg KG/min evtl. kombiniert mit Noradrenalin über Perfusor
E	Hypo- bzw. Hyperthermie		

Tab. 24 | Rettungsdienstliches Handeln bei septischem Schock nach C-ABCDE-Schema

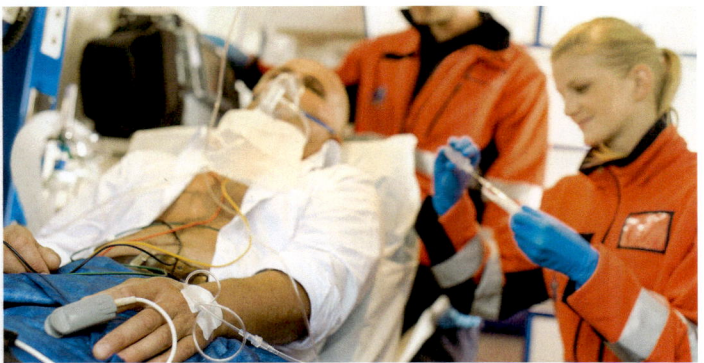

Abb. 1 | Versorgung eines Patienten mit Verdacht auf septischen Schock

Rettungsdienstliches Handeln bei kardiogenem Schock

Behandlungsstrategie:	stay & play	
Differenzialdiagnose:	Lungenembolie, dissektierendes Aortenaneurysma	
Transportziel:	G & RV mit ITS	

	Symptome/Hinweise	Therapieziel	Maßnahmen
A	schaumiger Auswurf	Atemwege frei halten Oxygenierung: SpO_2: 94–98% bei COPD: 88–92%	• moderate O_2-Gabe • ggf. CPAP **Cave:** RR • evtl. TIVA/endotracheale Intubation
B	Dyspnoe, evtl. Tachypnoe		
	pulmonale Stauungszeichen: feuchte RG		
C	feuchte, grau-blasse Haut Hypotonie	Blutfluss sicherstellen	Hypotension vorsichtig mit balancierter kristalloider Infusionslösung behandeln
	zirkulatorische Stauungszeichen: gestaute Halsvenen	evtl. Vorlast senken evtl. Nachlast senken	Ursache beheben bei ausreichend RR: evtl. Oberkörper hoch (Herzbettlagerung) evtl. unblutiger Aderlass
	Bradykardie	Herzkraft steigern	Katecholamingabe Dobutamin: 2,5–10 µg/kg KG/min evtl. kombiniert mit Noradrenalin über Perfusor
D	Angst, Agitation, Verwirrtheit	Sauerstoffbedarf reduzieren	Betreuung evtl. Sedierung evtl. Analgesie
E	periphere Stauungszeichen: Beinödeme	–	–

Tab. 25 | Rettungsdienstliches Handeln bei anaphylaktischem Schock nach C-ABCDE-Schema

(Dekompensierte) Herzinsuffizienz

Definition

Die akute Herzinsuffizienz ist ein lebensbedrohlicher Zustand. Sie kann als Erstmanifestation einer Herzinsuffizienz oder durch Dekompensation einer chronischen Herzinsuffizienz auftreten.

Die Herzinsuffizienz ist ein Syndrom. Das bedeutet, dass verschiedene Symptome, wie Luftnot, Knöchelödeme, Müdigkeit und gestaute Halsvenen, unter dem Begriff Herzinsuffizienz zusammengefasst werden. Die Ursache dafür sind strukturelle Defekte bzw. Funktionsstörungen am Herzen, die zu einer verringerten Auswurfleistung des Herzens und/oder erhöhten intrakardialen Drücken in Ruhe oder unter Belastung führen.

Pathogenese

Zu den häufigsten Ursachen einer akuten, also erstmalig auftretenden Herzinsuffizienz zählen eine akute Myokarddysfunktion, akute Klappeninsuffizienz oder eine Herzbeuteltamponade. Eine chronische Herzinsuffizienz kann spontan, als Folge von Herzrhythmusstörungen, einer Infektion, einer unkontrollierten Hypertonie oder mangelnder Einhaltung von Medikamenten- oder Ernährungsempfehlungen entstehen.

Klinische Kategorien zur Einteilung der akuten Herzinsuffizienz sind Stauung (feucht oder trocken) und periphere Hypoperfusion (kalt oder warm), die nicht mit Hypotension gleichzusetzen ist, wenngleich sie oft gemeinsam auftreten. In unten stehender Tabelle sind die vier möglichen Ausprägungen und die dazugehörigen Stauungs- bzw. Hypoperfusionszeichen den jeweiligen Quadranten zugeordnet. Die sich jeweils ergebende Einteilung, z. B. „kalt und feucht", ermöglicht eine erste Beurteilung des Schweregrades der Herzinsuffizienz.

	keine Stauung	Stauung (Lungenstauung, Orthopnoe/Dyspnoe, periphere Ödeme, erweiterte Jugularvenen, Aszites etc.)
keine Hypoperfusion	warm-trocken	warm-feucht
Hypoperfusion (kalter Schweiß, Oligurie, Verwirrtheit, Benommenheit, geringe Pulsamplitude)	kalt-trocken	kalt-feucht

Tab. 26 | Anzeichen der akuten Herzinsuffizienz

Rettungsdienstliches Handeln

In ihren Symptomen und im Verlauf entspricht die Herzinsuffizienz dem Krankheitsbild des kardiogenen Schocks ›S. 156.

Behandlungsstrategie:	stay & play
Differenzialdiagnose:	Lungenembolie, dissektierendes Aortenaneurysma
Transportziel:	G & RV mit ITS

	Symptome/Hinweise	Therapieziel	Maßnahmen
A	schaumiger Auswurf	Atemwege frei halten Oxygenierung (SpO$_2$: 94–98%; bei COPD: 88–92%)	• moderate O$_2$-Gabe • ggf. NIV: CPAP **Cave:** RR • evtl. TIVA/Intubation
B	Dyspnoe, evtl. Tachypnoe		
	pulmonale Stauungszeichen: feuchte RG		
C	feuchte, grau-blasse Haut Hypotonie	Blutfluss sicherstellen	Hypotension vorsichtig mit balancierter kristalloider Infusionslösung behandeln
	zirkulatorische Stauungszeichen: gestaute Halsvenen	evtl. Vorlast senken evtl. Nachlast senken	Ursache beheben bei ausreichendem RR: evtl. Oberkörper hoch (Herzbettlagerung) evtl. unblutiger Aderlass
	Bradykardie	Herzkraft steigern	Katecholamingabe Dobutamin: 2,5–10 µg/kg KG/min evtl. kombiniert mit Noradrenalin über Perfusor
D	Angst, Agitation, Verwirrtheit	Sauerstoffbedarf reduzieren	• Betreuung • evtl. Sedierung • evtl. Analgesie
E	periphere Stauungszeichen: Beinödeme	–	–

Tab. 27 | Rettungsdienstliches Handeln bei Herzinsuffizienz gemäß C-ABCDE-Schema

Hypertensive Krise

Definition
Eine Hypertonie ist eine dauerhaft anhaltende bzw. zeitlich begrenzt auftretende Blutdruckerhöhung. Unterschieden werden die maligne Hypertonie mit Langzeitschäden und die hypertensive Krise.

Ätiologie/Einteilung
Die arterielle Hypertonie wird gemäß ihrer Ursache eingeteilt:
- essenzielle Hypertonie: die Ursachen sind nicht bekannt
- sekundäre Hypertonie: verursacht durch Nierenerkrankungen; Phäochromozytom, Morbus Cushing, Aortenisthmusstenose, Schlafapnoesyndrom, psychische Erkrankungen, chronische Schmerzzustände

Der schwangerschaftsinduzierte Bluthochdruck nimmt eine besondere Stellung ein. Er zählt nicht zur chronischen Hypertonie. Weiterhin können auch Medikamente und Intoxikationen oder Hirnblutungen eine temporäre Hypertonie verursachen.

Zudem kann die Hypertonie auch nach den ermittelten Blutdruckwerten eingeteilt werden:
- Grad 1: Systole 140–159 mmHg, Diastole 90–99 mmHg
- Grad 2: Systole 160–179 mmHg, Diastole 100–109 mmHg
- Grad 3: Systole >180 mmHg, Diastole >110 mmHg

Pathogenese
Der Blutdruck wird durch mehrere Faktoren bestimmt:
- Herzzeitvolumen
- Gefäßwiderstand
- Hormonhaushalt
- Flüssigkeitshaushalt

Ein niedriges Plasmavolumen, z. B. durch Salzmangel, ein Flüssigkeitsdefizit und ein erhöhter Sympathikostonus führen zu einer Hormonausschüttung (Renin). Das Hormon Renin bewirkt wiederum, dass das in der Leber gebildete Angiotensinogen in Angiotensin I umgewandelt wird. Das in der Lunge freigesetzte Angiotensin-Converting-Enzym wiederum wandelt das Angiotensin I in Angiotensin II um. Angiotensin II verengt die Blutgefäße, steigert die Salz- und Wasserrücksorption in den Nieren und bewirkt eine vermehrte Aldosteronausschüttung. Diese Mechanismen führen alle zu einer Erhöhung der Blutdruckwerte.

Neben diesem komplexen hormonellen Zusammenspiel (auch RAAS genannt) haben zudem noch Schilddrüsenhormone einen Einfluss auf die Blutdruckerhöhung. Eine vermehrte Schilddrüsenhormonausschüttung regt die Beta-Rezeptoren am Herzen an. Dadurch können Katecholamine wie Adrenalin vereinfacht an diesen Rezeptoren wirken und den Blutdruck steigern.

Rettungsdienstliches Handeln bei Hypertonie bzw. hypertensiver Krise

Behandlungsstrategie:	stay & play
Differenzialdiagnose:	ACS, Apoplex
Transportziel:	G&RV (SpO$_2$ < 92% und Bewusstseinsstörung: ITS)

	Symptome/Hinweise	Therapieziel	Maßnahmen
B	ggf. Belastungs-dyspnoe	subjektive Beschwerdefreiheit	O$_2$-Gabe
	ggf. feuchte RG	ungehinderte O$_2$-Diffusion ausreichende Oxygenierung > 92 %	RR > 110 mmHg systolisch: Furosemid 40 mg i. v., bei oraler Dauermedikation wird empfohlen, die i. v.-Dosis um den Faktor 2,5 zu erhöhen
C	RR >180/110 mmHg/ 230/120 mmHg	RR < 140/90 mmHg um maximal 20% geringer Ausgangs-wert	25 mg Urapidil in 10-mg-Schritten
D	Kopfschmerzen Schwindel Sehstörungen Übelkeit/Erbrechen	Symptomfreiheit	Maßnahme C
E	Nasenbluten	Blutungsstillstand	Sofortkühlkompressen Nackenbereich Maßnahme C

Tab. 28 | Rettungsdienstliches Handeln bei Hypertonie/hypertensiver Krise gemäß C-ABCDE-Schema

Aortenaneurysma und Aortendissektion

Definition
Ein Aneurysma ist eine Aussackung der Arterien. Ein Aneurysma liegt vor, wenn sich der Durchmesser der Arterien mindestens verdoppelt hat. Alle Arterien, also Aorta, aber auch Nieren- oder Hirnarterien, können hiervon betroffen sein. Die Aussackungen können spindelförmiger Art oder sackartige, isolierte Wandausstülpungen sein.

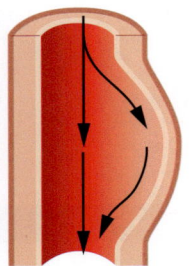 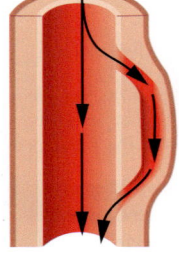 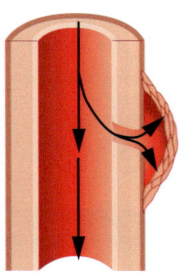

a) Aneurysma verum   b) Aneurysma dissecans   c) Aneurysma falsum

Abb. 1 | Aneurysmaformen

Aneurysmen können asymptomatisch sein und nur zufällig diagnostiziert werden. Sie können aber auch mit Symptomen auftreten, meist in Form von Rücken- oder Flankenschmerzen oder diffusen Bauchschmerzen. Wenn sie offen oder gedeckt rupturieren, stellen sie einen akuten Notfall dar.

Ätiologie/Einteilung
(Aorten-)Aneurysmen können gedeckt oder frei rupturieren:
- Das gedeckt rupturierte Aortenaneurysma äußert sich als dauerhaft schmerzhafte pulsierende Resistenz im Abdomen und/oder als in den Rücken- und Flankenbereich ausstrahlender Schmerz und beginnt i. d. R. plötzlich. Die Kreislaufparameter sind bereits erniedrigt.
- Das frei rupturierte Aortenaneurysma tritt durch ein akutes Abdomen mit plötzlich eintretenden Schmerzen und rapidem Abfall der Kreislaufparameter zutage. Ein thorakales Aortenaneurysma (TAA) bietet allerdings eher das Symptombild eines ACS ▸ S. 137. Bei diesem Notfallbild ist daher immer eine sorgfältige Differenzialdiagnostik notwendig.

Pathogenese
Die meisten Bauch- und Beckenaortenaneurysmen (abdominelles Aortenaneurysma – AAA) haben ihre Ursache in arteriosklerotischen Veränderungen. Bei den thorakalen Aortenaneurysmen spielt zusätzlich die chronische Hypertonie eine Rolle.

Rettungsdienstliches Handeln

Symptomatische Aortenaneurysmen sollen innerhalb von 24 Stunden gefäßchirurgisch versorgt werden. Gedeckt oder frei rupturierte Aortenaneurysmen müssen sofort behandelt werden. Der Blutdruck sollte auf einem niedrigen stabilen Niveau gehalten werden. So wird bei einer gedeckten Ruptur die noch verbleibende schützende Gefäßwandschicht entlastet und bei einer freien Ruptur im Sinne einer Schocktherapie ▸ S. 146 die Organdurchblutung weitestgehend gewährleistet.

Behandlungsstrategie:	load & go
Differenzialdiagnose:	ACS, Lungenembolie
Transportziel:	schnellstmögliche chirurgische Versorgung, möglichst Thorax- und Gefäßchirurgie

	Symptome/Hinweise	Therapieziel	Maßnahmen
B	Tachypnoe	Oxygenierung	• großzügige O$_2$-Gabe
	atemabhängiger Schmerz auf Zwerchfellhöhe		
C	evtl. Zerreißungs-schmerz	• Blutfluss sicherstellen • niedrig-stabiles Kreislaufniveau, RR syst. 90 mmHg • Gefäßwand-schichten entlasten	RR-Management: • Immobilisation • Flachlagerung • mind. 2 i. v.-Zugänge • balancierte kristalloide Infusionslösung • evtl. bei Hypertonie und V. a. ein gedeckt rupturiertes Aorten-aneurysma: RR-Senkung
	plötzlich eintretender Schmerz und Abwehr-spannung im Abdomen		
	feuchte, grau-blasse Haut		
	Hypotonie: RR-Differenz zwischen den Armen (i. d. R. re. > li.)		
	auskultatorisch klopfendes Pulsgeräusch		
	Tachykardie		
D	Angst, Agitation, Verwirrtheit	Sauerstoffbedarf reduzieren	• Betreuung • evtl. Sedierung • evtl. Analgesie

Tab. 29 | Rettungsdienstliches Handeln bei Aortendissektion gemäß C-ABCDE-Schema

Myokarditis

Definition
Die Myokarditis ist eine i. d. R. akute Form einer entzündlichen Kardiomyopathie. Eine durch Erreger ausgelöste Entzündung des Myokards führt zu links- und/oder rechtsventrikulären Fehlfunktionen.

Ätiologie/Einteilung
Eine Einteilung wird nach den Stadien im Krankheitsverlauf in akut, postinfektiös und chronisch-viral bzw. nach der auslösenden Ursache vorgenommen und ist damit für die präklinische Versorgung irrelevant.

Pathogenese
Man unterscheidet infektiöse und nichtinfektiöse Ursachen.

Zu den infektiösen Ursachen zählen Viren, Bakterien, z. B. *Borellia*, und Pilze.

Es gibt aber auch nichtinfektiöse Auslöser einer Kardiomyopathie, z. B. Autoimmunreaktion nach Grippeimpfung, allergische bzw. hypersensitive Reaktion auf Medikamente (z. B. Penicillin, Antirheumatika oder trizyklische Antidepressiva), exogene Noxen (Hitzschlag, Hypothermie) oder die Aufnahme von Toxinen (z. B. Alkohol, Kokain, Chemotherapeutika).

Aufgrund der akuten entzündlichen Veränderungen kann es am Herzen zu Veränderungen der Erregungsbildung und der Erregungsleitung kommen. Als Folge sind Herzrhythmusstörungen bis hin zum Kammerflimmern oder eine reduzierte Kontraktilität des Herzmuskels (Inotropie) möglich. Diese Entzündung kann mit allen ihren Folgen chronisch werden oder aber zum Absterben von Myokardgewebe (Nekrose) führen.

Somit ist das Erscheinungsbild oft für eine Infektion untypisch. Die Symptomatik entspricht eher der des ACS ›S. 137 mit mitunter plötzlich auftretender Brustenge, Arrhythmien oder sich über Tage entwickelnder Herzinsuffizienz. Lediglich aus der Anamnese und durch die ausgeprägten, mitunter in weit mehr als zwei Ableitungen zu sehenden Ischämiezeichen (ST-Hebungen) lassen sich Hinweise auf eine Myokarditis ziehen.

Rettungsdienstliches Handeln
Das Therapieziel in der präklinischen Versorgung besteht aus Entlastung des Myokards.

Klinisch stehen die ausgiebige Diagnostik und die meistens antivirale oder antibiotische Ursachentherapie im Vordergrund.

Behandlungsstrategie:	stay & play
Differenzialdiagnose:	ACS, Lungenembolie, Aortendissektion Thorax: Trauma und Erkrankung
Transportziel:	G & RV mit ITS (Kardiologie)

	Symptome/Hinweise	Therapieziel	Maßnahmen
B	Dyspnoe Tachypnoe	Sauerstoffversorgung des Myokards sicherstellen SpO$_2$ 94–98 %	moderate O$_2$-Gabe
C	Schockzeichen: blass-graue, kalt-klebrige Haut	ausreichende Hirnperfusion bei gleichzeitiger Entlastung des Herzens	Lagerung flach; je nach RR: OK 30° erhöht
	Stauungszeichen • pulmonal: feuchte RG • kardial: gestaute Halsvenen Zeichen kardialer Ischämie: • (retrosternale) Schmerzen • EKG-Veränderungen (ST-Hebungen, mitunter in deutlich mehr als zwei Ableitungen)	Vorlast senken	**Cave:** RR beachten! Herzbettlagerung (OK 60° erhöht) unblutiger Aderlass
		Nachlast senken	**Cave:** RR beachten! Herzbettlagerung (OK 60° erhöht)
E	Hyperthermie	–	–

Tab. 30 | Rettungsdienstliches Handeln bei Myokarditis gemäß C-ABCDE-Schema

Herzbeuteltamponade

Definition
Eine Herzbeuteltamponade ist eine lebensbedrohliche, sich rasch oder langsam entwickelnde Kompression des Herzens aufgrund einer Zunahme von Flüssigkeit oder Gas im Herzbeutel.

Pathogenese
Im Herzbeutel (Perikard) befinden sich 10–50 ml Perikardflüssigkeit. Sie fungiert, analog zum Flüssigkeitsfilm im Pleuraspalt, als Gleitmittel für das sich im Herzbeutel kontinuierlich bewegende Herz.

Füllt sich der Herzbeutel mit deutlich mehr Flüssigkeit, Blut, Eiter oder Gas, kommt es zu einer lebensbedrohlichen Kompression des Herzens, da der Herzbeutel starr ist und dem Druck nicht nachgibt. Diese Kompression kann sich langsam oder rasch entwickeln.

Die Ursache für diese vermehrte Flüssigkeitsansammlung im Herzbeutel kann eine Entzündung, Tuberkolose, ein Trauma, eine Herzruptur, eine iatrogene Schädigung oder eine Aortendissektion ▸S. 161 sein.

Rettungsdienstliches Handeln
Der pathologische Mechanismus der Herzbeuteltamponade entspricht einem obstruktiven Schock. Das Ziel ist daher die schnellstmögliche Auflösung der Obstruktion durch eine Perikardpunktion. Theoretisch ist die Durchführung einer Perikardpunktion auch präklinisch möglich. Sie wird allerdings wegen mangelnder echokardiografischer und röntgenologischer Kontrollmöglichkeiten und ungenügender steriler Bedingungen faktisch nur innerklinisch durchgeführt.

Behandlungsstrategie:	load & go (wenn Maßnahmen vor Ort durchführbar sind: stay & play)
Differenzialdiagnose:	hämorrhagischer Schock
Transportziel:	Erstversorgung: G & RV Herz- und Thoraxchirurgie

	Symptome/Hinweise	Therapieziel	Maßnahmen
B	Tachypnoe, Dyspnoe	Oxygenierung	O_2-Gabe
C	Schockzeichen: • blasse, feucht-kalte Haut • verlängerte Rekapillarisierungszeit • Tachykardie • Hypotonie	Obstruktion beseitigen	Entlastung durch Perikardpunktion
	EKG: • Niedervoltage • elektrischer Alternans • ggf. ST-Strecken- und T-Wellen-Veränderungen		
D	Agitation, Verwirrtheit	• zerebrale Oxygenierung sicherstellen • Sauerstoffbedarf/-verbrauch reduzieren	• siehe C • Betreuung • evtl. Sedierung • evtl. Analgesie
E	Prellmarken Sternumfraktur Hämatome	–	–
	Fieber	–	–

Tab. 31 | Rettungsdienstliches Handeln bei Herzbeuteltamponade gemäß C-ABCDE-Schema

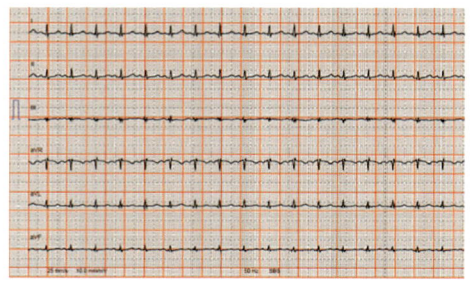

Abb. 1 | Niedervoltage- und elektrischer Alternans im EKG

Arterieller Verschluss/Embolie

Definition

Um einen arteriellen Verschluss handelt es sich, wenn die Gefäße, die sauerstoffreiches Blut führen, durch artheriosklerotische Veränderungen, Plaqueablösungen und/oder Blutgerinnsel (Embolus) teilweise oder vollständig verlegt werden. Ist die Verlegung vollständig, wird das nachfolgende Gewebe ischämisch und stirbt ab (nekrotisiert), man spricht dann vom Infarkt. Jedes Organ und Gewebe kann davon betroffen sein. Je nach Art und Größe des Gefäßes ist ein akuter arterieller Verschluss lebensgefährlich, wie z. B. beim Mesenterialinfarkt, Myokardinfarkt (mit oder ohne ST-Hebung), Hirninfarkt (Schlaganfall) oder bei einer Lungenembolie. Die chronische, in den Extremitäten auftretende Form der arteriellen Verschlüsse ist die auch als Schaufensterkrankheit bekannte periphere arterielle Verschlusskrankheit (paVK).

Ätiologie/Einteilung

Die Embolien lassen sich einerseits nach der Art einteilen, z. B. Thromboembolie, Fettembolie oder Luftembolie. Andererseits können sie nach der Lokalisation eingeteilt werden, z. B. Lungenembolie oder arterielle Embolie.

Pathogenese

Klinische Zeichen der arteriellen Verschlüsse sind die sogenannten vier P's: pain (Schmerz), paleness (Blässe), pulselessness (Pulslosigkeit), paresthesia (Parästhesien/Empfindungsstörungen).

Die Symptome treten sowohl bei peripheren Verschlüssen an den Extremitäten als auch an zentralen Organen auf. Sind zentrale Organsysteme von einem arteriellen Verschluss betroffen, bilden diese eigenständige akute Notfallbilder.

Lokalisation des Embolus	Organ	Notfallbild
Lungenarterie	Lunge	Lungenembolie ▸ S. 125 bzw. obstruktiver Schock ▸ S. 151
paarig und/oder unpaarig von der Aorta abdominalis abgehende Arterien	Bauch	Mesenterialinfarkt (hämorrhagischer Schock ▸ S. 150)
A. carotis interna und nachfolgende Arterien	Gehirn	Schlaganfall ▸ S. 182
Koronarien	Herz	ACS ▸ S. 137
A. illiaca und nachfolgende Arterien	Extremitäten	arterielle Embolie ▸ S. 167

Tab. 32 | Lokalisation, betroffenes Organsystem und Notfallbild bei arteriellen Verschlüssen

Rettungsdienstliches Handeln

Ist eine Extremität, meistens die Beine, betroffen, ist die Therapie präklinisch symptomangepasst: Schmerzen vermeiden und Durchblutung im distalen Bereich möglichst unterstützen. Klinisch wird die schnellstmögliche Entfernung (Embolektomie) oder Auflösung (Lyse) des Embolus angestrebt.

Behandlungsstrategie:	load & go
Differenzialdiagnose:	Aortenaneurysma, Schlaganfall, spinale Läsionen
Transportziel:	möglichst Gefäßchirurgie, sonst G&RV

	Symptome/Hinweise	Therapieziel	Maßnahmen
C	Anzeichen für: • Schock • Lungenembolie • Schlaganfall • akutes Abdomen	Akutbehandlung gemäß entsprechendem Notfallbild	
C	periphere, (einseitige) kühle, blasse trockene Haut	Durchblutung fördern	Extremität tief lagern und abpolstern (Druckstellen vermeiden)
	periphere, (einseitige) Pulslosigkeit		
	(einseitige) deutlich verlängerte kapillare Füllungszeit		
D	Schmerzen in der betroffenen Extremität	Schmerzen lindern	Extremität gut gepolstert lagern (Druckstellen vermeiden)
	Parästhesien in der betroffenen Extremität		

Tab. 33 | Rettungsdienstliches Handeln bei arteriellem Verschluss gemäß C-ABCDE-Schema

Venöser Verschluss

Definition
Bei einem venösen Verschluss handelt es sich um eine teilweise oder vollständige Verlegung der Leit- und/oder Muskelvenen durch Blutgerinnsel (Thrombus). Bei bestehendem Gerinnsel kommt es aufgrund der durch die Verlegung bedingten Verlangsamung der Fließgeschwindigkeit zu einem Dickenwachstum des Gerinnsels.

Ätiologie/Einteilung
Die relevanteste Form des venösen Verschlusses ist die tiefe Bein- und Beckenvenenthrombose (TVT). Sie wird nach der genauen Lokalisation des Thrombus in den Unterschenkelvenen, den oberflächlichen Beinvenen oder der relativ zentralen Unterbauchvene (Vena illiaca) eingeteilt.

Pathogenese
Einfluss auf die Entstehung von Thrombosen, die zu venösen Verschlüssen führen, haben die unter dem Begriff Virchow'sche Trias zusammengefassten Faktoren:

- verlangsamter Blutfluss
- erhöhter Anteil an Gerinnungsfaktoren bzw. veränderte Viskosität des Blutes
- verändertes Endothel

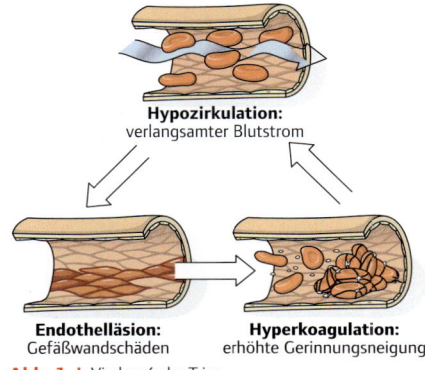

Hypozirkulation:
verlangsamter Blutstrom

Endothelläsion:
Gefäßwandschäden

Hyperkoagulation:
erhöhte Gerinnungsneigung

Abb. 1 | Virchow'sche Trias

Ursachen für einen verlangsamten Blutfluss können zum einen kurzfristige Lebenssituationen sein, z.B. eine längere Bettlägerigkeit oder eine längere Bus- oder Flugreise. Aber auch eine (chronische) venöse Insuffizienz, z. B. aufgrund von Krampfadern (Varizen) oder vorigen Thrombosen, kann den Blutfluss verlangsamen. Einen erhöhten Anteil an Gerinnungsfaktoren weisen Menschen z. B. kurz nach einer Operation auf. Das Endothel verändert sich im Zuge einer Hypercholesterinämie oder eines Diabetes mellitus.

Die klassischen klinischen Zeichen einer TVT, wenngleich zur sicheren Diagnose allein nicht ausreichend, sind Ödem, Schmerz, Spannung(sgefühl), Zyanose und verstärkte Venenzeichnung.

Rettungsdienstliches Handeln

Löst sich ein Teil oder auch der ganze Thrombus einer TVT, so gelangt er direkt in den rechten Vorhof, von dort in die Kammer und verursacht dann in der Lungenarterie eine Lungenembolie. Das primäre Ziel ist deshalb, den Patienten zu immobilisieren, um eine Loslösung des Thrombus zu vermeiden. Klinisch wird sofort mit der therapeutischen Antikoagulation begonnen, um weiteres Thrombenwachstum zu verhindern und dadurch die körpereigene Fibrinolyse zu verbessern. Diese Initialtherapie dauert je nach verwendetem Antikoagulans fünf bis 21 Tage.

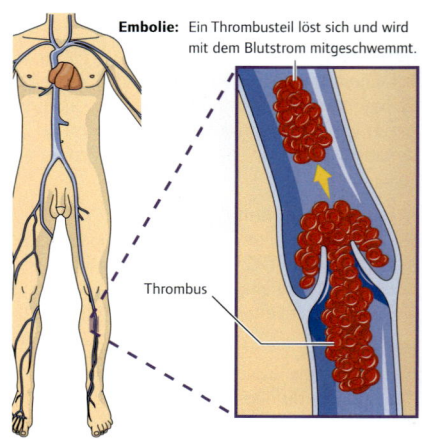

Embolie: Ein Thrombusteil löst sich und wird mit dem Blutstrom mitgeschwemmt.

Thrombus

Abb. 1 | Thromben können zur Embolie führen.

Behandlungsstrategie:	load & go
Differenzialdiagnose:	geschlossene Fraktur, arterieller Verschluss
Transportziel:	G & RV

Symptome/Hinweise	Therapieziel	Maßnahmen
E • Ödem • Schmerz • Spannung(sgefühl) • Zyanose • verstärkte Venenzeichnung	• Wandern des Thrombus vermeiden • Thrombus verkleinern, körpereigene Fibrinolyse unterstützen	• Patienten immobilisieren • therapeutische Antikoagulation

Tab. 34 | Rettungsdienstliches Handeln bei venösem Verschluss gemäß C-ABCDE-Schema

Geburt

Definition
Der Geburtsvorgang stellt das Ende der Schwangerschaft dar. Die Geburt beginnt mit regelmäßigen Eröffnungswehen. Sie dienen dazu, den Gebärmutterhals zu verkürzen und damit anschließend den Muttermund zu öffnen. Unterstützt wird dieser Vorgang durch lokal wirkende Prostaglandine. Die Geburt ist erst nach dem Ausstoßen der Plazenta beendet.

Ätiologie/Einteilung
Die Geburt wird in drei Phasen eingeteilt:
- Eröffnungsphase: Gebärmutterhalsverkürzung, Muttermundöffnung, Schleimpfropfabgang, Fruchtwasserabgang
- Austreibungsphase: Muttermundöffnung ca. 10 cm, Kindskopf ist tastbar und sichtbar, Erstgebärende: 9–10 Stunden/Mehrgebärende: 6–7 Stunden, Presswehen
- Nachgeburtsphase: Ablösung und Geburt der Plazenta, Lösungsblutung

Mechanik der Entbindung
Bei 90 % aller Geburten liegt das Kind in der Hinterhauptslage. Aufgrund der anatomischen Gegebenheiten des Beckens dreht es sich während der Geburt.
- Zunächst wird der Kindskopf im Scheidenkanal sichtbar. Dabei blickt das Kind mit dem Gesicht Richtung Anus der Mutter. Die Fontanelle wird zuerst geboren. Der Notfallsanitäter hält dabei mit einer Hand und einer Saugkompresse den Damm fest. In die andere Hand wird der Kindskopf geboren. In dieser Phase kann ein Dammschnitt erforderlich werden.
- Durch weitere Wehen dreht sich das Kind zur Seite, um die obere Schulter zunächst zu gebären. Hierbei wird der Kindskopf des Kindes durch den Notfallsanitäter unterstützt.
- Die Geburt der ersten Schulter kann durch ein sanftes Führen des Kopfes Richtung Anus der Mutter unterstützt werden.
- Nach der Geburt der oberen Schulter wird die untere Schulter geboren.
- Die Geburt des restlichen Körpers bedarf i. d. R. keiner Unterstützung. Hier kann der Notfallsanitäter das Kind auf den Bauch der Mutter leiten.

Sobald der Kindskopf im Geburtskanal sichtbar wird, muss der Notfallsanitäter diesen durch eine Sichtkontrolle auf ein Vorliegen der Nabelschnur hin untersuchen. Wird vor dem Kindskopf die Nabelschnur sichtbar, handelt es sich hierbei um eine schwerwiegende Geburtskomplikation ▸S. 175. Eine Nabelschnurumschlingung ▸S. 176 ist ebenfalls für das ungeborene Kind lebensgefährlich und spätestens bei der Geburt der ersten Schulter sichtbar.

Mutterpass

Der Mutterpass enthält für den NotSan wichtige Informationen über die Schwangerschaft, insbesondere über vorangegangene Schwangerschaften und Entbindungen inkl. Fehlgeburten und Schwangerschaftsabbrüche (Mutterpass S. 4), den berechneten Geburtstermin (S. 6), besondere Befunde (Komplikationen) während der Schwangerschaft (S. 5/6) sowie die Lage des Fetus und der Plazenta (S. 7 o. 10).

Rettungsdienstliches Handeln bei regelrechter Geburt

Behandlungsstrategie:	stay & play
Differenzialdiagnose:	vorzeitige Plazentaablösung, Placenta praevia
Transportziel:	Geburtshilfe

	Symptome/Hinweise	Therapieziel	Maßnahmen
B	ggf. Belastungsdyspnoe	subjektive Beschwerdefreiheit	O$_2$-Gabe
C	Blasensprung – Fruchtwasserabgang	Aufnahme in der Zielklinik vor der Austreibungsphase, ausreichende Oxygenierung	Linksseitenlage leicht erhöhtes Becken Fritsche-Lagerung **Cave:** nicht mehr eigenständig laufen lassen
	Wehen: > alle 10 min		
	Wehen: < alle 2 min	Entbindung vor Ort	Hebamme nachfordern
			Materialbereitstellung: Entbindungsset und Kindernotfallkoffer
E	–	–	Geburtstermin dokumentieren Wärmeerhalt

Tab. 35 | Rettungsdienstliches Handeln bei Geburt gemäß C-ABCDE-Schema

Neugeborenenversorgung

Definition
Bis zum 28. Lebenstag wird das geborene Kind als Neugeborenes bezeichnet.

Kinder, die vor der 37. Schwangerschaftswoche (SSW) geboren werden, bezeichnet man als Frühgeborene. Bei einer Entbindung nach der 42. SSW spricht man von Übertragung.

Diagnostik
Im Vordergrund bei der Neugeborenenversorgung stehen für den NotSan die Reifezustandsbeurteilung und der Wärmeerhalt des Neugeborenen. Zur Diagnostik stehen ihm folgende Hilfsmittel zur Verfügung:
- APGAR-Index (Aussehen, Puls, Grundtonus, Atmung, Reflexe)
- Sichtkontrolle Reifezeichen
- im Rettungsdienst übliche Diagnostikmaßnahmen

Um die lebenswichtigen Funktionen des Säuglings und die Adaptionsfähigkeit an die neue Umwelt feststellen zu können, wird der APGAR-Index nach ein, fünf und zehn Minuten nach der Geburt angewendet. Die maximal zu erreichende Punktzahl ist 10 Punkte. Während des Testverfahrens sollte die Punktzahl zunehmen.

Kriterien	0 Punkte	1 Punkt	2 Punkte
Aussehen	blass und blau	Körperstamm rosig, Arme/Beine blau	rosig
Puls	kein Puls	<100/min, schwach	>100/min kräftig
Grundtonus	keine Bewegung	schlaffe Beugung der Arme/Beine	aktive Bewegung
Atmung	keine Atmung	unregelmäßig, langsam, schnappend	regelmäßig
(Absaug-)Reflexe	keine Grimassen	Grimassen	kräftiges Schreien und Husten

Tab. 36 | Kriterien und Punkte des APGAR-Index

Auswertung: Eine ermittelte Punktzahl von 7–10 Punkten spricht für ein reifes, gesundes Neugeborenes. Eine mäßige Asphyxiegefahr besteht bei 4–6 Punkten. Eine schwere Asphyxie besteht bei weniger als 4 Punkten.

Zu den Reifezeichen gehören z.B. eine 3–7 cm lange, konsistente Kopfbehaarung, Lanugobehaarung, lange Finger- und Zehennägel, Käseschmiere, durchgehend vorhandene Fußsohlenfalten.

Rettungsdienstliches Handeln bei Neugeborenenversorgung

Behandlungsstrategie:	stay & play	
Transportziel:	Geburtshilfe/ggf. ITS Neonatologie	

	Symptome/Hinweise	Therapieziel	Maßnahmen
A	ggf. Mekonium im Mundraum	keine Aspiration, freie Atemwege	Absaugen mit Orosauger (< 0,2 bar)
	gelb-grünliche mekoniumverfärbte Haut, Mekoniumaspiration	Atemwege sind frei Mekoniummenge ist reduziert	Intubation, bronchiale Absaugung und ggf. Lavage mit NaCl 0,9 %
B	fehlendes Schreien ggf. Apnoe, Bradypnoe Körperstammzyanose	ausreichende Oxygenierung	1. Fußsohlen reiben 2. anpusten/O$_2$-Flow 3. Beatmung
C	Bradykardie < 60/min	ausreichende Kreislauftätigkeit und Oxygenierung	Herzdruckmassage Adrenalin: 0,01 mg/kg KG
	Hypotonie (RR syst. < 50 mmHg), blasse Hautfarbe trotz Oxygenierung u. ausreichender HDM		10 ml/kg KG VEL davon 10 ml als Bolus
D	fehlende Reflexe, fehlende Motorik	kräftiges Schreien, Saugreflex, aussagekräfige Mimik	Maßnahmen B und C frühes Anlegen an die mütterliche Brust
E	schneller Temperaturabfall, < 37 °C	Körpertemperatur 37 °C	abtrocknen/abreiben, auf den Brustkorb der Mutter legen, Wärmeerhalt
	Evaluation	–	APGAR-Index anwenden: 1, 5, 10 min nach Geburt
	nicht mehr pulsierende Nabelschnur	ausreichende eigenständige Kreislauffunktion	Abnablung: 1. Klemme ca. 20 cm vom Kind entfernt, 2. Klemme 3 cm von der ersten Klemme Richtung Mutter entfernt, Durchtrennung

Tab. 37 | Rettungsdienstliche Neugeborenenversorgung gemäß C-ABCDE-Schema

Nabelschnurvorfall

Definition

Bei einem Nabelschnurvorfall gelangt nach dem Blasensprung ein Teil der Nabelschnur vor dem Kind in den Geburtskanal.

Ätiologie/Einteilung

Häufig tritt ein Nabelschnurvorfall mit einer Kindsfehllage in der Fruchtblase auf. Mehrlingsschwangerschaften und Vielgebärende begünstigen die Entstehung eines Nabelschnurvorfalls.

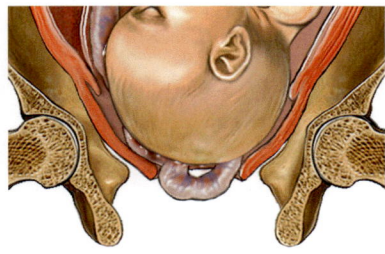

Abb. 1 | Nabelschnurvorfall

Pathogenese

Während der Geburt schiebt jede Wehe das Kind tiefer in den Geburtskanal. Die dem Kopf vorliegende Nabelschnur wird durch jede auftretende Wehe immer mehr und mehr durch den Kindskopf komprimiert. Dadurch werden Blut- und Sauerstoffzufuhr stark reduziert.

Rettungsdienstliches Handeln

| Behandlungsstrategie: | load & go |
| Transportziel: | Gynäkologie – OP |

	Symptome/Hinweise	Therapieziel	Maßnahmen
C	sichtbare Nabelschnur im Geburtskanal vor dem Kindskopf	Wehenreduzierung – Verhinderung von stärkerer Kompression der Nabelschnur	Kindskopf in Position durch Fingerspitzen halten Fenoterol (z. B. Partusisten®): 1–2 ml
	Tachykardie Hypotonie	normale Vitalfunktionen	Schocklagerung in Linksseitenlage VEL: RR systolisch 80–90 mmHg
	Abnahme kindlicher Herztöne		

Tab. 38 | Rettungsdienstliches Handeln bei Nabelschnurvorfall gemäß C-ABCDE-Schema

Nabelschnurumschlingung

Definition
Bei einer Nabelschnurumschlingung legt sich die Nabelschnur um den Hals des Kindes.

Ätiologie/Einteilung
Häufig tritt eine Nabelschnurumschlingung mit einer Kindsfehllage in der Fruchtblase auf. Mehrlingsschwangerschaften und Vielgebärende begünstigen die Entstehung einer Nabelschnurumschlingung.

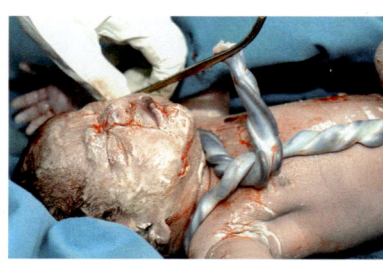
Abb. 1 | Nabelschnurumschlingung

Pathogenese
Während der Geburt schiebt jede Wehe das Kind tiefer in den Geburtskanal. Die um den Hals rutschende Nabelschnur schnürt durch den fortlaufenden Geburtsprozess den Hals mehr und mehr ein. Dadurch werden die Blut- und Sauerstoffzufuhr stark reduziert und die Kehlkopfstruktur verletzt. In der Notfallsituation stellt der Notfallsanitäter eine Nabelschnurumschlingung erst in den letzten Augenblicken der Austreibungsphase fest, da er weder über ein CTG noch über ein Ultraschall verfügt.

Rettungsdienstliches Handeln

| Behandlungsstrategie: | load & go | |
| Transportziel: | Gynäkologie – OP | |

	Symptome/Hinweise	Therapieziel	Maßnahmen
C	sichtbare Nabelschnur um den Hals des Kindes	freie Atemwege ausreichende kindliche Sauerstoff- und Blutversorgung	falls möglich Nabelschnur über den Kindskopf streifen ggf. Durchtrennung der Nabelschnur nach vorheriger Abklemmung der Nabelschnur

Tab. 39 | Rettungsdienstliches Handeln bei Nabelschnurumschlingung gemäß C-ABCDE-Schema

Retention der Plazenta

Definition
Eine Plazentaretention ist eine fehlende oder nur teilweise Ablösung der Plazenta in der Nachgeburtsphase. Die Folge sind starke postportale Blutungen.

Ätiologie/Einteilung
Es werden zwei Formen der Plazentaretention unterschieden:
- Placenta adhaerens (fest anhaftende Plazenta)
- Placenta accreta (mit der Gebärmuttermuskulatur verwachsene Plazenta)

Pathogenese
Mangelhafte Kontraktionsfähigkeit, Atonie des Uterus oder eine fehlerhafte Lage der Plazenta sind für eine Placenta adhaerens verantwortlich. Bei der Placenta accreta ist eine zu tief in der Muskelschicht sitzende Plazenta ursächlich. Plazentaretentionen treten häufig nach vorheriger Sectio, einer Endomyometritis und bei Mehrgebärenden auf. Bei einer Kontraktionsschwäche der Gebärmutter oder einer unvollständig ausgestoßenen Plazenta kommt es zu starken Blutungen.

Rettungsdienstliches Handeln

Behandlungsstrategie:	load & go
Differenzialdiagnose:	ggf. Verletzungen des Geburtskanals (z. B. Dammriss)
Transportziel:	Gynäkologie – OP

	Symptome/Hinweise	Therapieziel	Maßnahmen
C	fehlende/unzureichende Wehentätigkeit	ausreichende Wehentätigkeit	Oxytocin: 3 IE i. v. **Cave:** nicht bei Präklampsie
	starke Blutungen nicht komplette Plazenta	komplett abgelöste Plazenta, Blutungsstillstand	Credé-Handgriff Kühl-Sofortkompresse auf den Unterbauch, wehenfördernde Bauchmassage
	Hypotonie Tachykardie	ausreichende Oxygenierung und Blutversorgung	Schocklagerung in Linksseitenlage, Fritsche-Lagerung VEL: RR systolisch 80–90 mmHg

Tab. 40 | Rettungsdienstliches Handeln bei Retention der Plazenta gemäß C-ABCDE-Schema

Placenta praevia

Definition
Die Placenta praevia ist ein zu tief sitzender Mutterkuchen in der Gebärmutter. Sie zeigt sich oft durch eine schmerzfreie Blutung im letzten Schwangerschaftsdrittel.

Ätiologie/Einteilung
Eine Placenta praevia ist häufig die Folge eines chirurgischen Eingriffs am Endometrium. Mehrere Geburten, Mehrlingsschwangerschaften oder Erkrankungen des Endometriums begünstigen das Auftreten. Man unterscheidet die komplette und die teilweise Verlegung des Muttermundes.

Pathogenese
Für die Entstehung der Placenta praevia ist eine vermehrte Uteruskontraktion und/oder eine vorliegende Veränderung des Endometriums verantwortlich. Es kommt zu Abscherungen der Innenfläche des Mutterkuchens. Dadurch reißt die Innenschicht ein. Eine Placenta praevia wird i.d.R. in der zweiten Schwangerschaftshälfte sonografisch diagnostiziert. Um Blutungen mit dem Einsetzen der Wehentätigkeit zu vermeiden, wird die Schwangere schon frühzeitig (37. SSW) zu einem Kaiserschnitt in die Klinik bestellt.

Rettungsdienstliches Handeln

Behandlungsstrategie:	load & go
Differenzialdiagnose:	vorzeitige Plazentaablösung
Transportziel:	Gynäkologie – OP

	Symptome/Hinweise	Therapieziel	Maßnahmen
C	Wehentätigkeit mit schmerzloser Blutung	Wehenreduzierung – Verhinderung von weiteren schwerwiegenden Einrissen und somit Blutungen	sterile Saugkompresse vor die Vagina (Fritsche-Lagerung) ggf. Partusisten: 1–2 ml
	Tachykardie Hypotonie	normale Vitalfunktionen	Schocklagerung in Linksseitenlage VEL: RR systolisch 80–90 mmHg
	Abnahme kindlicher Herztöne		

Tab. 41 | Rettungsdienstliches Handeln bei Placenta praevia gemäß C-ABCDE-Schema

Vorzeitige Plazentaablösung

Definition
Die vorzeitige Plazentablösung ist eine vor der Geburt abgelöste Plazenta.

Ätiologie/Einteilung
Die vorzeitige Plazentaablösung wird in zwei Formen unterteilt:
* zentrale Ablösung mit großem retroplazentarem Hämatom
* seitlich liegendes retroplazentares Hämatom

Pathogenese
Risikofaktoren für eine vorzeitige Ablösung der Plazenta sind Hypertonie während der Schwangerschaft, Proteinurie, Zwillingsentbindungen und Abdominaltrauma.

Bei der vorzeitigen Plazentaablösung kommt es zu Blutungen aus den Gefäßen der Mutter. Das Blut sammelt sich in Form eines Hämatoms zwischen Plazenta und Gebärmutterwand. Bei beiden Formen der vorzeitigen Ablösung kommt es zu einer starken Blutung und damit verbunden auch zu typischen Kreislaufbelastungsreaktionen. Seitlich liegende retroplazentare Hämatome sind durch äußerlich sichtbare Blutungen aus der Vagina diagnostizierbar. Schreitet die Ablösung fort, wird das ungeborene Kind stark gefährdet (Hypoxiegefahr).

Rettungsdienstliches Handeln

Behandlungsstrategie:	load & go
Differenzialdiagnose:	Placenta praevia
Transportziel:	Gynäkologie – OP

	Symptome/Hinweise	Therapieziel	Maßnahmen
C	brettharter Bauch, schmerzhafter Uterus		
	Tachykardie Hypotonie	normale Vitalfunktionen	Schocklagerung in Linksseitenlage VEL: RR systolisch 80–90 mmHg sterile Saugkompresse vor die Vagina (Fritsche-Lagerung)
	Abnahme kindlicher Herztöne		

Tab. 42 | Rettungsdienstliches Handeln bei vorzeitiger Plazentaablösung gemäß C-ABCDE-Schema

Vorzeitiger Blasensprung

Definition
Bei einem vorzeitigen Blasensprung reißt die Fruchtblase einige Zeit vor dem Geburtstermin statt kurz vor oder während der Geburt.

Ätiologie
Aufsteigende Infektionen, mit oder ohne Auslösen von Wehen, und Mehrlingsschwangerschaft begünstigen das Auftreten.

Pathogenese
Im Rahmen einer Infektion werden Botenstoffe freigesetzt, die zu einem vorzeitigen Blasensprung führen können. Diese Botenstoffe verursachen ein „Andauen" des unteren Pols der Fruchtblase. Bei Mehrlingsschwangerschaften wird durch den herrschenden Druck der Blasensprung begünstigt.

Bei einem vorzeitigen Blasensprung können Bakterien leichter in das Innere der Fruchtblase eindringen. Eine Eihautentzündung (Amnioninfektion), eine Infektion des ungeborenen Kindes sowie eine Frühgeburt sind häufige Komplikationen. Durch die fehlende Flüssigkeit verliert die Fruchtblase ihre „Pufferfunktion". Das ungeboren Kind „rutscht" so Richtung Gebärmutterhals. Dabei kann sich die Nabelschnur vor den Geburtsausgang legen (Nabelschnurvorfall).

Rettungsdienstliches Handeln

Behandlungsstrategie:	load & go
Differenzialdiagnose:	vorzeitige Plazentalösung
Transportziel:	Gynäkologie – Geburtshilfe

	Symptome/Hinweise	Therapieziel	Maßnahmen
C	plötzlicher schwall-artiger Abgang von heller Flüssigkeit	Infektionsschutz	sterile Saugkompresse vor die Vagina (Fritsche-Lagerung)
	ggf. Wehen	normale Vitalfunktionen des Kindes und der Mutter Geburt zum errechneten Geburtstermin	Beckenhochlagerung in Linksseitenlage

Tab. 43 | Rettungsdienstliches Handeln bei vorzeitigem Blasensprung gemäß C-ABCDE-Schema

3.7.7 Disability-Probleme

Disability bedeutet Unfähigkeit, Unvermögen oder Behinderung. Darunter werden alle Symptome bzw. Schädigungen (Erkrankungen und/oder Verletzungen) gefasst, die direkt oder indirekt die Hirn- und Nervenfunktion betreffen und somit beeinträchtigen. Im Deutschen wird deshalb in der ABCDE-Systematik vom neurologischen Defizit gesprochen.

Die D-Symptome können zentral, also am Kopf oder im Gesicht, oder peripher, also am Körperstamm bzw. an den Extremitäten, wahrgenommen werden. In der folgenden Tabelle sind sie nach ihrer Lokalisation aufgelistet.

Zentrale D-Symptome	Periphere D-Symptome
• Bewusstseinsstörung • Orientierungsstörung • Amnesie • Schmerz • Sprachstörung • Hör-, Sehstörung • Pupillenfehlreaktionen • Erregung, Agitation, Aggression	• Sensibilitätsstörungen • Lähmungen • Koordinationsstörungen • Schmerz • Störungen der Reflexe • Harn-, Stuhlkontinenz • pathologische Reflexe

Tab. 44 | Zentrale und periphere D-Probleme

Die Ursachen sind bis auf wenige Ausnahmen allerdings alle zentral gelegen, da z. B. der Spinalkanal auch dem zentralen Nervensystem zugeordnet wird. Allerdings können auch B-, C- und E-Probleme eine D-Symptomatik auslösen.

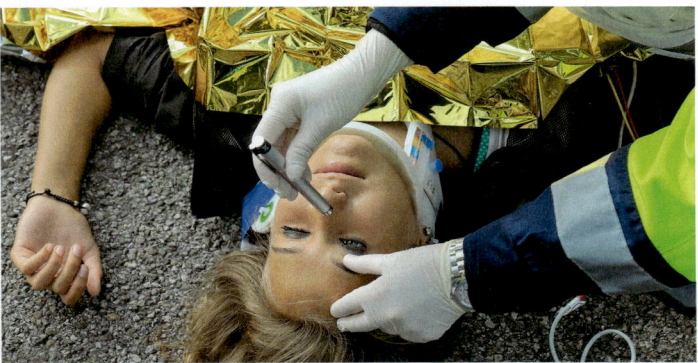

Abb. 1 | Die Pupillenreaktion weist auf ein mögliches D-Problem hin.

Schlaganfall

Definition

Bei einem Schlaganfall werden Teile des Gehirns nicht mehr ausreichend durchblutet. Infolgedessen kommt es zu einer Schädigung des Gehirns mit akut auftretendem neurologischem Defizit.

Ätiologie/Einteilung

Der Schlaganfall wird nach seinen Ursachen in unblutig und blutig unterteilt.

Pathogenese

Ursachen können Verschlüsse von Hirnarterien oder intrakraniale Raumforderungen durch Hirnblutungen, Hirnschwellungen oder Tumorwachstum sein

Beim unblutigen Schlaganfall (Hirninfarkt) gibt es zwei Entstehungsmechanismen:

- Arteriosklerotische Veränderungen mit Ablagerungen im Endothel und einer daraus folgenden Einschränkung des Gefäßlumens. Bei einer vorübergehenden Ischämie (transitorisch ischämische Attacke [TIA]) bilden sich die Symptome des neurologischen Defizits innerhalb von 24 Stunden wieder zurück. Dennoch ist diese Form als Schlaganfall mit aller Konsequenz zu behandeln.
- Embolien unterschiedlicher Herkunft. Diese können z. B. nach Operationen abgehen oder sich bei Patienten mit Vorhofflimmern und dabei gleichzeitig unzureichender Antikoagulation aus dem Vorhof gelöst haben.

Beim blutigen Schlaganfall kommt es zu einem raschen raumfordernden Prozess. Der intrakranielle Druck (intracranial pressure [ICP])) steigt, komprimiert die Gefäße und reduziert so den Blutfluss. Diese Drucksteigerung kann bis zum tödlichen intrakraniellen Kreislaufstillstand führen. Eine ödematöse Hirnschwellung hat die gleiche Konsequenz, tritt allerdings eher als Folge einer Hirnblutung (häufig einer Subarachnoidalblutung) oder einer Entzündung (Enzephalitis oder Meningitis) auf. Ein Tumor kann sich ähnlich auswirken. Er kann aber auch direkt und unmittelbar ein größeres blutführendes Gefäß soweit komprimieren, dass eine Ischämie entsteht.

Rettungsdienstliches Handeln

Behandlungsstrategie:	load & go optimal: Ereignis – Eintreffen Klinik < 4,5 h
Differenzialdiagnose:	Hypoglykämie, SHT/ICB, postiktale Phase, Demenz, Hirntumor, psychische Störung, Intoxikation/Entzug, Meningitis
Transportziel:	Stroke Unit, ggf. Neurochirurgie

	Symptome/Hinweise	Therapieziel	Maßnahmen
B	Tachypnoe	ausreichende Oxygenierung, $SpO_2 > 98\%$	O_2
C	Hypertonie	ausreichende zerebrale Perfusion ggfs. Senkung des ICP	RR bis 220/120 mmHg tolerieren, bei höheren Werten: moderate Senkung des RR um max. 20 % des Ausgangswerts mit Urapidil, titriert
	evtl. Hypotonie/ Normotonie	RR leicht anheben, Ziel: RR syst. 160–220 mmHg	kristalloide Lösung infundieren
D	Bewusstseinsstörung, (Gesichts-)Parese, Aphasie, Orientierung beeinträchtigt, Krampfanfall	Atemwegssicherung	Atemwege frei halten
	Kopfschmerz, Übelkeit, Erbrechen, Nackensteifigkeit		vorsichtige Pupillenkontrolle
E	Hypoglykämie	normaler Blutzucker-spiegel	Glukose per os
	Fieber/erhöhte Temp.	Reduktion des zerebralen Sauerstoffverbrauchs	Temp. >37,5° senken: Paracetamolgabe
	evtl. Hinweis auf Bagatellverletzung		

Tab. 45 | Rettungsdienstliches Handeln bei Schlaganfall gemäß C-ABCDE-Schema

Schädel-Hirn-Trauma (SHT)

Definition
Ein SHT ist eine Schädigung des Gehirns aufgrund einer äußeren Krafteinwirkung.

Ätiologie/Einteilung
Man unterscheidet das gedeckte bzw. geschlossene SHT, bei dem die harte Hirnhaut (Dura mater) intakt bleibt, vom offenen SHT, bei dem die Dura mater verletzt wurde und Liquor oder Hirnmasse austreten können.

Zudem wird nach der Schwere des SHT mithilfe der Glasgow Coma Scale ▸ S. 364 unterschieden:
- leicht: 13–15 Punkte
- mittel: 9–12 Punkte
- schwer: 3–8 Punkte

Pathogenese
Gewalteinwirkungen auf den Kopf, z.B. bei einem Unfall, führen zu einer primären Schädigung des Gehirns. Daraus möglicherweise resultierende intrakranielle extrazerebrale Blutungen oder ein Hirnödem führen zu einer Minderperfusion des Hirngewebes und damit zu sekundären Schäden. Faktoren wie Hypovolämie oder Krampfanfälle können ebenfalls zur Sekundärschädigung beitragen.

Rettungsdienstliches Handeln
Um den Schweregrad einschätzen zu können, ist es wichtig, den Patienten über einen Zeitraum zu beobachten. Insbesondere wenn die Symptomatik zunimmt oder weitere Anzeichen einer Hirnschädigung hinzukommen, ist von einem schweren Ereignis auszugehen. Während bei einem leichten SHT die Überwachung im Vordergrund steht, ist ein Patient mit einem schweren SHT als kritisch einzustufen und möglichst schnell in eine Klinik zu bringen.

Etwa 15% der Patienten mit SHT haben eine Verletzung der (Hals-)Wirbelsäule. Bewusstlose Patienten mit SHT sollten also immer bis zum radiologischen Ausschluss entsprechend immobilisiert werden.

Behandlungsstrategie:	load & go	
Differenzialdiagnose:	cave: Polytrauma? HWS-Trauma?	
Transportziel:	leicht: G & RV (Neuro.) mittel/schwer: MV (Neurochirurgie)	

Symptome/Hinweise		Therapieziel	Maßnahmen
C	Polytrauma?	siehe hämorrhagischer Schock ›S. 150	
B	evtl. Bradypnoe/ Apnoe	ausreichende Oxygenierung (Ziel: $SpO_2 > 98\%$) Senkung des ICP	• O_2 • moderate Hyperventilation: AF = 20/min • Intubation bei GCS ≤ 8
C	Hypotonie Bradykardie	ausreichende Perfusion RR syst: ≥ 90 mmHg	• kristalloide Infusionslösung • Maßnahmen bei Bradykardie ›S. 145
D	Bewusstseinsstörung, Orientierungsstörung, Sprachstörung,	ausreichende Oxygenierung Senkung des ICP	• O_2 • Intubation bei GCS ≤ 8
	Koordinationsstörung, Amnesie, gestörte Pupillenfunktion Anamnese: Bewusstlosigkeit	Senkung des ICP	• achsengerechte (HWS!-)Lagerung: (kein/ flaches Kopfkissen) • bei RR syst. > 90 mmHg OK 30° erhöht • **Cave:** Stiffneck so anlegen, dass keine venöse Abflussstauung zu erwarten ist • bei beatmeten Patienten: leichte Hyperventilation (AF ≥ 20/min) • evtl. Analgosedierung • Osmodiuretika: Mannitol oder hypertone Kochsalzlösung
	Krampfanfall		antikonvulsive Therapie ›S. 187
E	Kopfverletzung (Blutung, Schwellung, Impression)	Blutstillung Wundabdeckung	grundlegende Wundversorgung

Tab. 46 | Rettungsdienstliches Handeln bei SHT gemäß C-ABCDE-Schema

Zerebraler (Krampf-)Anfall

Definition
Ein zerebraler Anfall ist ein vom Gehirn ausgehender Anfall, der mit Muskelzuckungen (klonischer Anfall) und/oder Muskelverkrampfungen (tonischer Anfall) einhergehen kann.

Ätiologie und Einteilung
Exogene oder endogene Faktoren führen zu neurologischen Veränderungen.

Man unterscheidet Gelegenheitskrämpfe, wie z. B. Neugeborenenkrämpfe, Alkoholentzugskrämpfe, posttraumatische Anfälle oder Fieberkrämpfe ▸S. 188, von den wiederholt im Rahmen einer Epilepsie auftretenden Krämpfen.

Je nach der betroffenen Hirnregion wird die generalisierte, das ganze Hirn betreffende Form von der fokalen Form, die nur bestimmte Regionen betrifft, unterschieden. Generalisierte Anfälle werden zudem in Grand-Mal-Anfälle, sogenannte große Anfälle, die ein bis drei Minuten dauern, und Petit-Mal-Anfälle, die durch sekundenkurze Anfälle oder Absenzen charakterisiert sind, unterschieden. Dauert ein Anfall über fünf Minuten, handelt es sich um einen Status epilepticus, der einen lebensbedrohlichen Notfall darstellt.

Pathophysiologie
Einem zerebralen Anfall liegt eine Funktionsstörung von Nervenzellen zugrunde. Bestimmte Gruppen von Nervenzellen entladen sich plötzlich gleichzeitig und leiten ihre unkoordinierten Signale weiter. Man spricht bildlich von einem „Gewitter im Gehirn".

Gelegenheitskrämpfe lassen sich häufig auf eine ursächliche starke Belastung des Gehirns zurückführen, wie z. B. Temperaturanstieg oder Medikamentenunverträglichkeit. Epilepsie tritt häufig in Verbindung mit Hirnmissbildungen oder -tumoren auf oder entwickelt sich nach einem Trauma oder einem Schlaganfall. In vielen Fällen ist die Ursache aber unklar.

Rettungsdienstliches Handeln

Behandlungsstrategie:	stay & play
Differenzialdiagnose:	Hypoxie, Hypoglykämie, Schlaganfall, SHT, Meningitis/ Enzephalitis, Intoxikation bzw. Entzug
Transportziel:	Neurologie

	Symptome/Hinweise	Therapieziel	Maßnahmen
A	Speichelfluss, „Schaum vor dem Mund" Blutung nach Zungenbiss Schnarchen (nach Krampfphase)	Oxygenierung sicherstellen	Atemwegsmanagement, sofern möglich **Cave:** tonisch-klonisch Krampfenden nichts (gewaltsam) in den Mund stecken und nicht gewaltsam den Kopf reklinieren
B	Zyanose		O_2, wenn möglich **Cave:** Strangulationsgefahr
D	tonischer und/oder klonischer Krampf	vor Verletzung schützen	polstern, Platz schaffen
		Krampf durchbrechen	Antikonvulsiva: • Benzodiazepine, z. B. Lorazepam, Clonazepam • bei Kindern auch Midazolam bukkal oder nasal • Phenytoin Barbiturate, z. B. Phenobarbital, Thiopental
E	Anzeichen für Intoxikation, Entzug, Medikationsfehler		
	Fieber	Fiebersenkung, Ziel < 37,5 °C	Paracetamol p. o. oder i. v.
	Kopfverletzung (Blutung, Schwellung, Impression)	Blutstillung, Wundabdeckung	grundlegende Wundversorgung

Tab. 47 | Rettungsdienstliches Handeln bei zerebralem Anfall gemäß C-ABCDE-Schema

Kindlicher Fieberkrampf

Definition
Fieberkrämpfe sind zerebrale Anfälle, die im Säuglings- und Kleinkindalter im Zusammenhang mit fieberhaften Erkrankungen auftreten. Bei einem raschen Fieberanstieg kommt es meist zu einem Bewusstseinsverlust und tonisch-klonischen Krämpfen.

Ätiologie/Einteilung
Der Anfall dauert in den meisten Fällen nur wenige Minuten und ist

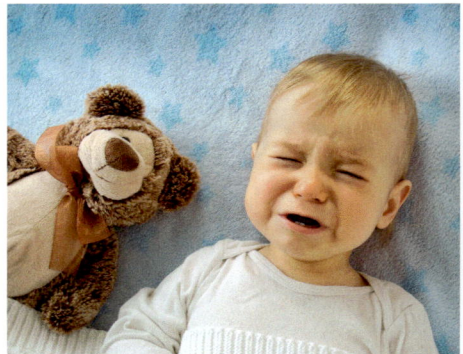

Abb. 1 | Fieberkrämpfe treten im Säuglings- und Kleinkindalter auf.

bei Eintreffen des NotSan bereits beendet. Seltene komplizierte Formen können länger als 15 Minuten dauern.

Pathophysiologie
Das Zentralnervensystem jüngerer Kinder ist noch nicht vollständig entwickelt. Insbesondere die Myelinscheiden, die u. a. die Nervenfasern vor Temperaturschwankungen schützen, sind noch nicht voll ausgereift. Somit reagieren die kindlichen Nervenzellen empfindlicher auf einen schnellen Temperaturanstieg.

Rettungsdienstliches Handeln

Behandlungsstrategie:	stay & play
Differenzialdiagnose:	Meningitis, Hypoglykämie, Intoxikation, SHT (shaken baby syndrome)
Transportziel:	Pädiatrie bzw. Neurologie

Das rettungsdienstliche Handeln entspricht dem bei anderen Krampfanfällen.

Hypoglykämie

Definition
Eine Hypoglykämie ist eine zu niedrige Glukosekonzentration im Blut. Da Menschen mit Diabetes mellitus eine andere Glukosetoleranz haben, kommt es bereits bei einem BZ-Wert <80 mg/dl zu einer Unterzuckerung. Bei Menschen ohne Diabetes mellitus liegt der Grenzwert bei 50 mg/dl.

Ätiologie/Einteilung
Meistens tritt eine Hypoglykämie im Zusammenhang mit einem Diabetes mellitus auf, oft infolge einer Überdosierung der Antidiabetika. Selten kommt es bei Menschen ohne Diabetes mellitus zu Hypoglykämie, z. B. bei starker körperlicher Belastung, hohem Stress oder nach Mahlzeiten, die eine hohe Insulinausschüttung provozieren (reaktive Hypoglykämie).

Pathophysiologie
Ein ausgewogener Blutzuckerspiegel wird im Wesentlichen durch das Zusammenspiel von Insulin und Glukagon erreicht. Insulin senkt den BZ, Glukagon steigert ihn. Eine Hypoglykämie entsteht, wenn die blutzuckersteigernden Faktoren die blutzuckersenkenden nicht ausgleichen können. Ursachen bei Menschen mit Diabetes mellitus sind häufig:
- Fehler bei der Insulintherapie
- zu großer Spritz-Ess-Abstand
- Durchfall/Erbrechen
- zu niedrige Energiezufuhr
- starke körperliche Belastung
- Alkoholkonsum

Rettungsdienstliches Handeln

Behandlungsstrategie:	stay & play
Differenzialdiagnose:	Schlaganfall, Epilepsie, Psychose, Intoxikation
Transportziel:	G & RV

	Symptome/Hinweise	Therapieziel	Maßnahmen
C	Schock-/Hypoperfusionszeichen (blasse, kalte, feucht-klebrige Haut)	ausreichende Perfusion und Oxygenierung	• Flachlagerung • O_2: 2–4 l/min
D	Bewusstseinsstörung, Übelkeit, Erbrechen	freie Atemwege	Atemwege öffnen, offen halten
	Krampfanfall	vor Verletzung schützen	abpolstern, Platz schaffen
	BZ ≤ 50 mg/dl (2,8 mmol/l) Angst, Unruhe, Aggressivität, Zittern, Sehstörungen, Koordinationsstörungen	Normoglykämie	• evtl. Glukagon i. m. ≤ 25 kg/KG: 0,5 mg ≥ 25 kg/KG: 1 mg Patient ansprechbar/ Schluckreflex erhalten: • 10–20 g Glukose per os, z. B. Glukose 40 %, Traubenzucker Pat. nicht ansprechbar: • 10–20 g (0,2 g/kgKG) Glukose i. v. **Cave:** stark venenreizend, deshalb Lage des i. v.-Zugangs kontrollieren, bei G40 % nur unter laufender Infusion spritzen o. G20 % verwenden Glukose nach Wirkung verabreichen, auf Vigilanz achten, BZ alle 5 min kontrollieren

Tab. 48 | Rettungsdienstliches Handeln bei Hypoglykämie gemäß C-ABCDE-Schema

Hyperglykämie/Hyperglykämisches Koma

Definition
Eine Hyperglykämie ist eine zu hohe Glukosekonzentration im Blut. Sie ist das Leitsymptom bei Diabetes mellitus. Da Menschen mit Diabetes mellitus eine andere Glukosetoleranz haben, spricht man hier bei Nüchtern-Blutzuckerwerten >125 mg/dl von einer Überzuckerung. Bei Menschen ohne Diabetes mellitus liegt der Grenzwert bei 100 mg/dl. Bei sehr hohen BZ-Werten kann es zum hyperglykämischen Koma kommen.

Ätiologie/Einteilung
Meistens tritt eine Hyperglykämie im Zusammenhang mit einem Diabetes mellitus auf. Doch auch andere Hormonstörungen, wie z. B. Morbus Cushing, Phäochromozytom oder Akromegalie, können eine Hyperglykämie verursachen.

Es werden zwei Formen des hyperglykämischen Komas unterschieden:
- Ketoazidotisches Koma: aufgrund eines absoluten Insulinmangels bei Menschen mit Diabetes mellitus Typ 1 kommt es zu Fettstoffwechselstörungen und der Bildung von Ketonkörpern, die das Blut übersäuern.
- Hyperosmolares Koma: bei extrem hohen BZ-Werten (>600 mg/dl) erhöht sich die Osmolarität im Blut und es kommt zu Flüssigkeitsverschiebungen im Körper, die zu einer erhöhten Diurese und damit starken Flüssigkeitsverlusten führen. Der Beginn ist oft schleichend.

Pathophysiologie
In der Regel führen eine Insulinresistenz der zuckerspeichernden Fett- und Muskelzellen oder eine verminderte Insulinausschüttung der Bauchspeicheldrüse zu einem Blutzuckeranstieg.

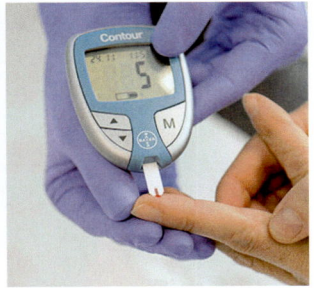

Abb. 1 | Eine Hyperglykämie ist durch hohe Blutzuckerwerte gekennzeichnet.

Rettungsdienstliches Handeln

Behandlungsstrategie:	load & go
Differenzialdiagnose:	Schlaganfall, Epilepsie, Intoxikation
Transportziel:	ITS

	Symptome / Hinweise	Therapieziel	Maßnahmen
B	bei ketoazidotischem Koma: <ul><li>Kussmaul-Atmung</li><li>fruchtiger Atemgeruch</li></ul>	ausreichende Oxygenierung	Atemwege öffnen, offen halten
C	<ul><li>Exsikkose</li><li>Hypotonie</li><li>Tachykardie</li></ul>	ausreichend Volumen	kristalloide Infusionslösung i. v. bis zu 20 ml/kgKG **Cave:** keine hyperosmolaren Lösungen, wie Plasmaexpander o. Ä.
D	<ul><li>BZ hoch</li><li>starker Durst, Polyurie</li><li>Übelkeit, Erbrechen</li><li>Müdigkeit, Muskelschwäche</li></ul>	evtl. BZ-Senkung	kristalloide Infusionslösung zur Verdünnung **Cave:** <ul><li>keine präklinische Insulingabe</li><li>keine blinde Pufferung</li></ul>
E	<ul><li>Insulinpumpe, Insulinpen o. Ä.</li><li>Medikamentenschachteln (Antidiabetika)</li></ul>		

Tab. 49 | Rettungsdienstliches Handeln bei Hyperglykämie gemäß C-ABCDE-Schema

Meningitis

Definition
Eine Meningitis ist eine Entzündung der Hirn- bzw. Rückenmarkshäute und des Subarachnoidalraums. Breitet sich die Infektion auf das Gehirn aus, wird dies als Meningoenzephalitis bezeichnet. Eine Enzephalitis ist eine isolierte Entzündung des Gehirns.

Ätiologie/Einteilung
Eine Meningitis entsteht meistens durch eine Infektion, sehr selten durch Strahlung. Bei der infektiösen Meningitis werden zwei Formen unterschieden:

- abakteriell: häufigste Form, auch nicht eitrig oder serös genannt, hervorgerufen meist durch Viren, wie z. B. FSME-, Herpes- oder Coxsackieviren, oft als Sekundärerkrankung
- bakteriell: seltenere Form, auch eitrig genannt, hervorgerufen meist durch Pneumokokken, seltener durch Meningokokken (gefährlichste Form, meldepflichtig)

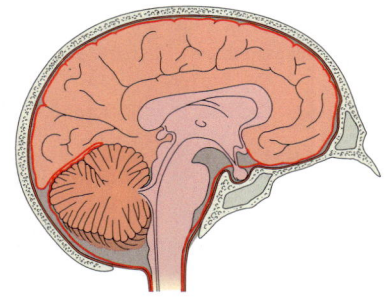

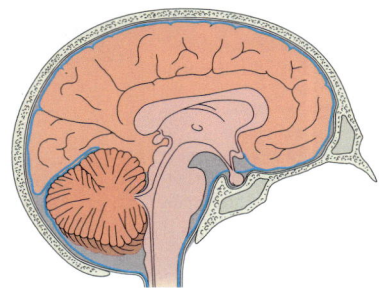

Abb. 1 | Ausbreitung der Entzündung (im Bild rötlich eingefärbte Bereiche) auf Hirn und Hirnhäute bei Meningoenzephalitis (oben) und allein auf das Gehirn bei Enzephalitis (unten)

Pathophysiologie
Die Erreger gelangen meistens von einem Infektionsherd im Nasen-Rachen-Raum aus in den Blutkreislauf und erreichen so die Hirnhäute. Kinder sind besonders häufig betroffen. Als Komplikation gefürchtet ist bei der bakteriellen Meningitis die Sepsis, die sich rasant entwickeln und bis zum septischen Schock ›S. 155 führen kann.

Rettungsdienstliches Handeln

Bei Verdacht auf Meningitis achten Notfallsanitäter auf den Eigenschutz (Infektionsschutz).

Behandlungsstrategie:	load & go
Differenzialdiagnose:	Schlaganfall, Epilepsie, Intoxikation, Hypoglykämie
Transportziel:	MV (Neurologie/Isolationsmöglichkeit)

	Symptome/Hinweise	Therapieziel	Maßnahmen
B	evtl. Schockzeichen: Tachypnoe	ausreichende Perfusion und Oxygenierung, $SpO_2 > 98\%$	evtl. assistierte Beatmung, evtl. O_2
C	evtl. Schockzeichen: Tachykardie, Hypotonie		kristalloide Infusionslösung
D	<ul><li>Bewusstseinsstörungen</li><li>Kopfschmerzen</li><li>Nackensteifigkeit</li><li>pos. Meningismuszeichen</li><li>Licht-, Lärmempfindlichkeit</li><li>Verwirrtheit</li><li>Übelkeit, Erbrechen</li><li>Krampfanfälle</li><li>Seh-, Hör-, Sprach-, Koordinationsstörungen</li></ul>		Atemwege öffnen, offen halten vorsichtige Pupillenkontrolle bei Krampfanfall ▸ S. 186
E	hohes Fieber (bei bakt. Infektion) ggf. Petechien (bei Meningokokken)		Eigen- und Infektionsschutz

Tab. 50 | Rettungsdienstliches Handeln bei Meningitis gemäß C-ABCDE-Schema

Wirbelsäulentrauma/Bandscheibenvorfall

Definition
Bei einem Bandscheibenvorfall wird der Gallertkern der Bandscheibe so verschoben, dass er auf die Nervenwurzel oder das Rückenmark drückt.
Bei einem Wirbelsäulentrauma handelt es sich um eine Verletzung der Wirbelsäule.

Ätiologie/Einteilung
Man unterscheidet den Bandscheibenvorfall (Prolaps) von der Vorwölbung (Protrusio). Zudem werden Bandscheibenvorfälle nach dem betroffenen Abschnitt der Wirbelsäule eingeteilt. Am häufigsten betroffen ist die Lendenwirbelsäule, gefolgt von der Halswirbelsäule.

Wirbelsäulenverletzungen sind meistens Folge von indirekten Traumata, z. B. nach Sturz.

Pathophysiologie
Bandscheibenvorfälle sind meist die Folge von Abnutzungserscheinungen des Faserknorpels. Die Symptome können langsam oder auch schlagartig einsetzen.

Wenn durch ein Trauma oder einen Prolaps Nervenwurzeln und Rückenmark komprimiert oder verletzt werden, ist die Reizweiterleitung gestört. Dies zeigt sich durch Störungen der Sensibilität und Motorik. Gefürchtet sind irreversible Störungen, wie z. B. eine Querschnittslähmung.

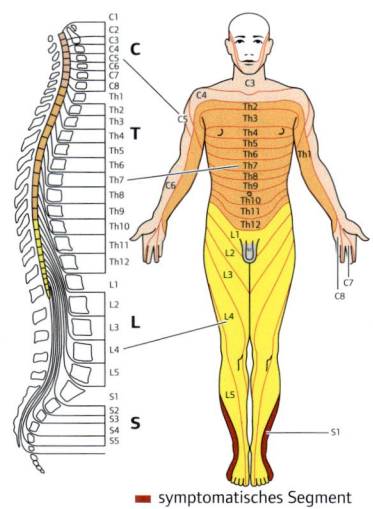

■ symptomatisches Segment

Abb. 1 | Je nachdem, welcher Nerv komprimiert wird, zeigen sich ausstrahlende Schmerzen bzw. Funktionseinschränkungen; hier bei Kompression von S1.

Rettungsdienstliches Handeln

Behandlungsstrategie:	stay & play
Differenzialdiagnose:	Abgrenzung über Anamnese u. Unfallmechanismus: Bandscheibenvorfall o. Wirbelsäulentrauma
Transportziel:	MV (Neurologie bzw. Neurochir.)

	Symptome/Hinweise	Therapieziel	Maßnahmen
C	Polytrauma?	siehe hämorrhagischer Schock ▸ S. 150	
B	evtl. Schockzeichen: Tachypnoe	ausreichende Perfusion und Oxygenierung	evtl. assistierte Beatmung spinaler Schock: ▸ S. 153
C	evtl. Schockzeichen: Tachykardie, Hypotonie		kristalloide Infusionslösung
D	• neurologisches Defizit (Sensibilitätsstörungen, Parästhesie, Parese, Plegie) • Rückenschmerzen • Hämatome • Fehlstellung der WS • Unfallereignis	weitere Schädigung verhindern	Immobilisation mit Spineboard und Headblocks oder Vakuummatratze

Tab. 51 | Rettungsdienstliches Handeln bei Wirbelsäulentrauma bzw. Bandscheibenvorfall gemäß C-ABCDE-Schema

Vergiftung

Definition
Um eine Vergiftung (Intoxikation) handelt es sich, wenn ein Stoff in einer schädlichen Dosis aufgenommen wurde.

Ätiologie/Einteilung
Vergiftungen erfolgen versehentlich, z. B. Medikamentenüberdosierung, in Zusammenhang mit einem Unfall, z. B. Rauchgasvergiftung, oder in suizidaler Absicht, z. B. Zyanidvergiftung.

In der ICD-10 werden rund 30 Substanzgruppen, die toxische Wirkungen haben können, unterschieden. Weiter lassen sich Vergiftungen nach der Art der Aufnahme (oral, perkutan, Atemwege usw.) einteilen.

Pathophysiologie
Je nach Substanz werden bei einer Vergiftung die Organe geschädigt, das ZNS gelähmt und/oder die Zellatmung gestört oder blockiert. Das führt zu sehr unterschiedlichen Symptomen und Verläufen.

Rettungsdienstliches Handeln
Giftinformationszentren (GIZ) beraten rund um die Uhr telefonisch › S. 376.
Bei Vergiftung sollte in fünf Schritten vorgegangen werden:

Erstmaß-nahmen	Substanz möglichst identifizieren Schnellinformationen dazu einholen ggf. Eigenschutzmaßnahmen ergreifen (Schutzkleidung, Atemschutz) ggf. Notdekontamination des Betroffenen durch Abspülen mit viel Wasser
Giftent-fernung	bei oraler Aufnahme sofort Mund ausspülen dann je nach Substanz entweder verdünnen (viel Wasser trinken) oder Erbrechen herbeiführen selten: Magenspülung
	bei perkutaner Aufnahme Kleidung entfernen und Substanz abtupfen bzw. abspülen
	bei Aufnahme über Atemwege Oberbekleidung entfernen
Gegengift	je nach Substanz spezifische oder unspezifische Antidote verabreichen
Gift sicher-stellen	Informationen zu Substanzart, aufgenommener Menge, Aufnahmeweg, Aufnahmezeitpunkt, Umfeld und Hintergrund des Vorfalls sammeln und dokumentieren
Transport	Zielklinik je nach Vergiftung bei GIZ erfragen

Tab. 52 | Standardisiertes Vorgehen bei Vergiftung

Je nach Substanz und Situation werden unterschiedliche spezifische Maßnahmen ergriffen. Die folgende Tabelle gibt einen Überblick:

Substanz	Antidot	Symptome	Maßnahmen
Alkohol (Ethanol)	keins	je nach Blutalkoholkonzentration: Redseligkeit, Verlangsamung, Enthemmung, Übelkeit, Erbrechen, Gleichgewichtsstörungen, Sprachstörungen, Bewusstseinsstörungen, Hypoglykämie, Ausfall der Schutzreflexe, Kreislaufdepression, Herzrhythmusstörungen	Aspirationsschutz Vollelektrolytlösung infundieren: 10 ml/kg KG BZ-Kontrolle, ggf. Glukosegabe Wärmeerhalt symptomorientierte Therapie
Methanol	Ethanol bei Kindern alternativ: 4-Methylpyrazol (Fomepizol®)	zunächst Rausch, dann Kopfschmerz, Übelkeit, Erbrechen, Bewusstlosigkeit, Hyperventilation	symptomorientiert Aspirationsschutz
Liquid Ecstasy (GHB)	keins	ähnlich wie Alkohol	symptomorientiert Überwachung
Kohlenstoffmonoxid (CO)	keins	Leitsymptom: Bewusstseinstrübung, Kopfschmerz, Übelkeit, Erbrechen	O_2 bei schwerer Vergiftung: hyperbare Oxygenierung
Opiate, Opioide	Naloxon	Bewusstseinstrübung, Miosis, Atemdepression	Atemwegssicherung, Aspirationsschutz, O_2, Monitoring, ggf. Beatmung Naloxon: 0,4 mg auf 10 ml verdünnt, titriert, max. 2 mg gesamt

Substanz	Antidot	Symptome	Maßnahmen
Organo-phosphate (Schädlings-bekämpfungs-mittel)	Atropin	Bradykardie, Hypotonie, Miosis, Auswurf, starker Speichelfluss	Atropin titriert (1, 2, 4, 8 mg, dann weiter in 5-mg-Schritten bis max. 50 mg gesamt)
Schwefelwas-serstoff (H_2S)	ggf. 4-DMAP (nach Rücksprache mit GIZ)	Augen-, Atemwegsreizung (bis Lungenödem), Übelkeit, Erbrechen, Krampfanfälle, Koma	symptomorientiert
Zyanwasser-stoff (HCN, Blausäure)	4-DMAP Hydroxocobala-min	Bewusstseinsverlust, Hypotonie, Krampfanfälle, ausgeprägte Azidose	O_2, Beatmung, Reanimation 4-DMAP: 3 mg/kg KG Hydroxocobala-min: 5 g (bis max. 20 g) bei leichter Vergiftung: Natriumthiosulfat: 100 mg/kg KG

Tab. 53 | Symptome und Maßnahmen bei verschiedenen Vergiftungen

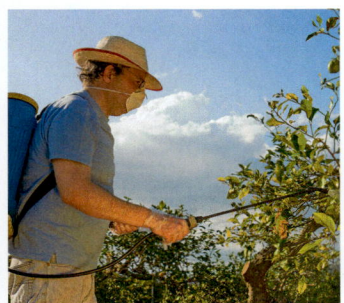

Abb. 1 | Schädlingsbekämpfungsmittel können Organophosphate enthalten.

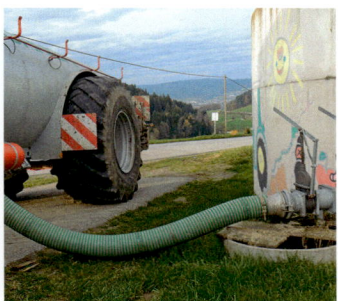

Abb. 2 | Schwefelwasserstoff kann z. B. beim Aufrühren von Gülle freigesetzt werden.

3.7.8 Exposure/Environment-Probleme

Exposure lässt sich mit „offenlegen, entblößen", aber auch „(äußeren Umständen) ausgesetzt sein" übersetzen. Environment bedeutet „Umwelt" oder „Umfeld". Im Mittelpunkt stehen die Untersuchungshandlung Entkleiden und der klinische Blick beim Untersuchen auf das Umfeld und die Extremitäten.

Da beim „E" besonders (schädigende) Umwelteinflüsse im Blickpunkt stehen, geht es auch um Eigenschutz. In diesem Sinne beginnt die erste Annäherung an den Patienten mit einem schnellen „E" und sie endet auch mit dem „E".

Verbrennung/Verbrühung

Definition
Bei einer Hitzeeinwirkung von über 52 °C auf die Haut entstehen Verbrennungswunden in Abhängigkeit von Art und Dauer der Einwirkung. Wunden, die durch heiße Flüssigkeiten entstehen, werden als Verbrühung bezeichnet.

Ätiologie/Einteilung
Die Schwere der Hautschädigung wird in fünf Grade eingeteilt, die sich nach der Tiefe der betroffenen Hautschicht richten.

Grad	Schädigung	Symptom
I	auf Epidermis begrenzt	Rötung ohne Blasen, Schwellung, Schmerz
IIa	Abhebung der Epidermis	Blasenbildung, Schwellung
IIb	Dermis teilweise zerstört	Schmerzen, oberflächliche Koagulation, Blasen mit weißlichem Grund, Thromotisierung innerhalb der Dermis
III	Haut und Hautanhangsgebilde völlig zerstört	keine Schmerzen, Nekrose (schrumpfend), ledrig-trockene Wunde
IV	Zerstörung tiefer liegender Strukturen (Sehnen, Knochen, Muskeln)	zusätzlich Funktionsausfälle der betroffenen Strukturen

Tab. 54 | Verbrennungsgrade

Die Schwere der Verletzung wird durch den Verbrennungsgrad, den Anteil der verbrannten Körperoberfläche (KOF), mögliche weitere innere Brandschädigungen und Begleitverletzungen bestimmt.

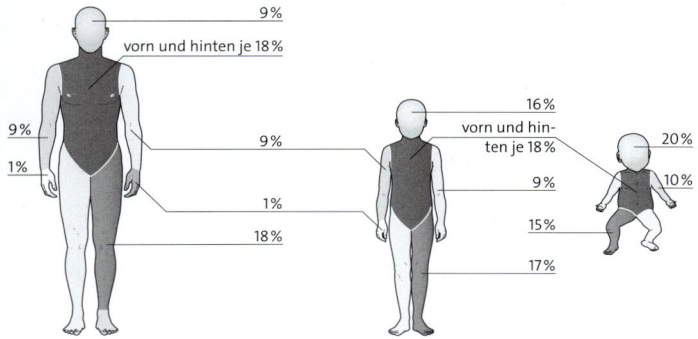

Abb. 1 | Berechnung des Anteils der verbrannten Körperoberfläche

Pathogenese

Bei Verbrennungen ab Grad II ist aufgrund der Beschädigung der Kapillargefäße deren Permeabilität erhöht. Es kommt zu einem Flüssigkeitsverlust durch feuchte Wunden und Ödembildung. Dieser Flüssigkeitsverlust kann so groß sein, dass er zum hypovolämischen Schock ›S. 152 führen kann. Zudem bildet sich ein Verbrennungsschorf aus nekrotisiertem Hautgewebe. Damit verliert die Haut sowohl ihre Barrierefunktion für Mikroorganismen als auch ihre Elastizität. Ist der Thorax betroffen, kann die Atmung beeinträchtigt werden. Sind Extremitäten betroffen, kann es infolge der Ödembildung zum Kompartment-Syndrom kommen.

Zusätzlich können Verbrennungspatienten von weiteren Schädigungen, wie z. B. Inhalationstrauma oder Vergiftung, betroffen sein, die präklinisch durch den Rettungsdienst erkannt und versorgt werden sollten.

Klinisch relevant sind die sich im Zuge der Verbrennungskrankheit entwickelnden Eiweißstörungen, Toxine und Wundinfektionen. Sie können zu septischem Schock und Multiorganversagen führen.

Rettungsdienstliches Handeln

Behandlungsstrategie:	load & go
Differenzialdiagnose:	Suche nach Anzeichen für: Polytrauma, Inhalationstrauma, Rauchgasinhalation, CO- oder Zyanid-Vergiftung
Transportziel:	MV, ggf. Brandverletztenzentrum

Symptome/Hinweise	Therapieziel	Maßnahmen
E brennende Kleidung	Herd entfernen	Person löschen
A Verbrennungen im Gesicht, angesengte Gesichtsbehaarung, Ruß an/in den oberen Atemwegen	ausreichende Oxygenierung	**Cave:** Inhalationstrauma • endotracheale Intubation anstreben (TIVA) • hoher O_2-Flow per inhalationem
B Aufenthalt im geschlossenen Raum bei Brand		**Cave:** Inhalationstrauma/ Rauchgasinhalation • hoher O_2-Flow per inhalationem
Husten, Heiserkeit, Stridor, Tachypnoe, Dyspnoe		**Cave:** nicht von hohen SpO_2-Werten täuschen lassen (CO-Vergiftung)
Störungen der Atemmechanik bei Verbrennungen im Stammbereich		• thorakale Escharotomie • hoher O_2-Flow • evtl. TIVA
C Hypotonie	ausreichende Perfusion und Oxygenierung RR syst. $\geq 90\,mm/Hg$	• möglichst zwei i. v.-Zugänge • kristalloide Infusionslösung
Tachykardie		
Schmerzen	(Lokal)Anästhesie	S-Ketamin + Opiat + Midazolam i. v.
D Abgeschlagenheit, (Stirn-)Kopfschmerz	Giftelemination (CO „auswaschen")	hoher O_2-Flow per inhalationem
E thermische Exposition besteht weiterhin	Temperaturherd möglichst entfernen	Kleidungsstücke, Schmuck entfernen, verbackene Kleidung umschneiden
chemische Exposition besteht weiterhin		Haut ausgiebig mit Wasser spülen, Agens sicherstellen
• Rötung, Blasen • Epidermisfetzen • Verkohlung	Wundinfektion verhindern	lockerer Wundverband mit Brandwundenverbandtuch (kein Spezialverband)
Verbrennung $\leq 5\,\%$ KOF	Lokalanästhesie	mit Wasser (20 °C) kühlen
betroffene Extremität gespannt, pulslos		zeitnahe Escharotomie ermöglichen

Tab. 55 | Rettungsdienstliches Handeln bei Verbrennung gemäß C-ABCDE-Schema

Schockbehandlung (Oxygenierung, Infusionstherapie, Analgesie, Wärmeerhalt) obligat bei Erw. ab 15 % verbrannter KOF, Ki. ab 8 % verbrannter KOF

Volumentherapie: präklinisch keine bes. Vorgaben (präklinische Phase < 2 h). Berechnung der Infusionsmenge für die ersten 24 h: 4 × kg KG × % KOF = Lösung in ml (Baxter-Formel); Ki.: max. 10 ml/kg KG/h

Entscheidungskriterien für ein Brandverletztenzentrum

- alle Patienten mit Verbrennungen an Gesicht, Hals, Händen, Füßen, in Anal- oder Genitalregion, Achselhöhlen, über großen Gelenken oder mit sonstiger komplizierter Lokalisation
- Patienten mit mehr als 15 % zweitgradig verbrannter Körperoberfläche
- Patienten mit mehr als 10 % drittgradig verbrannter Körperoberfläche
- Patienten mit mechanischen Begleitverletzungen
- alle Patienten mit Inhalationsschaden
- Patienten mit Vorerkrankungen oder Alter unter acht Jahren bzw. über 60 Jahren
- alle Patienten mit elektrischen Verletzungen

Die Koordination übernimmt rund um die Uhr die Zentrale Anlaufstelle für die Vermittlung von Krankenhausbetten für Schwerbrandverletzte (ZA-Schwerbrandverletzte) der Leitstelle der Feuerwehr Hamburg.

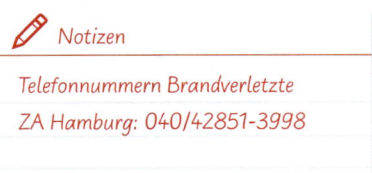

Notizen

Telefonnummern Brandverletzte
ZA Hamburg: 040/42851-3998

Erfrierungen

Definition
Erfrierungen sind lokale Schädigungen des Gewebes aufgrund von Kälteeinwirkung und gleichzeitigem Versagen der Wärmeerhaltung. Sie treten in der Regel an den Körperspitzen (Akren), wie z. B. Nase, Ohren, Fingerkuppen, auf.

Ätiologie/Einteilung und Pathogenese
Die Einteilung erfolgt in fünf Grade nach den betroffenen Hautschichten analog der Verbrennung ›S. 200. Allerdings unterscheidet sich die Färbung der geschädigten Hautareale. Bei Erfrierungen Grad I und Grad II sieht die geschädigte Haut weißlich-gelblich-bläulich aus.

Daneben unterscheiden sich Verbrennungen und Erfrierungen in zwei weiteren wesentlichen Punkten. Zum einen treten bei der Erfrierung in der Regel keine begleitenden Schädigungen auf und zum anderen betreffen Erfrierungen in der Regel nicht mehr als 15 % der Körperoberfläche. Sollte dieser Fall auftreten, dann liegt mit höchster Wahrscheinlichkeit zusätzlich eine Hypothermie ›S. 207 vor.

Rettungsdienstliches Handeln

Behandlungsstrategie:	load & go
Differenzialdiagnose:	**Cave:** Hypothermie ausschließen
Transportziel:	G & RV (Chir.)

	Symptome/Hinweise	Therapieziel	Maßnahmen
C	Schmerzen	Schmerzen lindern	Analgesie (siehe Verbrennungen)
E	distale Störung der Durchblutung, Sensorik, Motorik	weitere Schädigung verhindern	• betroffene Hautareale trocken und steril abdecken, keine Manipulation an Wunde, kein Spezialverband
	thermisch geschädigte Hautareale: • weiß-gelbliche Färbung • bläuliche Färbung • Blasenbildung • Vereisung		• (gepolsterte) Immobilisation

Tab. 56 | Rettungsdienstliches Handeln bei Erfrierung gemäß C-ABCDE-Schema

Strahlungsunfall/Sonnenstich

Definition
Von einem Strahlungsunfall spricht man, wenn es zu Schädigungen durch energiereiche Strahlung (UV-Strahlung, radioaktive Strahlung) kommt.

Ätiologie/Einteilung
Bei der **radioaktiven Strahlung** werden α-, β- und γ-Strahlen unterschieden. Dringen Strahlen ins Körpergewebe ein, zerstören sie dieses auf molekularer oder histologischer Ebene. Im Rettungsdienstalltag spielen α- und β-Strahlen kaum eine Rolle. Die γ-Strahlung, wie z. B. Röntgenstrahlung, durchdringt menschliches Gewebe mühelos und richtet Schaden in Gewebe und Erbgut an. Es ist nur möglich, sich mittels (großem) Abstand, Bleischürzen oder dem Aufenthalt hinter dicken Betonwänden zu schützen. Diese Strahlung kann die Haut wie eine Verbrennung lokal schädigen und systemisch die Strahlenkrankheit auslösen. In ihrer leichten Form ähnelt das Symptombild der Strahlenkrankheit dem des Sonnenstichs, in ihrer schwersten Form führt die Strahlenkrankheit irreversibel innerhalb von einigen Tagen zum Tod.

Aufgrund der in Europa geltenden Sicherheitsauflagen im Umgang mit radioaktiven Stoffen ist mit einer Strahlenexposition eigentlich nur im Zuge von Terroranschlägen oder Unfällen im medizinischen Bereich zu rechnen.

UV-Strahlen dringen nur unwesentlich tiefer in den menschlichen Körper ein als in die Haut. Sie können als Sonnenbrand die Haut schädigen. Die Stadien entsprechen den Verbrennungsgraden ›S. 200. Besonders bei intensiver Exposition des Nackens können UV-Strahlen aber auch die Hirnhäute reizen und einen Sonnenstich verursachen.

Rettungsdienstliches Handeln
Bei radioaktiver Strahlung stehen Eigenschutz und die Dekontamination durch Fachleute im Vordergrund. Die weitere Behandlung erfolgt symptomorientiert.

Die Therapie von Schäden durch UV-Strahlen auf der Haut entspricht der bei sonstigen Verbrennungen.

Rettungsdienstliches Handeln bei Sonnenstich

Behandlungsstrategie:	stay & play
Transportziel:	Verbrennungszentrum

	Symptome/Hinweise	Therapieziel	Maßnahmen
C	heißer, hochroter Kopf		Kopf und Nacken kühlen
D	Übelkeit, Erbrechen Kopfschmerz Lichtempfindlichkeit	Symptome lindern	Reize abschirmen
	Hirndruckzeichen	Hirndruck senken	OK achsengerecht 30° erhöht bei RR syst. >90 mmHg
	Meningismuszeichen	Hirnhäute entlasten	evtl. Knie leicht erhöht
E	thermisch bzw. chemisch geschädigte Hautareale mit Rötung, Blasen, Epidermisfetzen	Wundinfektion verhindern	siehe Verbrennungen ›S. 200

Tab. 57 | Rettungsdienstliches Handeln bei Sonnenstich gemäß C-ABCDE-Schema

Strom- und Elektrounfälle

Definition

Bei einem Stromunfall verursacht elektrische Ladung Schäden im menschlichen Körper.

Ätiologie/Einteilung und Pathophysiologie

Wenn ein menschlicher Körper oder ein Teil von ihm den Stromkreislauf durch direkten Kontakt oder – bei ausreichender Nähe – durch einen Spannungsbogen schließt, fließt elektrischer Strom durch den betreffenden Körper(teil). Dieser Körperteil fungiert in dem Moment als elektrischer Widerstand. Je größer der Widerstand ist, desto größer ist die Wärmeentwicklung durch den Strom und es kann zu Verbrennungen ▸S. 200 der Haut, aber auch der Muskeln, Nerven oder Knochen kommen. Da sich elektrischer Strom immer den Weg des geringsten Widerstands sucht, fließt er vorrangig durch Nerven- und Muskelgewebe, nur äußerst selten durch die Knochen.

Neben dem Widerstand sind zwei weitere Eigenschaften des elektrischen Stroms relevant:

- Je höher die Spannung des Stroms ist, umso größer ist die Energie, die im Widerstand, also u. U. im menschlichen Körper, in Wärme umgewandelt wird und umso größer ist auch die Fähigkeit, per Lichtbogen zwei entfernte mögliche Kontakte zu überspringen und den Kreislauf dadurch zu schließen.
- Beim Gleichstrom fließt die Energie konstant, weshalb es nicht zu Muskelkontraktionen kommt. Er liegt vor allem an Batterien und Fotovoltaikanlagen an. Wechselstrom hingegen kommt aus der Steckdose und fließt durch (Hochspannungs-)Stromleitungen. Er verändert ständig seine Fließrichtung. Die Wechselhäufigkeit pro Sekunde wird in Hertz (Hz) angegeben. Muskeln, auch der Herzmuskel, die von Wechselspannung durchflossen werden, können deshalb unkontrolliert kontrahieren. Am Herz kann es zum Kammerflimmern führen. Dieses Kammerflimmern oder ähnliche Herzrhythmusstörungen können bis zu 24 Stunden nach Exposition auftreten.

Rettungsdienstliches Handeln

Zum Eigenschutz muss die Stromquelle abgeschaltet werden (Niederspannung: FI-Schalter umlegen/Stecker ziehen, Hochspannung: durch Fachkräfte). Bei Hochspannung ist darauf zu achten, dass keine Spannungsbrücke entsteht.

Die weiteren Maßnahmen richten sich nach den Auswirkungen des Unfalls, z. B. Verbrennung ▸S. 200, Wirbelsäulentrauma nach Sturz ▸S. 195 oder Herzrhythmusstörungen ▸S. 141.

Hypothermie (Unterkühlung)

Definition
Eine Hypothermie liegt vor, wenn der Körper eine Körperkerntemperatur von 36,0 °C unterschreitet. Sie ist ein systemisches Problem und damit von lokalen Erfrierungen abzugrenzen.

Ätiologie/Einteilung
Die Hypothermie wird in drei Phasen eingeteilt:
* milde Hypothermie: Abwehrstadium, 32–35 °C
* moderate Hypothermie: Erschöpfungsstadium, 28–32 °C
* schwere Hypothermie: Lähmungsstadium, >28 °C

Pathogenese
Kann der Körper die Kerntemperatur durch Verdunstung, Wärmeströmung oder gestörte Wärmeregulation, z. B. bei Verbrennung oder starkem Alkoholkonsum, nicht mehr halten, verlangsamen sich die Stoffwechselprozesse oder kommen ganz zum Stillstand. Das Erregungsleitungssystem am Herzen ist besonders temperaturempfindlich. Als Schutzreaktion zentralisiert der Körper. So behält er im Körperkern nur noch eine geringere Menge des Blutvolumens, das er auf einer entsprechenden Temperatur zu halten braucht. Die Körperschale kann eine deutlich geringere Temperatur aufweisen. Gelangt das kältere Blut aus der Körperschale, z. B. durch Lageveränderung beim Retten, in den Körperkern, kann es augenblicklich zum Kreislaufstillstand durch Kammerflimmern kommen. Man spricht dann vom Bergungstod.

Durch den verlangsamten Stoffwechsel ist mitunter auch die Verstoffwechselung von Medikamenten deutlich herabgesetzt. Andererseits ist aufgrund von Kompensationsmechanismen, wie z. B. Muskelzittern, der Verbrauch von Glukose deutlich erhöht.

Rettungsdienstliches Handeln

Behandlungsstrategie:	stay & play
Differenzialdiagnose:	Hypoglykämie, Alkohol-/Opiatintoxikation, Krampfanfall
Transportziel:	MV (Herz-Thoraxchirurgie, spez. Zentrum)

Symptome/Hinweise	Therapieziel	Maßnahmen
C Zeichen eines Kreislaufstillstands	ausreichende Zirkulation	CPR beginnen **Cave:** alle erweiterten C-Maßnahmen nur einmal durchführen; erst bei Normothermie wieder in den Reanimations-Algorithmus wechseln **Cave:** Reanimation fortführen, bis Normothermie erreicht ist
C Zentralisierung: • kalte, blass-feuchte Extremitäten • Rekapillarisierungszeit >2 s • keine distalen Pulse	Körperkerntemperatur stabil halten bzw. erhöhen	immobilisieren: flach lagern, Extremitäten körperfern, nicht bewegen i. v. Zugang möglichst proximal/zentral legen
Herzrhythmusstörungen		›S. 141 **Cave:** vorsichtige Medikamentengabe: empfohlene Maximaldosis erst bei Normothermie
D Bewusstseinsstörung, weite Pupillen	ausreichende Oxygenierung	Atemwegsmanagement **Cave:** Immobilisieren
Hypoglykämie	Normoglykämie	›S. 189
E evtl. kalte/feuchte Kleidung am Körper	Körperkerntemperatur stabil halten bzw. erhöhen, weiteren Wärmeverlust verhindern	kalte, nasse Kleidung wegschneiden, vorsichtig abtrocknen
evtl. Muskelzittern		Körperkern zudecken, Extremitäten möglichst außerhalb der Decke lassen (**Cave:** Immobilisation) Erhöhen der Umgebungstemperatur, z. B. RTW-Heizung **Cave:** warme Infusionslösungen nur bei sehr proximalem/zentralem i. v.-Zugang

Tab. 58 | Rettungsdienstliches Handeln bei Hypothermie gemäß C-ABCDE-Schema

Hitzeerschöpfung und Hyperthermie

Definition
Von einer Überhitzung spricht man, wenn die Körperkerntemperatur eines Menschen in Ruhe, ohne Anstrengung über 40 °C liegt und der Patient C- oder D-Symptome zeigt.

Ätiologie und Einteilung
Bei einer Hitzeerschöpfung ist der Patient dehydriert oder exsikkiert und zeigt entsprechende Symptome, wie Tachypnoe, Tachykardie und Kopfschmerz.

Beim Hitzschlag befindet sich der Patient im hypovolämischen Schock ▸S. 152 und schwitzt nicht einmal mehr. Er verfügt nicht mehr über eigenständige wirksame Mechanismen der Kühlung. Dieser Zustand ist lebensbedrohlich.

Pathophysiologie
Vegetative Maßnahmen des Körpers zur Kühlung sind vor allem Schwitzen und Weitstellung der Gefäße. Der Körper verliert so zunehmend Flüssigkeit, absolut und relativ. Dies kann zu einem distributiven Schock in Kombination mit einem hypovolämischen Schock führen bzw. zu einer Vorform. Im Schock wiederum reguliert der Körper gegen und stellt als Schutz vor weiterem Flüssigkeitsverlust das Schwitzen ein und die peripheren Gefäße wieder eng. Die Folge ist ein weiterer Anstieg der Körperkerntemperatur weit über die Denaturierungsschwelle von Eiweiß hinaus.

Rettungsdienstliches Handeln

Behandlungsstrategie:	stay & play	
Differenzialdiagnose:	Sonnenstich, Krampfanfall	
Transportziel:	G & RV (Überwachung)	

Symptome/Hinweise	Therapieziel	Maßnahmen
B Tachypnoe		▸S. 152 (hypovolämischer Schock)
C • hochroter, heißer Kopf • Tachykardie • Hypotonie • verlängerte rekapillare Füllungszeit	Kreislauf entlasten durch Kühlung	• Transport in kühle Umgebung • entkleiden **Cave:** Kreislaufsituation beachten – Patients nicht mehr aktiv bewegen lassen • Kühlen, z. B. Körperstamm benetzen und Luft zufächeln
	Flüssigkeit zuführen (Übergang in Hitzschlag vermeiden)	• i. v.-Zugang • (gekühlte) kristalloide Infusion
trockene, heiße, rote oder trockene, blass-graue Haut	Schocktherapie	▸S. 152 (hypovolämischer Schock)
D Kopfschmerzen Übelkeit, Schwindel Bewusstseinsstörung Krampfanfall		Atemwegsmanagement ▸S. 186 (Krampfanfall)
E Unfall? Umgebungsanalyse		

Tab. 59 | Rettungsdienstliches Handeln bei Hyperthermie gemäß C-ABCDE-Schema

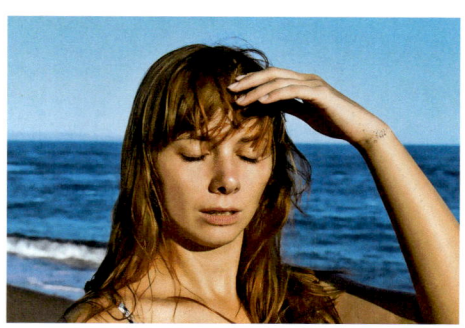

Abb. 1 | Sonnenstrahlung kann zu Hitzeerschöpfung oder Hitzschlag führen.

Extremitäten- und Weichteiltrauma

Definition

Ein Trauma ist eine durch Gewalteinwirkung entstandene vorübergehende oder dauerhafte Schädigung anatomischer Strukturen.

Ätiologie und Einteilung

Je nach betroffener Struktur, z. B. Knochen, Gelenke, Muskeln, Bänder und Sehnen, Hohlorgane oder Gefäße, gibt es unterschiedliche Arten der Schädigung: Verschiebung (Dislokation), geschlossene Gelenkverletzung (Distorsion), Verrenkung (Luxation), Knochenbruch (Fraktur), Riss (Ruptur) oder Prellung (Kontusion).

Frakturen werden in geschlossene und offene Frakturen sowie in vier Grade eingeteilt:

Grad	Geschlossen	Offen
I	fehlende bzw. unbedeutende Weichteilverletzung, indirekte Gewalteinwirkung	Durchspießung der Haut, unbedeutende Kontamination
II	oberflächliche Hautabschürfung o. Kontusion durch Fragmentdruck von innen	Durchtrennung der Haut, Haut- und Weichteilkontusion, mittelschwere Kontamination
III	tiefe Hautabschürfung, Kontusion durch direkte Gewalteinwirkung, drohendes Kompartment-Syndrom	ausgedehnte Weichteilzerstörung, häufig Gefäß- und Nervenverletzung, starke Wundkontamination, ausgedehnte Knochenzertrümmerung
IV	ausgedehnte Hautkontusion o. Zerstörung der Muskulatur, subkutane Abscherung, manifestes Kompartment-Syndrom, Verletzung eines großen Gefäßes	totale o. subtotale Amputation mit weniger als 25 % intaktem Weichteilmantel, Durchtrennung wichtiger Nerven und Gefäße, vollständige Ischämie

Tab. 60 | Schweregrade offener und geschlossener Frakturen

Pathophysiologie

Entsteht durch ein Trauma ein Schock ⟩ S. 146, besteht akute Lebensgefahr. Diese traumatischen Schädigungen fallen bereits bei den B-, C- und evtl. D-Untersuchungen mit den entsprechenden Symptomen auf und werden gemäß ihrer Priorität im ABCD-Schema behandelt.

Becken- und Oberschenkelfrakturen werden der ersten C-Problematik (critical circulation) zugeordnet ⟩ S. 109, da eine mögliche, mit der Fraktur einhergehende Blutung ein lebensbedrohliches Ausmaß annehmen kann.

Traumata, die bei den ABCD-Untersuchungen nicht zutage treten und keine ABCD-Maßnahmen erfordern, werden spätestens beim Entkleiden entdeckt und, solange sie keine lebensbedrohlichen Verletzungen darstellen, als E-Maßnahme mit einer E-Priorität behandelt. Dazu gehören Verletzungen der Extremitäten bzw. des Bewegungsapparates. Die Verletzungen können entsprechend Dislokationen, Distorsionen, Frakturen und Rupturen sein.

Je nach Größe können Hämatome auf eine massive Blutung in die Blutungsräume, z. B. Becken oder Oberschenkel, hinweisen, aber auch auf Mikrotraumata, wie z. B. nach Stoß an der Tischkante.

(Vermehrte) Hämatombildung an spezifischen Orten kann ein Anzeichen für (Kindes-)Misshandlung sein. An dieser Stelle ist besondere Vorsicht und auch Zurückhaltung des Notfallsanitäters geboten. Um den Verdacht zu bestätigen oder auszuräumen, sollte der betroffene Patient auf jeden Fall ins Krankenhaus mitgenommen bzw. bei einer Verweigerung des Transports durch die Sorgeberechtigten der Notarzt hinzugezogen, und ein entsprechender Verdacht dem aufnehmenden Arzt mit der Bitte um Klärung übergeben werden. Verdächtig sind insbesondere Hämatome oder Verletzungen an eigentlich geschützten Körperregionen sowie symmetrische, beidseitige Verletzungen.

Rettungsdienstliches Handeln

Behandlungsstrategie:	stay & play
Differenzialdiagnose:	Ausschluss lebensbedrohlicher Verletzungen
Transportziel:	G & RV (Chir.)

	Symptome/Hinweise	Therapieziel	Maßnahmen
C	Hypoperfusions-zeichen	Schockprophylaxe, Zugang für Analgesie	• i. v.-Zugang legen • kristalloide Infusionslö-sung (zum Offenhalten)
E	unsichere Frakturzei-chen: Schmerz, Schwellung, Hämatom, Bewegungseinschrän-kung	Immobilisation	Auswahl passender Fixationsschiene: • Luftkammer • Vakuum • Sam-Splint • Dreiecktuch • Vakuummatratze • Wirbelsäulenbrett
	sichere Frakturzeichen: Krepitation, abnorme Beweglichkeit, sichtbare Knochenfrag-mente, Fehlstellung		
	Amputation	Amputat sicherstellen	Replantat-Set: • Amputat trocken und steril verpacken • in kaltes Wasser/Flüssigkeit • kein Wasser-Eis-Gemisch **Cave:** Leben vor Leib
	fehlende distale Pulse, Fehlstellung, eingeschränkte oder fehlende distale Motorik u. Sensorik	Reposition	unter Analgesie anatomisch reponieren passende Fixationsschiene auswählen

Tab. 61 | Rettungsdienstliches Handeln bei Extremitäten- und Weichteiltrauma gemäß C-ABCDE-Schema

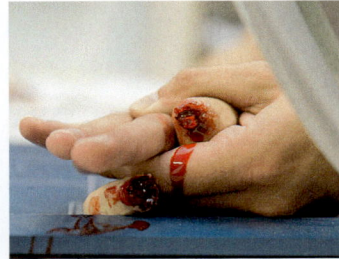

Abb. 1 | Amputierter Finger

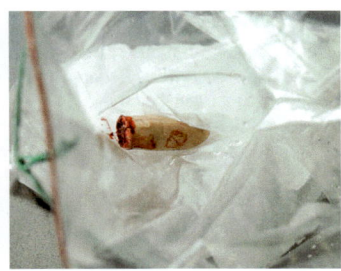

Abb. 2 | Replantatbeutel mit Amputat

4   Transport

4.1   Allgemeine Regeln beachten

Der adäquate Transport des Notfallpatienten gehört, nach der medizinischen Erstversorgung, zu den Kernaufgaben des Rettungsdienstes und umfasst weit mehr als die Beförderung des Patienten vom Einsatzort in die nächstgelegene Klinik.

Transportphasen

Grundsätzlich umfasst der Transport die Phasen der Transportvorbereitung, der Transportdurchführung und der Transportnachbereitung.

Transportvorbereitung
Zu Beginn der Transportvorbereitung steht die **Auswahl eines geeigneten Zielkrankenhauses**. Hierbei gilt es, die für die Versorgung des vorliegenden Notfalls optimal geeignete Klinik zu ermitteln und ggf. zeitig abzuklären, ob eine entsprechende Aufnahmekapazität besteht. Aus Notfallbild und veranschlagter Transportzeit ergibt sich sodann, ob der Transport bodengebunden durchgeführt werden kann oder ggf. ein Rettungshubschraubertransport zügig nachbestellt werden sollte.

Kann ein solcher Transport, z. B. witterungs- oder tageszeitbedingt, nicht durchgeführt werden, so kann auch in Erwägung gezogen werden, den Patienten in einer nähergelegenen Klinik erstzuversorgen und nachfolgend einen Weitertransport unter kontrollierten Bedingungen durchzuführen.

Nachfolgend erfolgt die **Klärung der Transportwegeoptionen für den Transport vom Einsatzort zum Rettungsmittel**. Hierbei können unterschiedliche Transportwege und -mittel infrage kommen. Klassisch erfolgt der Transport des sitzenden Patienten im Tragestuhl, der Transport des liegenden Patienten im Tragetuch, auf dem Spineboard oder mittels Schaufeltrage und Vakuummatratze, häufig durch das Treppenhaus.

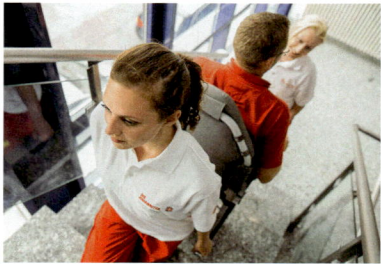

Abb. 1 | Transport mit Tragestuhl

Für einen patientenorientierten Transport können dabei auch alternative Transportwege infrage kommen, die es nötig machen, z. B. eine Drehleiter, Höhenrettung oder schlichtweg Trageunterstützung nachzufordern.

Nach Festlegung des geeigneten Transportweges werden die entsprechend notwendigen vorbereitenden Maßnahmen, wie z. B. das Offenhalten von Türen oder die Bereitstellung der Fahrtrage an geeigneter Stelle, vorgenommen. In der Dunkelheit ist es sinnvoll, sich über Beleuchtungsmöglichkeiten zu informieren und z. B. eine Person mit dem Schalten des Treppenhauslichtes zu beauftragen.

Informationen zu Besonderheiten des Transportweges und mögliche bestehende Hindernisse werden vor Transportbeginn im Team ausgetauscht.

Die **Vorbereitung des Patienten für den Transport** umfasst die Durchführung und Kontrolle des korrekten Sitzes etwaig notwendiger Immobilisationsmaßnahmen, die Sicherung von Zugängen, Tubus oder Drainagen und die Abstimmung, in welchem Umfang das Monitoring während des Transportes fortgeführt werden soll. Nachfolgend werden die Aufgaben während des Transportes im Team verteilt.

Transportdurchführung

Der Transport in die Zielklinik sollte für Patienten und Rettungsdienstmitarbeiter idealerweise stressfrei erfolgen. Häufig ist dieser, nach adäquater präklinischer Erstversorgung und Stabilisierung der Vitalparameter, ohne den Einsatz von Sonderrechten möglich. Diese für den Patienten schonendere und insgesamt sicherere Transportmöglichkeit ist dem zügigeren Transport in der Regel vorzuziehen. Liegen lebensbedrohliche Zustände vor, die präklinisch nicht beherrscht werden können, z. B. eine intraabdominelle Blutung, oder profitiert der Patient von einem zügigen Eingriff in der Zielklinik oder verschlechtert sich der Patientenzustand während der Transportes drastisch, so ist der Einsatz des Sondersignals während des Patiententransportes gerechtfertigt.

Die Verantwortung für den sicheren Transport der Menschen an Bord, aber auch für die Sicherheit der anderen Verkehrsteilnehmer liegt dabei beim Fahrzeugführer. Allen Beteiligten muss dabei bewusst sein, dass die Fahrt mit Sondersignal in besonderem Maße für Patienten und Fahrzeugbesatzung eine höchst belastende Situation darstellt. Akustische und visuelle Reize, durch Einsatzhorn und Blinklicht, wie auch deutlich spürbare positive und negative Beschleunigungen sind körperliche und psychische Stressoren und bilden somit einen Aspekt des Transporttraumas ›S. 216.

Beim Fahrzeugführer liegt ebenso die Verantwortung für die korrekte Sicherung der Fahrzeugbesatzung mittels Sicherheitsgurten sowie die angemessene Sicherung des Patienten mittels geeignetem Rückhaltesystem. Das Lösen dieser Sicherung sollte nur ausnahmsweise für zwingend erforderliche Maßnahmen erfolgen und muss mit dem Fahrzeuglenker abgesprochen werden, welcher hierauf durch besonders umsichtige Fahrweise reagiert.

Transporttrauma

Definition

Der Transport eines Patienten ist grundsätzlich eine komplikationsträchtige Phase der rettungsdienstlichen Versorgung. Während des Transportes von Patienten können verschiedene Einflüsse und Ereignisse zusammenwirken, die sich negativ auf den Patientenzustand auswirken können. Diese Auswirkungen werden als Transporttrauma bezeichnet und folgendermaßen definiert:

Ein Transporttrauma ist die Summe aller auf einen Patienten einwirkenden schädigenden Faktoren.

Ursachen

Im Wesentlichen lassen sich vier Hauptfaktoren unterscheiden, von denen einige beeinflussbar oder vermeidbar, andere einfach schicksalhaft sind:

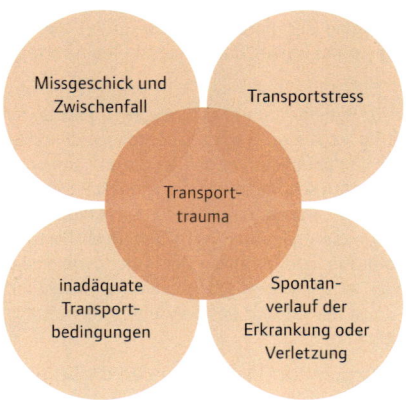

Abb. 1 | Ursachen eines Transporttraumas

Missgeschick und Zwischenfall umfassen Aspekte, die häufig auf menschliches Versagen („Human Error") zurückzuführen sind, z. B. die unbeabsichtigte Diskonnektierung von Versorgungsleitungen, die Extubation des Patienten durch unvorsichtiges Umlagern, das versehentliche Ausschalten von wichtigen Geräten oder das Ändern einer angestrebten Lagerung, wenn beispielsweise ein Patient mit ACS plötzlich flach gelagert wird.

Einige Zwischenfälle können, z. B. durch Gerätealarme, rasch erkannt und behoben werden. Andere Missgeschicke wirken sich langsamer aus und müssen vom Personal erkannt und behoben werden.

Als **Transportstress** wirken sich einerseits physikalische Einflüsse, z. B. Lärm, Beschleunigung, Temperatur oder Lageänderung, und andererseits psychische Faktoren, wie Angst, Ungewissheit, Hilflosigkeit, auf den Patienten aus.
Transportstress kann sich beim Patienten durch Stressreaktionen zeigen: Veränderungen der Katecholaminsekretion und des Immunsystems, Temperaturänderungen und Gerinnungsstörungen. Präklinisch lassen sich diese an den Parametern Herzfrequenz, Blutdruck, Atemfrequenz und $etCO_2/SpO_2$ ablesen.

Umfangreiche Aufklärung und Kommunikation, die Vermeidung von transportbedingten Erschütterungen sowie eine angenehme Fahrzeugtemperatur und die Reduktion des Transportlärms sind einfache Maßnahmen zur Minimierung des Transportstresses. Wo nötig, kommen als erweiterte Maßnahmen die wohldosierte Analgosedierung oder die medikamentöse Behandlung von Kinetose (Reisekrankheit) hinzu.

Inadäquate Transportbedingungen können ebenfalls verschiedene Ursachen haben: Abstriche in der Überwachung oder der Therapie aufgrund technischer Mängel, Fehlbedienungen oder Versäumnisse des eigesetzten Personals führen zu einer Minderung der Qualität der medizinischen Versorgung und dadurch zu einer Gefährdung der Patientensicherheit.
Besonders der bewusstlose oder immobilisierte Patient, der seine Lage nicht selbst aktiv ändern kann, ist für lagebedingte Transportschädigungen gefährdet. Liegen beispielsweise die Ellenbogen im Bereich des N. ulnaris ungepolstert auf den Metallbügeln der Fahrtrage auf, so kann ein peripherer Nervenschaden die Folge sein, der sich erst nach dem Aufwachen des Patienten zeigen wird.

Der **Spontanverlauf einer Erkrankung oder Verletzung** ist selbst unter kontrollierten Bedingungen während eines schonenden Transportes nicht mit Sicherheit vorherzusagen. Es muss deshalb immer damit gerechnet werden, dass sich der Patientenzustand unabhängig von der Transportqualität verschlechtert und somit ein Transporttrauma entsteht.

Sicherheitssysteme haben unterschiedliche Lücken, sodass durch eine Verkettung von Umständen trotz aller Maßnahmen ein Transporttrauma entstehen kann.

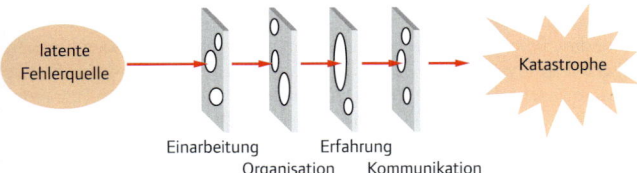

Abb. 1 | Risikomodell nach Reason

Patientenschonende Fahrweise

Unter Berücksichtigung der Aspekte der Fahrphysik erfolgt die Fahrweise derart angepasst, dass möglichst nur geringe Kräfte auf den Patienten wirken. Im Wesentlichen kommen hierbei die nachstehenden Kräfte und Maßnahmen zur Reduktion infrage:

- **Beschleunigungskräfte** (positiv und negativ)
  Beschleunigungskräfte wirken beim Anfahren des Rettungswagens ebenso wie beim Abbremsen und lösen, den Aspekten der Massenträgheit folgend, eine dynamische Gewichtsverlagerung aus – beim Bremsen zur Vorderachse hin, beim Beschleunigen zur Hinterachse hin. Dies führt zu einer Kippbewegung um die Querachse des Fahrzeuges.
  Wo möglich sollte während des Patiententransportes auf starke Beschleunigung verzichtet werden. Dies geschieht durch langsames Anfahren und besonders vorausschauende Fahrweise, die heftiges Abbremsen auf ein Minimum reduziert.

- **Fliehkräfte**
  In Kurvenfahrten tritt die sogenannte Querbeschleunigung oder Fliehkraft auf, die bewirkt, dass Massen nach außen gedrängt werden. Bei der zügigen Kurvenfahrt des Rettungswagens sorgen die Seitenführung der Reifen und die elektronische Stabilitätskontrolle (ESP) dafür, dass das Fahrzeug nicht aus der Kurve ausbricht. Auf den Patienten wirken diese Kräfte dennoch ungemindert und er erfährt eine Kraft, die ihn in die entsprechende Richtung drückt.
  Diese Kraft ist abhängig vom gefahrenen Kurvenradius und quadratisch proportional von der gefahrenen Geschwindigkeit, d. h. eine Verdopplung der Geschwindigkeit führt zu einer Zunahme der wirkenden Kräfte um den Faktor vier.
  Folglich ist bei Kurvenfahrten zum einen ein möglichst großer Kurvenradius zu wählen. Zum anderen ist die Geschwindigkeit bereits vor Einfahrt in die Kurve entsprechend anzupassen. Ein „Herausbeschleunigen" aus der Kurve sollte nur sehr moderat erfolgen.

- **Längsbewegung in der Hochachse**
  Insbesondere beim Überfahren von Schlaglöchern, Bahnübergängen und verkehrsberuhigenden Straßeneinbauten besteht die Gefahr, dass das Fahrzeug eine starke Beschleunigung in der Hochachse erfährt. Patient und Fahrzeugbesatzung werden dabei in die Höhe (und wieder zurück) befördert.
  Auch hier mildert eine umsichtige und geschwindigkeitsangepasste, langsame Fahrweise die wirkenden Kräfte.

Ladungssicherung

Um bei einer Vollbremsung, einem unvorhergesehenen Ausweichmanöver oder einem Unfall nicht von herumfliegendem Material verletzt oder gar selbst durch das Fahrzeug geschleudert zu werden, ist eine korrekte Fixierung von mitgeführter Ladung essenziell.

Medizinprodukte dürfen während der Fahrt nur in den dafür vorgesehenen und entsprechend zertifizierten Halterungen mitgeführt werden. Schubladen und Hochschränke sind vor Fahrtantritt sicher zu schließen.

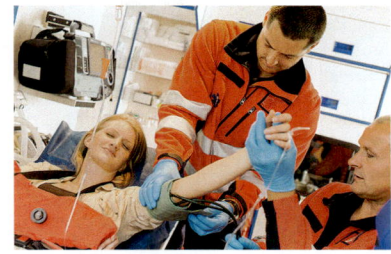

Abb. 1 | Medizingeräte werden in Halterungen fixiert.

Etwaig vom Patienten mitgeführte Gepäckstücke müssen während des Transportes so verstaut werden, dass diese ebenfalls nicht verrutschen können. In der Regel eignen sich hierzu die Außenfächer des Fahrzeuges besser als der Patientenraum. Im Zweifel obliegt es dem Fahrzeugführer, zu entscheiden, ob ein Gepäckstück mitgenommen werden kann oder nicht.

Gleiches gilt für, z. B. im Rahmen von Verlegungen, mitgeführte zusätzliche Medizinprodukte, welche formal nur in der entsprechend zugelassenen Fahrzeughalterung betrieben werden dürfen. Hier hat die Praxis gezeigt, dass für verschiedene Einsatzsituationen mitunter kreative Lösungen gefunden werden müssen, welche aber grundsätzlich nicht zulasten der Patienten- und Fahrzeugsicherheit gehen dürfen.

Patienten werden auf der Fahrtrage mit entsprechend dafür vorgesehenen Sicherheitsgurten fixiert. Für den Transport von Kindern sind diese in der Regel nicht ausreichend und müssen durch entsprechende Kinderrückhaltesysteme ergänzt werden.

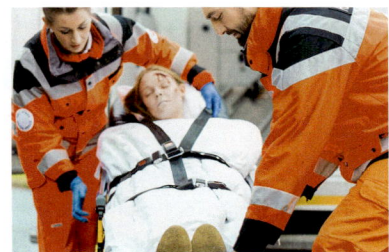

Abb. 2 | Patienten werden auf der Trage mit Gurten fixiert.

4.2   Besondere Transportsituationen bewältigen

Transportverweigerung

Mitunter wird der Rettungsdienst durch Dritte alarmiert oder die Notsituation zunächst bedrohlicher wahrgenommen. Somit ist es verständlich, dass verschiedene Patienten den Transport in eine Klinik verweigern. Hierbei ist der Patientenwille unbedingt zu beachten, sofern die Transportverweigerung in einem Zustand freier Willensbestimmung erfolgt, der Patient also nicht beeinträchtigt ist, z. B. durch Alkohol-, Medikamenten- oder Drogeneinwirkung oder eine psychische Erkrankung.

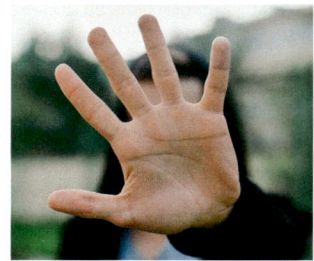

Abb. 1 | Mitunter verweigern Patienten den Transport.

Setzt sich der Notfallsanitäter über den geäußerten Willen, nicht transportiert zu werden, hinweg, macht er sich einer Freiheitsberaubung nach § 239 StGB strafbar.

Patienten müssen jedoch in Bezug auf Verdachtsdiagnose, notwendige Maßnahmen und entstehende Risiken sorgfältig aufgeklärt werden. In Abhängigkeit der bestehenden Risiken kann es erforderlich sein, dass diese Aufklärung durch einen hinzuzuziehenden Notarzt durchgeführt wird. In jedem Fall ist eine umfassende Dokumentation erforderlich ▸ S. 242.

FRAGE

Darf ein Patient zum Transport gezwungen werden?

Ja, aber nicht durch den Notfallsanitäter.
Würde ein Patient, der frei willensbestimmt eine Behandlung oder einen Transport abgelehnt hat, in hilfloser Lage zurückbleiben oder ist ein ernstlich gefährdeter Patient nicht frei willensbestimmt, dann kann der Notfallsanitäter neben dem Notarzt auch regelmäßig die Polizei hinzuziehen. Diese ist berechtigt, den Patienten im Zweifel in Gewahrsam zu nehmen.
So heißt es z. B. in § 35 Polizeigesetz Nordrhein-Westfalen (PolG NRW):
(1) Die Polizei kann eine Person in Gewahrsam nehmen, wenn
1. das zum Schutz der Person gegen eine Gefahr für Leib oder Leben erforderlich ist, insbesondere weil die Person sich erkennbar in einem die freie Willensbestimmung ausschließenden Zustand oder sonst in hilfloser Lage befindet,
(…)

Intensivtransport

Die Aufgaben des Rettungsdienstes umfassen neben Erstversorgung und Transport von Notfallpatienten (sogenannte Primäreinsätze) auch die Durchführung von Transporten bereits klinisch versorgter Patienten von einer Klinik zur nächsten (sogenannte Sekundäreinsätze). Die zunehmende Spezialisierung und Schwerpunktausbildung von Kliniken und die Bildung von kooperierenden Klinikverbünden führte in den letzten Jahren zu einer kontinuierlichen Zunahme des Aufkommens von Sekundärverlegungen. Für den Transport entscheidend sind dabei sowohl medizinische Indikationen als auch wirtschaftliche oder klinikorganisatorische Gründe.

Das Spektrum der Sekundäreinsätze ist, ähnlich wie bei Primäreinsätzen, breit. Es reicht von Transporten, die ohne Arztbegleitung durchgeführt werden können, bis zum Intensivtransport, der besondere Anforderungen an Rettungsmittel, Material und Personal stellt. Für den Charakter des Transportes spielt auch der Verlegungszeitpunkt eine entscheidende Rolle: Während die mitunter notfallmäßige Verlegung von erstversorgten Patienten in ein spezialisiertes Zentrum (häufig als Postprimäreinsatz bezeichnet) von der Versorgungsanforderung am ehesten den Einsätzen der Notfallrettung ähnelt, unterscheiden sich Aufgaben und Anforderungen während der Verlegung von Intensivpatienten nach oder während einer intensivmedizinischen Therapie, z. B. mit dem Ziel einer Beatmungsentwöhnung, gänzlich.

Bei allen Sekundärtransporten ist zu beachten:
- Unabhängig von Verletzungs- und Verlegungszeitpunkt ist jeder Patient vor der Übernahme sorgfältig und gewissenhaft zu untersuchen und zu beurteilen.
- Die in der vorangegangenen Versorgung ergriffenen Maßnahmen müssen erfasst und bewertet werden (Übergabegespräch, Befunde, Intensivkurve etc.).
- Lebensbedrohliche Verletzungen und Erkrankungen sollen bestmöglich behandelt, Wunden versorgt und Frakturen ruhiggestellt sein. Der Patient soll transportstabil und muss transportfähig sein.
- Das übernehmende Team muss sich auf drohende Komplikationen einstellen und entsprechende Vorkehrungen treffen.
- Überwachungsmaßnahmen und Beatmungseinstellungen werden grundsätzlich übernommen und im Einzelfall optimiert.
- Relevante Befunde und Arztbrief sind ebenso mitzunehmen wie z. B. die Rufnummer von Angehörigen oder Betreuern des Patienten.
- Die Zielklinik muss über ein geeignetes Versorgungsniveau verfügen. Es empfiehlt sich, unmittelbar vor Transportbeginn die Zielklinik zu kontaktieren und Ansprechpartner, den genauen Übergabeort in der Klinik und die voraussichtliche Eintreffzeit abzustimmen.

Infektionsschutztransport

Grundlagen

Beim Transport infektiöser Patienten trägt das Rettungsdienstpersonal eine besondere Verantwortung: Neben geeigneten Maßnahmen des Eigenschutzes und der Arbeitssicherheit ist ein besonderes Augenmerk auf die hygienischen Aspekte zu legen, um eine Infektionsgefahr für nachfolgende Patienten auszuschließen.

Neben den allgemein geltenden Maßnahmen, wie z. B. der Wechsel der Arbeitskleidung oder die hygienische Händedesinfektion ▶ S. 238, sind in Abhängigkeit der vorliegenden oder vermuteten Infektionskrankheit des zu versorgenden Patienten mitunter besondere Maßnahmen einzuleiten.

Art und Umfang der hygienischen Maßnahmen gehen aus den lokalen, individuellen Hygieneplänen hervor. Bei bestimmten oder unklaren Infektionskrankheiten oder -erregern legt der zuständige Desinfektor oder Hygienebeauftragte die notwendigen Schutzmaßnahmen während des Transports und das Verfahren der Transportabschlussdesinfektion fest.

Vor Dienstantritt ist es nötig, sich mit den regionalen Protokollen zur Durchführung von Transporten von Patienten mit verschiedenen Erregern zu befassen. Insbesondere für den Transport von Patienten mit häufig auftretenden Keimen bestehen vielfach konkrete Vorgaben, wie Transport und Transportabschlussdesinfektion vorzunehmen sind.

Bei bestimmten Erregern und Erregergruppen ist der Einsatz spezieller Einsatzmittel, z. B. Infektions-RTW, angezeigt, welche sich durch eine spezielle, leicht desinfizierbare Ausstattung und ggf. geeignete Filtersysteme auszeichnen.

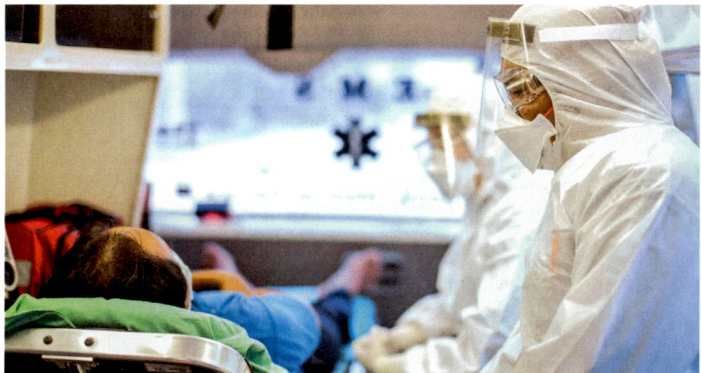

Abb. 1 | Bestimmte Erreger erfordern spezielle Schutzmaßnahmen, wie z. B. das Tragen von Infektionsschutzanzügen.

Vor Antritt der Fahrt
- bei Dienstantritt das Fahrzeug auf Vollständigkeit überprüfen, insbesondere auf das Vorhandensein von Infektionsschutzkleidung, die idealerweise als Set zusammengepackt ist
- offenliegende Materialien in verschließbaren Schränken und Schubladen verstauen und entbehrliche Gegenstände aus dem Krankenraum entfernen

Bei Patientenübernahme und Transport
- vor Patientenkontakt die entsprechende Schutzkleidung anlegen › S. 239
- Patienten über die getroffenen Schutzmaßnahmen und ihren Zweck informieren
- nach jedem Patientenkontakt Schutzhandschuhe wechseln, um eine Kontamination der nach Patientenkontakt berührten Flächen auf ein Minimum zu reduzieren; dabei eine hygienische Händedesinfektion durchführen
- Trennscheibe zwischen Fahrzeug- und Patientenraum geschlossen halten, Klima und Lüftungseinrichtungen nicht im Umluftbetrieb nutzen, sondern auf Frischluftbetrieb stellen
- für den Fahrzeugführer gilt: nach Positionierung des Patienten im Fahrzeug benutzte Schutzkleidung ausziehen und diese in einem luftdichten Plastikmüllbeutel im Patientenraum entsorgen sowie hygienische Händedesinfektion durchführen, um eine Kontamination der Fahrerkabine zu unterbinden; am Zielort zunächst klären, wo die Patientenübergabe stattfinden wird, nachfolgend frische Schutzkleidung anziehen und so die Patientenübergabe durchführen

Nach dem Transport
- Unmittelbar nach dem Transport die Schlussdesinfektion nach den Vorgaben des Hygieneplans durchführen, dazu ggf. die nächste Rettungswache anfahren.
- Bei allen Zweifeln und Fragen Desinfektor oder Hygienebeauftragten kontaktieren. In bestimmten Fällen übernehmen diese die Durchführung der Desinfektionsmaßnahmen.
- Transport und Desinfektionsmaßnahmen gelten als abgeschlossen, wenn die Einwirkzeit des Desinfektionsmittels abgelaufen ist, bis zu diesem Zeitpunkt keinen weiteren Patienten transportieren. Ereignet sich auf der Rückfahrt ein externer Notfall, so ist der Patient außerhalb des Fahrzeuges zu versorgen und für den Transport ein weiteres Fahrzeug hinzuzuziehen.

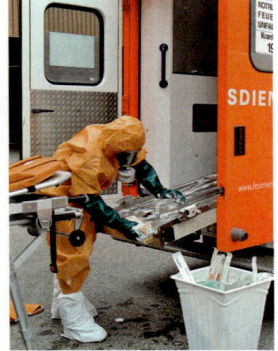

Abb. 1 | Desinfektion des Rettungswagens nach Infektionstransport

Transport übergewichtiger Patienten

Die Prävalenz übergewichtiger Patienten hat auch in Deutschland in den letzten Jahren deutlich zugenommen. Neben der Tatsache, dass Übergewicht die Entstehung einer Vielzahl von Krankheiten oder Krankheitskomplikationen begünstigt, stellt der Transport übergewichtiger Patienten den Rettungsdienst regelmäßig vor eine Herausforderung ▸ S. 55.

Der Transport übergewichtiger Patienten wird im Wesentlichen begrenzt durch:
- Zuladung des Transporttragesystems: bei den verschiedenen eingesetzten Systemen existieren unterschiedliche Zuladungsgrenzen, diese müssen vor Dienstaufnahme bekannt sein; neben der eigenen Fahrtrage sind hierbei auch die Zuladefähigkeit der Tragenaufnahme im Fahrzeug sowie die allgemein zulässige Fahrzeugzuladungsmasse zu beachten
- zulässiges Patientengewicht für transportunterstützende Systeme, wie Tragetuch, Tragestuhl, Evac-Chair etc.
- Breite von Transporttrage, Tragestuhl, Vakuummatratze etc.
- Größe, Länge und Umfang der zur Fixierung eingesetzten Gurtsysteme
- bauliche Limitationen für den Transport durch Treppenhäuser, Türen etc.
- verfügbares Personal zum Tragen und Umlagern des Patienten sowie zum Umgang mit der Fahrtrage

In vielen Rettungsdienstbereichen stehen mittlerweile spezielle Fahrzeugsysteme Schwerlast-Rettungswagen ▸ S. 55 zur Verfügung.

Transport von Menschen in Handschellen

Mitunter ist der Transport sich wehrender oder in Gewahrsam genommener Patienten erforderlich. Solche Transporte finden u. U. auch mit angelegten Handfesseln statt, was eine Ausübung eines unmittelbaren Zwangs darstellt. Grundsätzlich gilt für die Anlage von Handfesseln das Prinzip der Verhältnismäßigkeit, wobei im Rettungsdienst Aspekte des Eigenschutzes im Vordergrund stehen.

Die Anlage der Handfesseln erfolgt ausschließlich durch Polizeibeamte, welche den Transport dann auch begleiten.

In Einzelfällen findet eine Fixierung von Patienten auch im klinischen Kontext statt, um den Patienten z. B. daran zu hindern, sich Katheder, Tuben oder Drainagen zu ziehen. Auch hierbei sind an die Anlage der Fixierungssysteme hohe Maßstäbe zu setzen. Es muss zu jeder Zeit während des Transportes möglich sein, auf die entsprechenden Schlüssel oder Schließsysteme zuzugreifen und die Fixierung zu lösen.

Transport neonatologischer/pädiatrischer Patienten

Der Transport neonatologischer oder pädiatrischer Patienten erfordert neben dem speziellen Equipment (Rückhaltesysteme, Transportinkubator) auch besondere Kenntnisse des versorgenden Personals. Deshalb werden diese Transporte häufig von einem Facharzt für Kinderheilkunde, Neonatologie oder pädiatrische Intensivmedizin und einer pädiatrischen Pflegefachkraft begleitet.

Es wird zwischen Primär- und Sekundärtransporten unterschieden:

- **Primärtransporte** erfolgen in der Regel aufgrund von geburtshilflichen Komplikationen oder lebensbedrohlichen Situationen, die sich rund um die Geburt ereignet haben. Transportursprung sind dabei Geburtshäuser, Kreißsäle in Krankenhäusern der Grund- und Regelversorgung oder im Rahmen von Hausgeburten auch das häusliche Umfeld. Neben der unerwarteten Frühgeburt oder anderen geburtshilflichen Komplikationen ist u. a. bei Neugeborenen mit perinataler Asphyxie, Mekoniumaspirationssyndrom, Atem- und Anpassungsstörungen oder angeborenen Fehlbildungen eine Verlegungsindikation gegeben.
- **Sekundärtransporte** erfolgen vor dem Hintergrund schwerer Erkrankungen, wie z. B. Hypoglykämie, Neugeboreneninfektion oder Rhesusinkompatibilität, aber auch zur Verlegung in höher spezialisierte Zentren mit kinderchirurgischer Interventionsmöglichkeit.

Säuglinge bis zu zwölf Wochen nach der Geburt oder einem Körpergewicht bis zu 5 kg werden in der Regel im Transportinkubator transportiert, welcher neben einer kompletten Überwachungs- und Beatmungseinheit auch über eine entsprechende Heizung zur Regulation des Wärmehaushaltes des Säuglings verfügt.

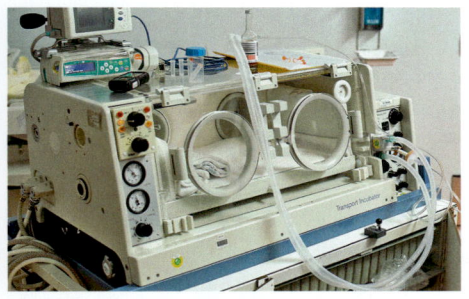

Abb. 1 | Transportinkubator

Der Fahrzeugführer übernimmt bei der Durchführung dieser Transporte eine besondere Verantwortung. In Abstimmung mit dem transportbegleitenden Team muss er den passenden Mittelweg zwischen besonders schonender Fahrweise und Dringlichkeit finden.

Besonderheiten des Lufttransports

Vor- und Nachteile

Bei verschiedenen Indikationsstellungen kann der Einsatz eines Rettungshubschraubers (RTH) für den Patiententransport in Erwägung gezogen werden. Insbesondere dann, wenn ein Hubschraubertransport einen zeitlichen Vorteil für den Transport des Patienten in eine ggf. weiter entfernte Klinik bringt oder der Transport für den Patienten insgesamt erschütterungsfreier vonstattengehen muss, ist ein RTH den bodengebundenen Einsatzmitteln überlegen.

Auf die Mittel der Luftrettung kann auch im Zuge einer Primäralarmierung zurückgegriffen werden, z. B. wenn der Notarzt aufgrund der Lage des Einsatzortes oder der allgemeinen Verfügbarkeit so schneller zum Einsatzort kommen kann oder die Alarmierungsmeldung auf einen möglichen Hubschraubertransport hindeutet, wie bei Trauma in einer ländlichen Region.

Bei allen Vorteilen bestehen für den Einsatz von Rettungshubschraubern auch limitierende Faktoren. So ist der Einsatz eines RTH abhängig von Witterungs- und Sichtbedingungen, für den Nachteinsatz ist auf speziell darauf ausgelegte Hubschrauber zurückzugreifen. Aufgrund der räumlichen Gegebenheiten im RTH kann der Patient während des Fluges weniger intensiv versorgt werden, als dies während eines RTW-Transportes möglich wäre.

Medizinische Aspekte

Mit Ausnahme von Transporten in großer Höhe, z. B. in den Alpenregionen, kann bei der Durchführung von Transporten mit dem Rettungshubschrauber die Wirkung der Luftdruckabnahme nach dem Dalton'schen Gesetz vernachlässigt werden. Relevante Anpassungsstörungen werden meist erst ab einer Flughöhe von 6000 ft (1800 m) berichtet, sind jedoch auch in den für RTH typischen Flughöhen zwischen 200–500 m über Grund nicht ausgeschlossen. Entsprechend erforderliche Maßnahmen, wie z. B. die Indikation zur Anlage einer Thoraxdrainage, sollten mit der RTH-Besatzung abgestimmt werden.

Insbesondere ansprechbare Patienten werden im Vorfeld umfangreich aufgeklärt und ggf. antiemetisch und sedativ behandelt.

Optimalerweise findet eine transportvorbereitende Versorgung des Patienten außerhalb der mitunter engen RTH-Kabine statt. So können Ganzkörperuntersuchung, Narkoseeinleitung und Intubation, die Anlage von Schienen sowie das Legen von Zugängen, Thoraxdrainagen etc. unter besseren räumlichen Voraussetzungen stattfinden, z. B. in einem RTW. Der Patient muss dann für den Transport nur noch in den RTH umgeladen werden.

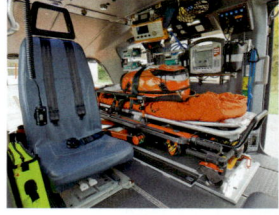

Abb. 1 | Innenraum eines RTH

Verhalten im Flugbetrieb

Besonders bei Start und Landung eines RTH müssen eine Reihe von Regeln beachtet werden, um eine Eigen- und Fremdgefährdung auszuschließen. Wesentliche Gefahren gehen beim RTH vor allem von den schnell bewegenden Haupt- und Heckrotoren aus. Der vom Hauptrotor erzeugte Abwind (Rotor-Downwash) kann, je nach Hubschraubertyp, der Windstärke 12 entsprechen, lose Teile in der Umgebung des Landeplatzes aufwirbeln und somit Mensch und Maschine gefährden. Insbesondere bei der Platzierung von medizinischem Equipment in der Nähe des Landesplatzes ist auf diesen Effekt zu achten.

Eine Annäherung an den Hubschrauber darf nur bei stehenden Rotoren und mit zwingendem Sichtkontakt zum Piloten erfolgen. Dabei ist darauf zu achten, dass im Regelbetrieb die Rotoren nach der Landung etwa eine Minute im Leerlauf nachlaufen, bevor die Triebwerke abgestellt werden können. Eine Annäherung an den RTH erfolgt dabei immer von vorn, da insbesondere vom Heckrotor eine besondere Gefahr ausgeht und dieser Bereich vom Piloten nicht einsehbar ist. Solange sich die Rotoren bewegen, muss ein Sicherheitsabstand von 50 m eingehalten werden. Fahrzeuge dürfen bis max. 20 m an den RTH heranfahren und müssen während Start und Landung stehenbleiben.

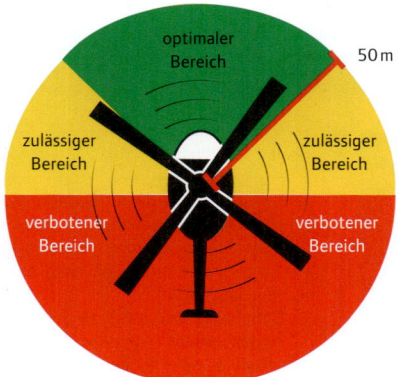

Abb. 1 | Sicherheitsabstand bei laufenden Rotoren und Annäherungsbereiche an den RTH bei stehenden Rotoren

Besondere Vorsicht ist auch bei Annäherung nach Landung in abfallendem Gelände geboten. Aufgrund der möglichen Höhenunterschiede am Landeplatz können die Hauptrotoren eine kritische Höhe erreichen. Eine Annäherung an den RTH sollte von der Talseite her erfolgen, wo die Rotoren weiter vom Boden entfernt sind.

5 Übergabe

5.1 Patienten übergeben

Strukturierte Patientenübergabe

Eine strukturierte Patientenübergabe gewährleistet ein hohes Maß an Sicherheit für den Patienten, gerade in zeitlich kritischen Situationen. Wesentliche Informationen gehen bei der Übergabe nicht verloren. Rückfragen können beantwortet werden. Stetige Wiederholungen von Untersuchungen und unnötige Rückfragen an den Patienten werden vermieden.

Bei der rettungsdienstlichen Übergabe an das aufnehmende Krankenhaus ist insbesondere zu berücksichtigen, dass das aufnehmende Krankenhausteam neben den Vitalwerten des Patienten eine umfangreiche Schilderung zur Aufnahmesituation erhält.

Struktur und Inhalt

Teil der Übergabe	Inhalt

Szene/Situation	• kurze Beschreibung der Auffindesituation:
	   – was wurde wahrgenommen (alle Sinne betreffend: was wurde gesehen, gerochen, gehört)
	 • welche Personen waren noch beteiligt
	 • bei Verkehrsunfällen:
	   – Deformationen am Fahrzeug
	   – Anzahl weiterer Verletzter
	   – Anzahl toter Personen
	   – mögliche Geschwindigkeit des Fahrzeugs
	 • bei Stürzen:
	   – Höhe des Sturzes
	   – Beschaffenheit des Untergrunds, z. B. weich, nass, hart
	   – weitere besondere Hinweise, z. B. Pflege- und Reinigungszustand der Wohnung, soziales Umfeld
	 • ggf. ein Foto von der Einsatzstelle zeigen

Vitalwerte ABCDE	• kurze Angaben zu: A – Airway: Probleme ja/nein B – Breathing: SpO_2-Sättigung, Atemfrequenz, Atemqualität, Auskultationsergebnisse, Thorax-bewegungen C – Circulation: HF, RR, Rekap-Zeit, Blutungen, 4- und 12-Kanal-EKG-Befund D – Disability: Pupillenstatus, BZ, GCS, FAST-Ergebnis E – Exposure: Temperatur, Ergebnis Bodycheck, weitere Besonderheiten • auffälligen Untersuchungsergebnisse in der systematischen Reihenfolge A-B-C-D-E nennen • Ergänzungen aus der SAMPLE-Anamnese sind hilfreich: S – Symptome beim Eintreffen A – Allergien, wenn vorhanden M – Vormedikation P – relevante Vorerkrankungen L – Hinweise zu letzter Mahlzeit/Stuhlgang E – ergibt sich durch Szene/Situationsbeschreibung
Sofortmaßnahmen/ invasive/heilkund-liche Maßnahmen	• Maßnahmen kurz und ergebnisorientiert beschreiben: nicht wie, sondern was gemacht wurde • zusätzlich Dosierungen der Medikamente ausführlich schriftlich dokumentiert übergeben
zuletzt gemessene Vitalwerte	• relevant, wenn sich Vitalwerte wesentlich verbessert oder verschlechtert haben • Nennung nach ABCDE-Sortierung
sonstige Hinweise	• weitere relevante Informationen
Dokumentations-übergabe	• Einsatzprotokoll ›S. 242 bemerkbar übergeben, nicht einfach irgendwohin legen • Durchschläge nach regionaler Regelung an eigene Organisation, NA und ggf. ÄLRD übergeben

Tab. 1 | Bestandteile und Inhalt der Übergabe

Übergabe von Kontaktinformationen zu Angehörigen

Schreiben Sie Telefonnummern oder andere Kontaktinformationen von Angehörigen immer ins Protokoll.

Übermitteln Sie dem aufnehmenden Team, welche Informationen Sie den Angehörigen gegeben haben:

- Meldet sich das Krankenhaus beim Angehörigen?
- Soll der Angehörige demnächst anrufen?
- Soll der Angehörige vorbeikommen?

Allgemeine Hinweise zur Übergabe von Patienten

Die Übergabe erfolgt nicht nebenbei.

Alle Mitglieder des aufnehmenden Teams sollen konzentriert zuhören. Verschaffen Sie sich die Aufmerksamkeit des ganzen Teams.

Direkter Blickkontakt mit dem aufnehmenden Teamführer ist notwendig.

Blickkontakt konzentriert die Aufmerksamkeit auf Ihre Worte.

Es wird laut und deutlich, nicht überhastet oder hektisch gesprochen.

Bleiben Sie ruhig. Stellen Sie sicher, dass alle aufnehmenden Teammitglieder Sie hören können.

Die Struktur der Übergabe sorgt dafür, dass keine Inhalte verloren gehen oder im Bericht vergessen werden.

Strukturieren Sie Ihre Übergabe. Halten Sie das System ein.

Uninteressante oder irrelevante Inhalte gehören nicht in das Übergabegespräch.

Bleiben Sie bei den relevanten Fakten.

Die aktive Gesprächsführung soll bis zum Ende des Gesprächs beibehalten werden, anschließend können Rückfragen gestellt werden.

Beenden Sie die Übergabe aktiv mit der Frage: „Hat jemand noch weitere Fragen? Ist etwas unklar geblieben?"

Das aufnehmende Team des Krankenhauses kann u. U. in stressigen akuten Situationen noch Hilfe gebrauchen.

Bieten Sie Ihre Hilfe noch an, aber stehen Sie dabei nicht im Weg.

5.2 Patienteneigentum übergeben

Eigentum unter Zeugen übergeben und Übergabe dokumentieren

- Idealerweise wird das gesamte Patienteneigentum in einer deutlich markierten Tasche übergeben.
- Die Tasche ist mit dem Namen des Patienten zu beschriften. Zudem sollte eine kurze Auflistung der Inhalte erfolgen.
- Das Patienteneigentum wird in Anwesenheit einer dritten Person, z. B. eigener Teampartner, eine weitere Pflegekraft, an das aufnehmende Team übergeben.
- In der eigenen Dokumentation wird erfasst, dass das Patienteneigentum mit übergeben wurde.

Besondere Hinweise

- Bargeld muss immer gezählt werden. Dokumentieren Sie die übergebene Summe im Protokoll.
- Schmuckstücke oder Armbanduhren, die aufgrund der Behandlung vom Patienten gelöst werden mussten, müssen vollständig mit übergeben werden, auch wenn etwas beschädigt wurde.
- Dokumentieren Sie, wenn Patienteneigentum aufgrund der Behandlung beschädigt wurde, z. B. Armband zerschnitten, Pullover aufgeschnitten.
- Übergabe von Mobiltelefonen: Schalten Sie das Mobiltelefon des Patienten nicht aus. Bei bewusstlosen Patienten können darüber noch Angehörige ermittelt werden!

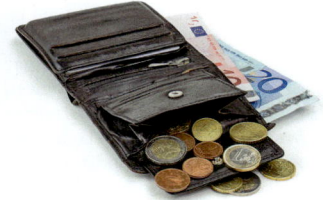

Abb. 1 | Bargeld zählen

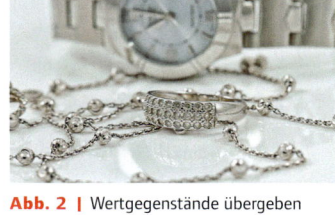

Abb. 2 | Wertgegenstände übergeben

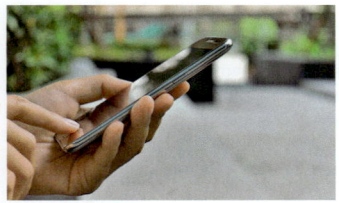

Abb. 3 | Mobiltelefon nicht ausschalten

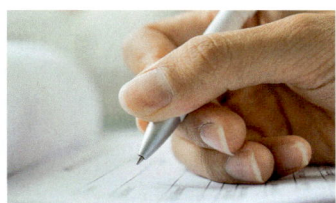

Abb. 4 | Sorgfältig dokumentieren

5.3 Dokumentieren

Überblick

Viele Landesrettungsdienstgesetze sehen eine Verpflichtung zur Einsatzdokumentation vor. Außerdem hat jeder Patient einen rechtlichen Anspruch auf ordnungsgemäße Dokumentation seiner Behandlung bzw. Beförderung durch den Rettungsdienst. Aus diesen Gründen ist der NotSan zur Einsatzdokumentation rechtlich verpflichtet. Kommt er dieser Verpflichtung nicht nach, kann dies zivil- und arbeitsrechtliche Konsequenzen für ihn haben. Fehler bei der Dokumentation können unter bestimmten Voraussetzungen außerdem auch strafbar sein.

Neben der klassischen Dokumentation der medizinischen Behandlung gibt es besondere Einsatzsituationen, in denen der NotSan zur Dokumentation zwar nicht verpflichtet ist, diese aber im eigenen Interesse unbedingt durchführen sollte. Dies gilt vor allem bei Behandlungs- bzw. Transportverweigerung durch den Patienten ›S. 220 sowie bei Inobhutnahme und Übergabe von Patientenbesitz ›S. 231.

Was muss dokumentiert werden?

Aus rechtlicher Sicht dokumentationspflichtig sind alle medizinisch relevanten Informationen. Dies umfasst neben Anamnese, Diagnose und Therapie auch die erhobenen Befunde und eingetretene Zwischenfälle. Findet ein Wechsel des Behandlers statt, z. B. Übernahme durch den Notarzt, muss dies aus der Dokumentation ersichtlich sein. Leitgedanke für den NotSan muss sein, dass der Patient im Nachgang der Behandlung durch den Rettungsdienst allein aus der Einsatzdokumentation erfahren kann, welche Maßnahmen von wem und warum durchgeführt wurden. Es ist deshalb ratsam, nicht nur die positiven, sondern auch die negativen Befunde zu dokumentieren. Wenn also aufgrund eines Leitsymptoms verschiedene Differenzialdiagnosen in Betracht kommen, ist es erforderlich, zu dokumentieren, ob die wesentlichen Merkmale der jeweiligen Krankheitsbilder vorliegen oder nicht, da dies den Verlauf der weiteren Therapie maßgeblich beeinflusst. Das Fehlen bestimmter Symptome kann außerdem bei Therapieverweigerung eine wichtige Rolle spielen und sollte auch deshalb dokumentiert werden.

Schweigepflicht beachten
Im Hinblick auf seine Schweigepflicht ›S. 235 sollte der NotSan bei der Dokumentation medizinisch nicht relevanter Informationen behutsam vorgehen. Da auch die schriftliche Weitergabe eines Geheimnisses ohne die Zustimmung des Patienten verboten ist, dürfen nur solche Informationen erfasst werden, die für die medizinische Behandlung notwendig und vom (mutmaßlichen) Einverständnis des Patienten gedeckt sind. Beispielsweise dürfen der Konsum von Alkohol oder Drogen sowie besondere Auffindesituationen nur dann im Protokoll vermerkt werden, wenn sie für die weitere Behandlung unbedingt notwendig sind.

Wer muss dokumentieren?

Die Pflicht zur Dokumentation ergibt sich als vertragliche oder quasivertragliche Nebenpflicht im Zusammenhang mit der Behandlung des Patienten. Rechtlich verpflichtet ist also die Rettungsdienstorganisation, die sich wiederum ihres Personals bedient. Allerdings dokumentieren Rettungsdienst-Mitarbeiter nicht ausschließlich im Interesse ihres Arbeitgebers, sondern sind aufgrund der individuellen deliktischen Haftung auch selbst zur Dokumentation verpflichtet. Demnach obliegt die Dokumentationspflicht dem Mitarbeiter, der für die Behandlung des Patienten verantwortlich bzw. zuständig ist. Wird die Dokumentation an einen Dritten delegiert, muss dieser überwacht werden und es muss erkennbar bleiben, wer verantwortlich ist.

Die Dokumentationspflicht endet nicht, wenn andere Personen in arbeitsteiliger Weise zur Behandlung hinzukommen. Im Rettungsdienst ist dies typischerweise der Fall, wenn der Notarzt die Behandlung übernimmt. Dies entbindet den NotSan grundsätzlich nicht von seiner Dokumentationspflicht, wenngleich er natürlich auf die Dokumentation des Notarztes verweisen kann.

Weitere Dokumentationspflichten können sich aus speziellen Dienstanweisungen des Arbeitgebers ergeben. Eine entsprechende Weisung könnte beinhalten, dass sämtliche Einsätze nach einem bestimmten Schema zu dokumentieren oder für bestimmte oder zusätzliche Krankheitsbilder zusätzliche Erfassungsbögen auszufüllen sind.

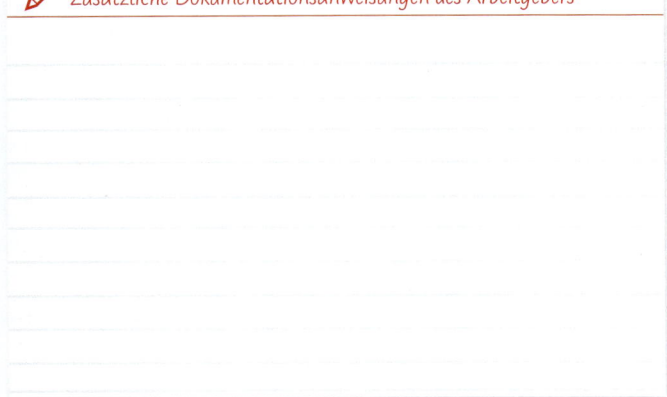

Zusätzliche Dokumentationsanweisungen des Arbeitgebers

Rechtliche Folgen einer Verletzung der Dokumentationspflicht

Die Verletzung der Dokumentationspflicht begründet keine eigene Anspruchsgrundlage. Allein aufgrund der Tatsache, dass die Dokumentation falsch oder mangelhaft ist, können keine Ersatzansprüche geltend gemacht werden. Allerdings kann eine fehlende oder fehlerhafte Dokumentation im Haftungsprozess zu Beweiserleichterungen für den Patienten führen. So würde im Prozess zugunsten des Patienten vermutet werden, dass eine nicht dokumentierte Maßnahme auch

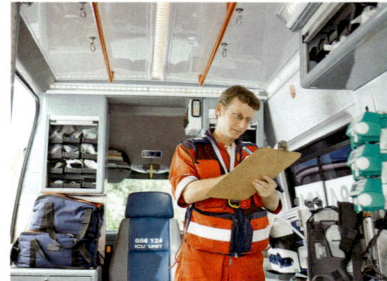

Abb. 1 | Notfallsanitäter dokumentieren sorgfältig.

nicht durchgeführt worden ist. Bei groben Behandlungsfehlern kann der Dokumentationsmangel sogar Einfluss auf den nachzuweisenden Kausalzusammenhang haben. Das bedeutet, dass der Patient in diesem Fall nicht beweisen muss, dass ein bestimmtes Verhalten ursächlich für seine Schädigung war. Bei lückenhafter Dokumentation könnte das Gericht vermuten, dass bestimmte Befunde überhaupt nicht erhoben wurden. Im Ergebnis wäre es an der Behandlungsseite, zu beweisen, dass kein Behandlungsfehler vorliegt, weshalb in diesem Zusammenhang häufig von „Beweislastumkehr" gesprochen wird. Gleiches gilt für den Fall, dass Bestandteile der Dokumentation, z. B. „EKG-Streifen", verloren gehen. Hier würde vermutet werden, dass diese eine für die Behauptung des klagenden Patienten günstigen Befund enthielten.

Vorsicht bei nachträglichen Änderungen

Sobald das Einsatzprotokoll in den Rechtsverkehr gelangt ist, handelt es sich aus rechtlicher Sicht um eine Urkunde und darf deshalb inhaltlich nicht mehr geändert werden, ohne dass diese Änderung als solche inhaltlich und zeitlich erkennbar ist. Das nicht erkennbare Ändern des Einsatzprotokolls wäre als Urkundenfälschung strafbar und würde außerdem bewirken, dass die Dokumentation insgesamt an Beweiswert verliert. Diese Folge träte im Übrigen auch dann ein, wenn die Dokumentation inhaltlich auch nur teilweise unrichtig ist. Strafbar wäre eine solche „schriftliche Lüge" hingegen nicht, da durch die Urkundsdelikte nur die Echtheit und nicht die Wahrheit einer Urkunde geschützt wird.

5.4 Schweigepflicht

Überblick

Der Notfallsanitäter ist zur Verschwiegenheit über Geheimnisse des Patienten verpflichtet. Ein unbefugter Bruch der Schweigepflicht ist eine Straftat (§ 203 StGB). Außerdem kann der Patient wegen Verletzung seines Geheimnisbereichs auf Schadensersatz und Schmerzensgeld klagen. Die Schweigepflicht gilt ohne Einschränkung gegenüber jedem Dritten, also auch gegenüber Familienangehörigen des Patienten sowie bei der Übergabe an den Notarzt und im Krankenhaus. Mit dem Tod des Patienten endet die Schweigepflicht nicht!

Soweit die Weitergabe von Informationen in diesen Situationen aber den Umständen entsprechend erforderlich ist oder sich im Rahmen des mutmaßlichen Willens des Patienten bewegt, dürfen Informationen weitergeben werden. Dabei muss sich der NotSan inhaltlich aber immer auf das Notwendige beschränken. Wird der Patient beispielsweise in einer kompromittierenden Situation aufgefunden, darf dieser Umstand nur dann weitergeben werden, wenn gerade die Auffindesituation für die weitere medizinische Behandlung relevant ist.

Ein Geheimnis im Rechtssinn sind Tatsachen, die nur einem beschränkten Personenkreis bekannt oder zugänglich sind und an deren Geheimhaltung der Betroffene (sog. Geheimnisträger) ein von seinem Standpunkt aus verständliches Interesse hat. Offenkundige Tatsachen oder Banalitäten sind damit keine Geheimnisse. Das Geheimnis muss dem NotSan außerdem in seiner beruflichen Eigenschaft anvertraut oder sonst bekannt geworden sein. Damit handelt es sich im Regelfall immer um ein Geheimnis, wenn Informationen und Daten in unmittelbarem Zusammenhang mit der Behandlung des Patienten bekannt werden. Berücksichtigen muss der NotSan allerdings immer, dass sich die Schweigepflicht nicht auf den Patienten beschränkt, sondern auch gegenüber den Angehörigen gelten kann (z. B. Familienanamnese). Rechtlich schwierig zu beurteilen ist die Reichweite dieser sog. Drittgeheimnisse.

Fazit für die Praxis

Die Schweigepflicht spielt vor allem bei alltäglichen Routine-Einsätzen eine wichtige Rolle, da sie dem NotSan wichtige Verhaltensweisen im Umgang mit sensiblen Daten des Patienten vorgibt. Das Patientengeheimnis muss gegenüber jedermann, also auch gegenüber anderen professionellen Helfern, gewahrt werden. Gerade dies wird in der Routine häufig übersehen. Rechtlich schwierige Konstellationen sind selten und stehen häufig im Zusammenhang mit Straftaten oder Kindeswohlgefährdung. Hier darf gegen die Schweigepflicht nur zur Abwehr einer konkreten Gefahr verstoßen werden.

FRAGE

Welche Rolle spielt die Schweigepflicht bei der Übergabe des Patienten?

Die Schweigepflicht gilt ohne Einschränkung gegenüber jedem Dritten, also auch bei der Übergabe an den Notarzt und im Krankenhaus. Soweit sich der NotSan inhaltlich aber auf das Notwendige beschränkt, kann er von einer mutmaßlichen bzw. stillschweigenden Einwilligung des Patienten ausgehen. Wenn hier Zweifel bestehen, muss er den Patienten fragen oder schweigen.

Gilt die Schweigepflicht auch für das Einsatzprotokoll?

Ja. Werden im Einsatzprotokoll vertrauliche Informationen erfasst, spricht man von einem verkörperten Geheimnis. Der NotSan muss das Protokoll deshalb immer so verwahren, dass unbefugte Dritte keine Einsicht nehmen können. Das ist vor allem auf der Rettungswache zu berücksichtigen. Einsatzprotokolle dürfen nicht offen herumliegen, sodass Kollegen Einsicht nehmen könnten.

Gibt es Geheimnisse, die trotz Schweigepflicht offenbart werden dürfen?

Nein. Geschützt sind alle Geheimnisse, an denen der Geheimnisträger ein sachlich berechtigtes Interesse hat. Welche Motive hinter dem Interesse an der Geheimhaltung stehen, ist unerheblich, sodass auch das sittlich oder moralisch nicht billigenswerte Geheimhaltungsinteresse geschützt ist. In der Praxis muss das vor allem bei der Notfallbehandlung von potenziellen Straftätern, z. B. unter Drogen- oder Alkoholeinfluss, berücksichtigt werden.

Gilt die Schweigepflicht auch bei der Behandlung von Jugendlichen?

Die Schweigepflicht schützt das Geheimhaltungsinteresse des Patienten und damit auch einen Teil des individuellen Selbstbestimmungsrechts. Allgemein anerkannt ist, dass sich Jugendliche auch gegenüber ihren Eltern auf diese Rechtsposition berufen können müssen. Allerdings muss auch das Sorgeinteresse der Eltern berücksichtigt werden. Nur wenn dieses höher als das Geheimhaltungsinteresse eingeschätzt wird, dürfen die Eltern informiert werden. Auch hier gilt: Der NotSan muss sich auf das Notwendige beschränken.

Ein Polizeibeamter fragt nach dem Namen des Patienten. Darf der NotSan diesen nennen?

Ja. Der Name ist an sich kein Geheimnis. Außerdem wäre der Patient verpflichtet, sich auszuweisen.

Umfasst die Schweigepflicht auch Geheimnisse von anderen Personen?

Auch Geheimnisse von Personen, die nicht Patient sind (sog. Drittgeheimnisse), können der Schweigepflicht unterliegen. Das Gesetz ist hier leider nicht eindeutig. Der NotSan fährt hier am besten, auch solche Geheimnisse diskret zu behandeln. Dabei kann es sich um schützenswerte Informationen der Angehörigen oder anderer am Einsatz beteiligter Personen handeln.

Darf gegen die Schweigepflicht verstoßen werden, wenn dadurch Gefahren abgewendet werden können?

Ja. Wenn die Voraussetzungen des rechtfertigenden Notstands (§ 34 StGB) vorliegen, darf der NotSan gegen seine Schweigepflicht verstoßen. Voraussetzung ist, dass gerade der Verstoß gegen die Schweigepflicht erforderlich ist, um eine Gefahr abzuwehren und hierzu kein milderes Mittel gegeben ist. So darf bei Verdacht auf Kindeswohlgefährdung gegen die Schweigepflicht verstoßen werden, um weitere Gefahren für das Kind oder dessen Geschwister abzuwehren. Wer einen betrunkenen Patienten von der Weiterfahrt mit seinem PKW abhalten will, darf die Polizei informieren, wenn mildere Mittel, z. B. Wegnahme des Schlüssels, nicht möglich sind.

Darf gegen die Schweigepflicht verstoßen werden, um Straftaten aufzuklären?

Nein. Die Aufklärung von Straftaten rechtfertigt keinen Verstoß gegen die Schweigepflicht, da es hier gerade nicht um die Abwehr einer Gefahr geht. Verstößt der NotSan gegen seine Schweigepflicht, indem er z. B. eine Aussage bei der Polizei macht, kann diese Aussage im Prozess allerdings trotzdem verwendet werden.

Darf gegen die Schweigepflicht verstoßen werden, um eigene Interessen zu wahren?

Ja. Die Wahrung eigener rechtlicher Interessen berechtigt den NotSan, gegen die Schweigepflicht zu verstoßen. Nur so kann er sich bei rechtlichen Auseinandersetzungen gegen Anschuldigungen des Patienten wirksam zur Wehr setzen.

Gibt es Situationen, in denen der NotSan gegen die Schweigepflicht verstoßen muss?

Ja. Gemäß §§ 138, 139 StGB ist der NotSan verpflichtet, bestimmte Straftaten anzuzeigen, auch wenn er hierzu ein Geheimnis offenbaren muss. Dabei handelt es sich um schwere Kapitalverbrechen, z. B. Mord, Totschlag, Geiselnahme, von deren Planung oder Ausführung der NotSan glaubhaft erfährt.

6   Einsatzbereitschaft herstellen

6.1   Hygienisch arbeiten

Händehygiene

Krankheitserreger werden oft über die Hände übertragen. Um dieses einzuschränken, werden
- die Fingernägel regelmäßig gekürzt und gesäubert,
- die Hände vor und nach Dienstbeginn sowie bei erkennbarer Verschmutzung mit Waschlotion gewaschen,
- die Hände vor und nach potenziell infektiösen Kontakten desinfiziert,
- Handschuhe getragen, wenn es nötig ist, und
- die Hände mit Hautlotion geschmeidig gehalten.

Händedesinfektion

Die Händedesinfektion erfolgt vor und nach jedem Patientenkontakt sowie vor aseptischen Tätigkeiten, wie z. B. Injektion oder Infusion. Das bedeutet, dass immer ein Händedesinfektionsmittel mitgeführt werden muss, ggf. in Taschenflaschen. Das Händedesinfektionsmittel wird in die trockenen Hände ohne Zugabe von Wasser über die Einwirkzeit (meist 30 Sekunden) eingerieben. Dabei werden alle Hautpartien erfasst.

Handschuhe tragen

Im Rettungsdienst kommen verschiedene Arten von Handschuhen zum Einsatz:
- Unsterile Einmalhandschuhe dienen dem Eigenschutz, z. B. beim Umgang mit Ausscheidungen oder Blut.
- Sterile Einmalhandschuhe werden bei aseptischen Tätigkeiten verwendet, z. B. Koniotomie.
- Nitrilhandschuhe sind chemiefest und haben häufig lange Stulpen, die umgekrempelt werden können, um Flüssigkeit aufzufangen. Sie werden bei Reinigungs- und Desinfektionsarbeiten genutzt.

Einmalhandschuhe dürfen nur einmal verwendet und nicht desinfiziert werden. Da langes Tragen die Haut aufweichen lässt, sollten Handschuhe nur dann getragen werden, wenn sie notwendig sind.

Hautpflege

Händedesinfektionsmittel enthalten Alkohol, der der Haut Fett und Feuchtigkeit entzieht. Trockene und spröde Hände sind anfälliger für Verletzungen. Viele Händedesinfektionsmittel enthalten deshalb rückfettende Substanzen, deren Wirkung sich erst nach der Einwirkzeit voll entfaltet. Auch aus diesem Grund sollte die Einwirkzeit beachtet werden. Zusätzlich sollte regelmäßig eine Hautlotion verwendet werden.

Persönliche Schutzausrüstung und Infektionsschutz

Persönliche Schutzausrüstung

Die persönliche Schutzausrüstung (PSA) schützt vor mechanischen und klimatischen Einwirkungen sowie vor Gefahrstoffen und Infektionen. Farbe und Reflektoren haben zudem eine Warnfunktion. Zur PSA gehören:

- Sicherheitsschuhe bzw. -stiefel
- Hose und Jacke
- ggf. Feuerwehrhelm mit Augenschutz

Die PSA wird am Arbeitsort an- und abgelegt und desinfizierend gereinigt. Sie darf nicht zu Hause gewaschen werden.

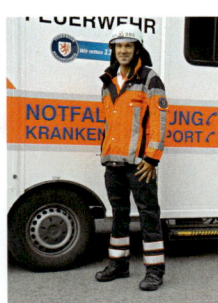

Abb. 1 | Rettungsdienstmitarbeiter in persönlicher Schutzausrüstung (PSA)

Infektionsschutz

Neben PSA und Handschuhen kommen je nach Infektionsgefahr weitere Hilfsmittel zum Einsatz:

- Mund-Nasen-Schutz (MNS): bei Aerosol- oder aerogenübertragenen Infektionen
- Einmalschutzkittel: bei engem Kontakt mit Patienten, die an Infektionskrankheiten leiden, die durch Sekrete, Ausscheidungen oder durch Kontakt übertragen werden
- Einmalplastikschürze: bei Gefahr der Durchnässung
- Haarschutz: bei ausgeprägtem Husten mit Auswurf
- Spritzschutzbrille: bei Gefährdung der Augen durch Aerosole oder spritzende Flüssigkeiten, z. B. großflächige Sprühdesinfektion, spritzende Blutung
- Infektionsschutzanzug: bei unbekannten, meist exotischen Infektionen

FRAGE

Was ist beim Umgang mit Multiresistenzen (MRE) zu beachten?

Die Maßnahmen der Basishygiene (Händedesinfektion, Handschuhe, Schlussdesinfektion) und der Transportvorschriften ›S.214 reichen in der Regel aus, um eine Übertragung zu vermeiden. Da die Übertragung in den meisten Fällen über die Hände erfolgt, ist die Händedesinfektion besonders wichtig. Das Tragen von Infektionsschutzanzügen ist umstritten. Um die Kontamination der Arbeitskleidung zu vermeiden, reichen Schutzkittel aus. Infektionsschutzanzüge verunsichern zudem den Patienten und sein Umfeld. Werden alle Maßnahmen korrekt durchgeführt, ist das Risiko einer Übertragung der Keime auf Rettungsdienstmitarbeiter oder andere Patienten gering.

Schutzmaßnahmen im Überblick

Symptome	Verdachtsdiagnose/ Übertragungsweg	Schutzmaßnahmen
Blutung	Hepatitis B, C über Kontakt mit Blut	Desinfektion
Durchfall	Enteritis über Kontakt mit Stuhl	Desinfektion
Brechdurchfall	Noroviren aerosolgetragen oder über Kontakt mit Stuhl	viruswirksame Händedesinfektion
Erbrechen	Intoxikation	Desinfektion
blutiger Auswurf	Lungentuberkulose aerosolgetragen	bakterizide Händedesinfektion einschl. Mykobakterien Atemschutz: FFP 2
Fieber	unklarer Infekt ggf. aerosolgetragen	viruswirksame Händedesinfektion
Fieber, Kopfschmerz, Nackensteifigkeit	Meningitis ggf. aeroslogetragen	Desinfektion
Schleimhautblutung nach Tropenaufenthalt	hämorrhagisches Fieber ggf. aerosolgetragen	Desinfektion
	Multiresistenz ggf. aerosolgetragen	Desinfektion

Hautdesinfektion

Vor Injektionen oder Punktionen wird die Einstichstelle desinfiziert. Dazu wird ein Hautantiseptikum aufgesprüht oder mit einem Tupfer aufgebracht (keimarmer Tupfer bei Injektion oder Blutabnahme, steriler Tupfer bei Punktion von Organen oder Hohlräumen). Die Einwirkzeit muss beachtet werden (meist 15-30 Sekunden). Die desinfizierte Punktionsstelle darf nicht mehr kontaminiert werden, indem z. B. mit unsterilen Handschuhen getastet wird.

Hygienischer Umgang mit Medizinprodukten

Einwegmaterialien

Die meisten im Rettungsdienst verwendeten Medizinprodukte sind Einwegmaterialien, wie z. B. Kanülen, Tuben oder Verbandmaterialien. Diese sind in der Regel steril verpackt und müssen staubgeschützt gelagert werden. Zu beachten ist:
- Materialien regelmäßig in Bezug auf Haltbarkeit und Beschädigung kontrollieren
- Einmalartikel mit abgelaufenem Verfalldatum verwerfen
- Material mit verknitterter, feuchter (oder wieder getrockneter) sowie beschädigter Verpackung verwerfen
- benutzte Gegenstände getrennt von unbenutzten lagern und transportieren, dazu z. B. Einwegbeutel in Tasche oder Rucksack mitführen

Reinigung und Desinfektion von Geräten und Flächen

Für die Reinigung und Aufbereitung von Geräten und Flächen existieren verbindliche Hygienepläne. Grundsätzlich gilt:
- Böden und Seitenflächen des Rettungswagens werden regelmäßig feucht gereinigt.
- Arbeitsflächen, Griffe, Schalter und alle Produkte, die mit der Haut in Berührung kommen, wie z. B. Transportliege, Blutdruckmanschette oder Beatmungsmaske, werden regelmäßig desinfizierend gereinigt.
- Produkte, die mit Schleimhaut oder krankhaft veränderter Haut in Berührung kommen, wie z. B. Laryngoskop, werden nach jedem Gebrauch desinfizierend gereinigt, anschließend sterilisiert und staubfrei gelagert.
- Produkte, die mit Blut in Berührung kommen oder invasiv eingesetzt werden, wie z. B. Wundhaken, werden nach Gebrauch in Desinfektionslösung eingelegt, ggf. mechanisch gereinigt, anschließend sterilisiert und steril gelagert.

Die meisten Medizingeräte und Flächen werden durch Wischdesinfektion desinfiziert. Dazu werden entweder alkoholische Desinfektionslösungen aufgesprüht und mit einem Einmaltuch verrieben oder gebrauchsfertige Vliestücher aus dem Spender verwendet. Jedes Vliestuch darf nur einmal verwendet werden. Wenn die in der Produktbeschreibung genannte Einwirkzeit abgelaufen ist, ist die vollständige Keimreduktion erreicht. Eine desinfizierte Fläche ist benutzbar, sobald sie getrocknet ist.

6.2 Nach Qualitätsmaßstäben dokumentieren

Grundlagen der Dokumentation

Bei der Versorgung von Notfallpatienten übernimmt der Rettungsdienst eine wichtige Rolle an der Schnittstelle zur weiteren klinischen Versorgung des Patienten. Dabei erfasst der Notfallsanitäter eine Vielzahl von Informationen, die für den weiteren Verlauf der Behandlung des Patienten relevant sein können.

Jede Schnittstelle und jede Übergabe des Patienten an andere an der Versorgung Beteiligte birgt dabei die Gefahr des Informationsverlusts. Dieser Gefahr kann durch geeignete Formen der Übergabe und eine vollständige – so auch im Nachhinein nachvollziehbare – Dokumentation der relevanten Daten und Informationen minimiert werden.

Gleichzeitig ist die Dokumentation wesentliche Beweisunterlage, die bei sämtlichen Rückversicherungen zum Einsatzgeschehen und zu den getroffenen Maßnahmen herangezogen werden kann. Besondere Relevanz hat die korrekte Dokumentation insbesondere im Rahmen der Leistungsabrechnung oder vor Straf- und Zivilgerichten. Maßnahmen, welche nicht dokumentiert wurden, gelten nach gültiger Rechtsauffassung als nicht vorgenommen.

Grundsätzlich besteht das Dokumentationserfordernis nicht nur bei der Patientenversorgung, sondern auch viele alltägliche Aufgaben, wie z. B. der Check des Materials oder die Desinfektion, müssen dokumentiert werden.

Wesentliche Anforderungen und Funktionen einer sorgfältigen Dokumentation sind:
- Informationsweitergabe an die Weiterbehandelnden
- rechtssichere Dokumentation von Fakten und Maßnahmen
- Schaffung einer Grundlage der Leistungsabrechnung

Ergänzend kann ein Zugriff auf Informationen der Einsatzdokumentation die Grundlage wissenschaftlicher Forschung bilden oder das Qualitätsmanagementsystem im Sinne des kontinuierlichen Verbesserungsprozesses unterstützen. Gleichzeitig bietet ein entsprechend geeignetes Dokument eine gute Unterstützung bei der Abarbeitung von Regelaufgaben (Checklistenfunktion).

Notfallprotokolle

Die Inhalte der in den Notfallprotokollen erhobenen Daten leiten sich aus den Empfehlungen der Deutschen Interdisziplinären Vereinigung für Intensiv- und Notfallmedizin (DIVI) ab, die erstmalig 1992 Empfehlungen für ein minimales Notarzteinsatzprotokoll veröffentlicht hat. Um wissenschaftlich vergleichbare Datensätze zu erhalten, wurde hieraus der Minimale Notfalldatensatz (MIND) definiert.

Der MIND und die Protokollempfehlungen der DIVI haben sich zum Quasi-Standard der rettungsdienstlichen Dokumentation entwickelt. Aktuell wurden 2015 die Version 5.1 des Notarzteinsatzprotokolls und 3.1 des MIND veröffentlicht.

Zu den Daten des **Basismodul des MIND**, welche bei jedem Einsatz erfasst werden, gehören:

- Strukturdaten und rettungsdienstliche Einsatzdaten (beteiligte Rettungsmittel, Qualifikation des eingesetzten Rettungsdienstpersonals, Ablaufzeiten)
- Patientendaten (Geschlecht und Patientenalter)
- Erstbefund bei Eintreffen des Rettungsteams
- Diagnose (Erkrankungen oder Verletzungen/ Trauma)
- Scores (MEES, M-NACA)
- rettungsdienstliche Maßnahmen und Medikamente (inkl. Basisdaten Reanimation)
- Übergabebefund in der Zielklinik
- einsatzrelevante Besonderheiten

Für Notfallsituationen mit besonderen Dokumentationsanforderungen, wie z. B. Interhospitaltransport, Reanimation und Traumaversorgung, sieht der MIND Zusatzmodule vor, welche die von den jeweiligen Fachgesellschaften definierten präklinischen Dokumentationsanforderungen abbilden.

Technische Lösungen haben in der Zwischenzeit vielfach die klassische Papierdokumentation auf durchschreibenden Blöcken abgelöst. Vielfach erfolgt die Dokumentation somit mit elektronischer Unterstützung. Mitunter werden Monitordaten oder die Daten der Gesundheitskarte des Patienten automatisch in das System übernommen. Neben den allgemeinen Anforderungen an Verfügbarkeit, Daten- und Rechtsicherheit ist bei komplett digitalen Systemen ein System zu etablieren, das die Übergabe der Dokumentation an die aufnehmende Klinik ermöglicht.

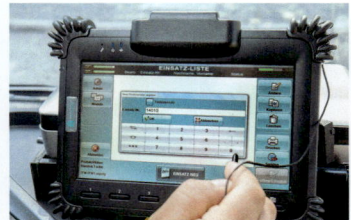 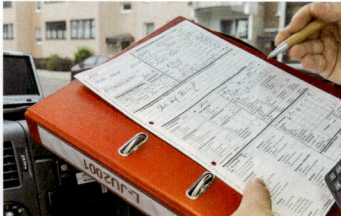

Abb. 1 | Einsatzprotokolle

Besonderheiten

Sollten Patienten die medizinisch indizierte Behandlung oder einen Transport ablehnen, sollte der Notfallsanitäter dies im eigenen Interesse schriftlich dokumentieren. Hier sind insbesondere die Einsatzsituation, die medizinische Indikation zur Behandlung oder zum Transport, dem Patienten gegenüber ausgesprochene Empfehlungen und die Inhalte der Aufklärung über mögliche Konsequenzen einer Behandlungs- oder Transportverweigerung zu erfassen und nach Möglichkeit vom Patienten durch Unterschrift zu bestätigen.

Gleichsam sind sämtliche während Behandlung und Transport auftretende Besonderheiten zu dokumentieren. Hierzu zählen neben einer Veränderung des Patientenzustandes auch die als ZEK (Zwischenfälle, Ereignisse, Komplikationen) codierbaren Besonderheiten.

Abschließend wird die Übergabe von Patienteneigentum, z. B. Versichertenkarte, Gebiss, Gehhilfe, Tasche oder Befunde, an die Klinik im Protokoll dokumentiert.

Weitere Dokumentationsanforderungen

Neben der Dokumentation von Rettungsdiensteinsätzen gibt es eine Reihe weiterer Dokumentationserfordernisse:

Check der medizinischen Ausrüstung

Zum Dienstbeginn gehört die routinemäßige Überprüfung der medizinischen Ausrüstung und des Fahrzeuges. Die Dokumentation dieser Überprüfung erfolgt in der Regel mittels Checkliste. Fehlbestände und Mängel sind entsprechend zu kennzeichnen und nach Möglichkeit umgehend abzustellen, was wiederum in der Checkliste dokumentiert wird.

Desinfektionsnachweis

Die regelmäßige Desinfektion von Fahrzeug und Ausstattung ist in entsprechenden Desinfektionsnachweisen zu dokumentieren. Neben der grundsätzlichen Durchführung der Maßnahmen sind hierbei Informationen zu den Durchführenden und zum eingesetzten Desinfektionsverfahren obligat.

Medizinprodukte

Die MPBetreibV und das MPG sehen verschiedene Dokumentationsaufgaben im Gerätebuch vor: Hierzu zählen u. a. die Dokumentation von Mess- und Sicherheitstechnischer Kontrolle oder bei bestimmten aktiven Medizinprodukten der Nachweis der Einweisung auf die jeweiligen Medizinprodukte durch eine beauftragte Person.

Fahrtenbuch

Im Fahrtenbuch sind sämtliche Fahrzeugbewegungen dokumentiert. Neben den relevanten Zeiten sind hier Angaben zu Fahrzeugführer, Fahrtstrecke, Kilometerangaben und die Nutzung von Sonder- und Wegerechten gefordert.

6.3   Funktionsfähigkeit wiederherstellen

Der rettungsdienstliche Einsatz endet nicht mit der Übergabe des Patienten im Krankenhaus, sondern vielmehr mit der Wiederherstellung der Einsatzbereitschaft des Materials und des Rettungsdienstfahrzeuges.

Im Wesentlichen ist der Notfallsanitäter zum Abschluss eines Einsatzes dafür verantwortlich, verbrauchtes Material wieder aufzufüllen, benutzte Medizinprodukte und Flächen mit Patientenkontakt hygienisch aufzubereiten und so die Bereitschaft zur Übernahme von Folgeeinsätzen herzustellen.

Kann dies nicht unmittelbar in der Liegendanfahrt der Klinik geschehen, weil z. B. verbrauchtes Material nicht wieder aufgefüllt werden kann oder eine umfassende Desinfektion und Reinigung oder der Wechsel der Dienstkleidung erforderlich ist, so sollte in Rücksprache mit der Leitstelle unverzüglich der nächste geeignete Standort angefahren werden. Dort werden die Maßnahmen durchgeführt.

Mit der Leitstelle ist hierbei zu besprechen, in welchem Status diese Maßnahme durchgeführt wird. Hierbei ist grundsätzlich möglich, dass entweder die hierfür benötigte Zeit dem zugehörigen Einsatz zugerechnet oder das Fahrzeug für die Zeit der Aufbereitung außer Dienst gestellt wird.

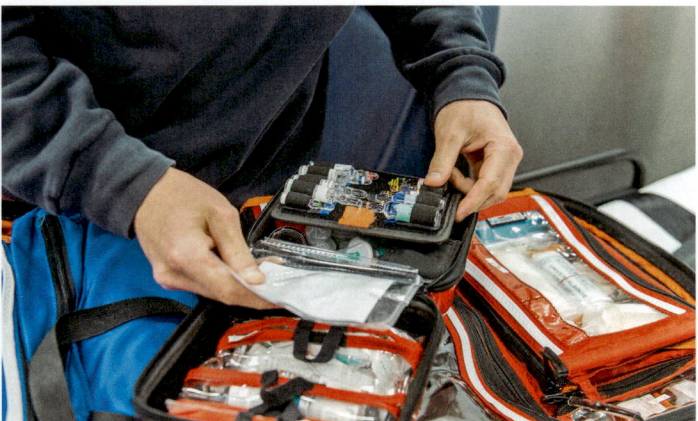

Abb. 1 | Auffüllen des Materials im Rettungsrucksack

Grundsätzlich ist es ratsam, das Fahrzeug derart zu bestücken, dass benötigtes Verbrauchsmaterial der Rucksäcke/Koffer bereits aus den Beständen des Fahrzeuges nachgefüllt werden kann, ohne die Einsatzbereitschaft unnötig einzuschränken. Gleiches gilt für das Mitführen entsprechend geeigneter Schnelldesinfektionsmittel für die Aufbereitung der patientennahen Flächen.

7 Reflexion

7.1 Debriefing

Ziele

Getreu dem Motto: „Aus Fehlern kann man lernen" gehört es zum Standard eines jeden Rettungsdiensteinsatzes, ein effektives Debriefing durchzuführen. Im Gespräch mit allen Beteiligten des Rettungseinsatzes werden die Ereignisse, Erfahrungen und Sichtweisen reflektiert. Dabei geht es nicht darum, Fehler eines Teampartners oder eigene Fehler offensichtlich aufzudecken und vorzuführen. Jedoch müssen die Fehler angesprochen werden, damit daraus Konsequenzen für das zukünftige Handeln gezogen werden können. Es ist die Frage zu beantworten: „Was können wir beim nächstes Mal besser machen?"

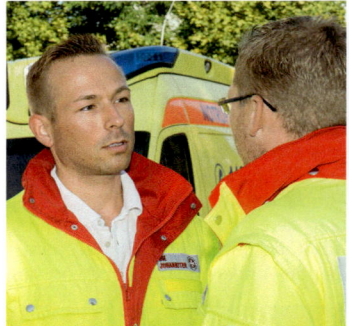

Abb. 1 | Was können wir das nächste Mal besser machen?

Für ein gutes Debriefing ist es nicht nur notwendig, negative Dinge zu benennen. Auch positive Abläufe werden thematisiert. Dies stärkt das Team. Gegenseitiges Lob ist ein Zeichen des Respekts. Es sollte erwähnt werden, dass der Teampartner etwas besonders gut gemacht hat. Ebenso kann der Notfallsanitäter sich selbst loben, wenn ihm etwas im Einsatz besonders gut gelungen ist. Aber Achtung: Vor lauter Lobhudelei darf nicht vergessen werden, auch die negativen Dinge unverblümt anzusprechen!

Ein Debriefing dient nicht nur dem angehenden Notfallsanitäter während seiner Ausbildung, um aus Fehlern zu lernen oder Defizite zu erkennen und daran zu arbeiten. Es dient im allgemeinen dem Team, sich stetig zu verbessern, indem positive Aspekte gestärkt und – u. U. andauernde – negative Abläufe aufgezeigt werden.

Die großen Fachgesellschaften American Heart Association und European Ressucitation Counsil haben in zahlreichen Studien belegt, dass Teams, welche ein regelmäßiges Debriefing durchführen, in Folgeeinsätzen sicherer und besser arbeiten. Demnach fordern beide Fachgesellschaften, nach jedem kritischen Notfallereignis ein Debriefing mit dem gesamten Team durchzuführen. Dies wurde in den aktuellen Leitlinien zur Reanimation beider Gesellschaften fixiert.

Rahmen

Zur Durchführung eines Debriefings wurde kein besonderer Rahmen definiert. Im Rettungsdienst findet das Debriefing häufig statt, nachdem der Rettungswagen nach Übergabe des Patienten wieder einsatzbereit gemacht wurde. Um den Rahmen zu verbessern, sollte Folgendes beachtet werden:

- Debriefing nach jedem (auch kleinerem) Einsatz durchführen
- Debriefing unmittelbar nach dem Einsatz durchführen
- nach Möglichkeit alle beteiligten Rettungsdienstkräfte (auch NEF-Besatzung) einbinden
- für eine offene Gesprächsatmosphäre sorgen
- den Leitgedanken verinnerlichen: „Ich werde nicht kritisiert, sondern angeregt, mich zu verbessern!"
- einen Raum finden, in dem das Team nicht gestört wird
- Debriefing kurz und konkret halten – meist reichen vier Minuten aus

Ablauf und Inhalt

Das Debriefing erfolgt in drei Schritten und sollte nicht mehr als vier Minuten umfassen. Es sollte stringent verlaufen und keine umfassende Diskussion in der gesamten Gruppe sein. Es wird konkret aufgelistet und benannt, was gut und was schlecht gelaufen ist. Abschließend beantwortet das gesamte Team die Frage: „Was wollen wir nächstes Mal besser machen?"

Inhaltlich sind folgende Teilaspekte zu beleuchten:

- Teamwork und Kommunikation
- Arbeitsorganisation und -aufbau
- technische Fertigkeiten und Skills

Schritte des Debriefings

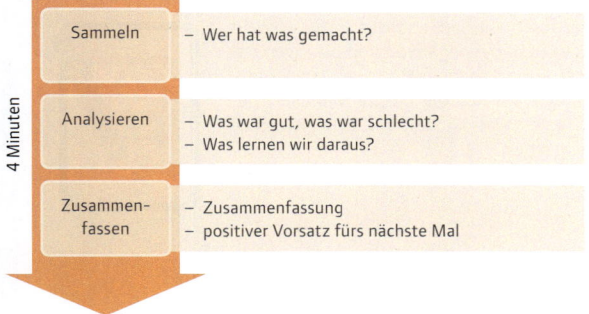

Sammeln

In dieser Phase werden alle Teammitglieder angehört. In einem „Blitzlicht" sollen sie berichten, welche Aufgaben jeder einzelne übernommen hat. Ohne eine Wertung wird der Einsatz kurz reflektiert:

- Wer hat was gemacht?
- Wann wurde welche Untersuchung oder Maßnahme durchgeführt?
- Was waren die nächsten Schritte?

Ziel ist es, von allen Beteiligten einen chronologischen Ablauf der Situation zu erhalten.

Analysieren

In diesem Schritt erfolgt eine Wertung des Vorgehens:

- Was war gut?
- Welche Maßnahmen liefen nicht gut?
- Wie verliefen das Teamwork und die Organisation?
- War die Arbeitsorganisation bzw. der Arbeitsablauf mit den vorgegebenen Algorithmen konform? Wo gab es Probleme oder Abweichungen von den Algorithmen?
- Sind die angewandten Skills sicher oder unsicher ausgeübt worden?

Ziel ist es, konstruktiv alle Defizite zu benennen, um sich miteinander zu verbessern.

Weiterhin erfolgt die Analyse hinsichtlich der zwei zentralen Fragestellungen:
- Was lief gut und kann beibehalten werden?
- Was lief schlecht und muss wie verbessert werden?

Zusammenfassen

Der Teamführer fasst abschließend den Einsatzverlauf zusammen. Es werden die negativen und positiven Aspekte konkret angesprochen. Zudem werden die vereinbarten Ziele aus der Analyse positiv formuliert gemäß der Leitfrage: „Was können wir beim nächsten Einsatz besser machen?"

Schritte	Rolle der Teammitglieder	Leitgedanken/Leitfragen
Sammeln	alle kommen zu Wort	Meine Aufgaben? Meine Maßnahmen? zeitlicher Ablauf des Szenarios
Analysieren	gemeinsame Reflexion	Welche Aufgaben waren gut/schlecht verteilt? Wie erfolgte das Teamwork? Wie erfolgte die Kommunikation? Wie sicher waren wir mit den angewandten Maßnahmen/Skills? Haben wir algorithmengerecht das Szenario abgearbeitet?
Zusammenfassen	Teamführer fasst zusammen	stichwortartig die Zusammenfassung des Einsatzverlaufs Ergebnisse der Analyse abschließende Motivation für die folgenden Einsätze

Tab. 1 | Überblick über Schritte, Leitgedanken und Rolle der Teammitglieder im Debriefing

Für das Debriefing ist die innere Einstellung jedes Teammitglieds entscheidend. Es geht nicht darum, die Schwächen eines Einzelnen öffentlich zu machen und ihn herabzuwürdigen. Jedes Teammitglied sollte sich sagen:

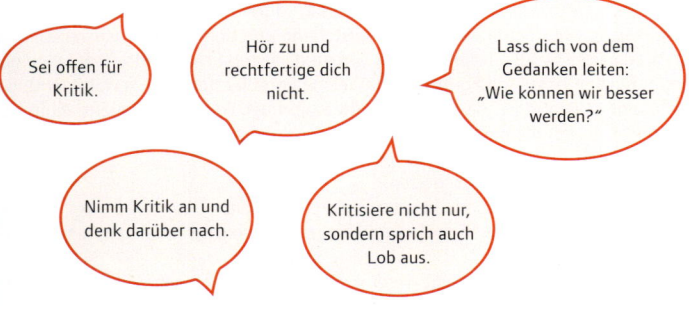

7.2   Belastende Erlebnisse verarbeiten

Notfallsanitäter kommen mit großer Sicherheit in ihrem Berufsleben in Situationen, welche sie nie wieder vergessen werden. Dies sind sowohl schöne als auch traurige Erfahrungen. Manche Erlebnisse sind dabei sehr belastend und müssen gezielt erarbeitet werden. Dabei sind zwei Aspekte zu beachten:

- Ob und welches Erlebnis belastend werden kann, kann nicht vorhergesagt werden. So wird der Kindernotfall von vielen Rettungsdienstmitarbeitern erst dann als belastend empfunden, wenn sie eigene Kinder haben.
- Es gibt keine grundsätzlich belastenden Einsätze und auch keine grundsätzlich nicht belastenden Einsätze. Für den einen ist die Versorgung eines polytraumatisierten Unfallopfers unproblematischer zu verarbeiten als das Auffinden einer verwirrten älteren Person im Stadtpark.

Einsatz besprechen

Eine Einsatznachbesprechung ist immer erforderlich. Diese soll den Fokus auch auf das eigene Erlebte und nicht nur auf die Sicherung und Verbesserung der Qualität der Arbeit setzen.

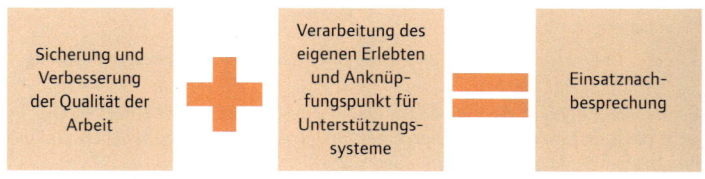

Um eine effektive Einsatznachbesprechung durchzuführen, sollte im ersten Schritt jeder Mitarbeiter eine eigene Vorstellung und Kenntnis von verschiedenen Methoden des Gesprächs entwickeln und im nächsten Schritt jedes Team eine eigene, für sich passende Form finden. Welche Form letztendlich gewählt wird, ist dabei egal. Wichtig ist, dass man sich im Team über Form und Umfang einig ist. Für die Nachbesprechung gelten folgende Empfehlungen:

- Jeder darf reden. Keiner muss reden.
- Ich spreche mit Ich-Botschaften.
- Was besprochen wird, bleibt grundsätzlich im Team.
- Konflikte werden direkt geklärt und nicht in den nächsten Einsatz mitgenommen.
- Wenn Probleme angebracht werden, dann sollten auch eigene Lösungsansätze präsentiert werden.

Nach Routineeinsätzen erfolgt die Besprechung direkt nach dem Einsatz, entweder im RTW oder an einem ruhigen Ort, wo Dritte nicht hören, was besprochen wird. Bei größeren Einsätzen mit vielen Einsatzkräften kann zudem eine Nachbesprechung mit etwas zeitlichem Abstand nach Aufarbeitung und Zusammenstellung aller Unterlagen (Leitstellenprotokolle, Einsatzberichte etc.) erfolgen. Eine besondere Bedeutung kommt der Einsatznachbesprechung immer dann zu, wenn Auszubildende angeleitet werden. Jeder Einsatz wird dann nämlich das erste Mal erlebt und muss nachbesprochen werden.

Belastungen erkennen

Die routinemäßige Nachbesprechung der Einsätze kann erste Anlasspunkte für ein belastendes Erlebnis zeigen, manchmal stellen sich die Belastung und der damit verbundene Stress für den Mitarbeiter aber auch erst mit einigem zeitlichem Abstand heraus. Wann auch immer Anzeichen entstehen, müssen diese ernst genommen werden. Anzeichen von Belastungsreaktionen/ Reaktionen auf Stress können u. a. sein:

- Schlafstörungen
- wiederkehrende, sich aufdrängende Erinnerungen (Flashbacks)
- Verlust der emotionalen Kontrolle
- Isolation, Abbruch von Beziehungen
- Neigung zum Alkohol-, Nikotin-, Drogenmissbrauch
- Überaktivität, Rastlosigkeit
- Konzentrationsstörungen
- Unruhe, Angst, Beklemmungen
- Neigung zu Tränen ohne erkennbaren direkten Anlass
- Erschöpfung, Müdigkeit, Antriebslosigkeit
- Erkrankungen des Magen-Darm-Traktes
- Störungen der Libido
- gesteigerter Appetit oder Appetitlosigkeit

Werden diese Anzeichen von Stress, also von einer normalen Reaktion auf eine unnormale Situation, nicht erkannt und ernst genommen, können sich schwerwiegende Erkrankungen entwickeln. Diese können bis zum Verlust der Arbeitsfähigkeit führen.

Burn-out-Syndrom	posttraumatische Belastungsreaktion
Erkrankungen aufgrund psychischer Belastung von Mitarbeitern im Rettungsdienst	
akute Belastungsreaktion	psychisches Trauma

Prävention

Unterstützung annehmen und anbieten

Jeder Mensch geht unterschiedlich mit Belastungen bzw. Stress um. Wichtig ist, immer dann zu intervenieren, wenn man es selbst für notwendig hält, weil es die Gesundheit oder Lebensqualität beeinflusst, oder wenn man bei Kollegen oben genannte Reaktionsmuster erkennt. Für sich selbst und seine Kollegen sollte man immer handeln – präventiv und reaktiv. In jedem Rettungsdienstbereich gibt es heute Einsatznachsorgeteams. Das sind speziell ausgebildete Kollegen und Experten, z. B. Sozialpädagogen, Pfarrer oder Psychologen, welche Hilfe und Unterstützung anbieten können, wenn Hilfe gebraucht wird. Nehmen Sie diese Unterstützung mit dem gleichen Selbstverständnis an, mit dem Sie auch somatische Unterstützung bei einem Arbeitsunfall in Anspruch nehmen.

Für sich selbst sorgen

Für die Prävention von Erkrankungen ist ein gesundheitsförderliches Verhalten ›S. 14, 17 zu berücksichtigen. Darüber hinaus können folgende Punkte zur Vermeidung von Stress und Belastungsfaktoren nützlich sein:

- Abstand zur Arbeit: Achten Sie auf eine ausgewogene Work-Life-Balance.
- Treiben Sie aktiv und regelmäßig Sport.
- Bilden Sie sich regelmäßig weiter. Investieren Sie konsequent in Ihre berufliche Fortbildung.
- Pflegen Sie Rituale, wie z. B. Duschen nach der Arbeit, eine Tasse Kaffee nach der Schicht, bevor sie nach Hause gehen.
- Pflegen Sie soziale Netzwerke und Freunde auch außerhalb der Arbeit.
- Sagen Sie „Nein" und stehen Sie für eigene Interessen ein. Vermeiden Sie das Helfersyndrom.
- Wenn Sie hauptamtlich im Rettungsdienst tätig sind, müssen Sie dies nicht auch in Ihrer Freizeit tun. Ihr Ehrenamt sollte nicht Ihr Hauptamt sein.
- Lernen Sie zu delegieren. Vertrauen Sie anderen.
- Meiden Sie Alkohol und Drogen.
- Lernen Sie Entspannungstechniken.
- Achten Sie auf Ihre Ernährung.

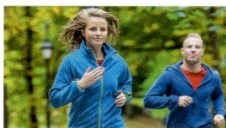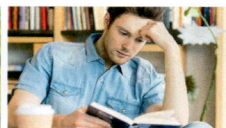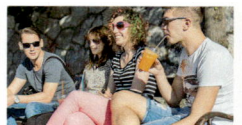

Abb. 1 | Für Ausgleich sorgen

Wenn Sie selbst oder ein Kollege Unterstützung benötigen, können Sie sicher sein, dass dies zwischenmenschlich, wissenschaftlich und gesellschaftlich akzeptiert wird.

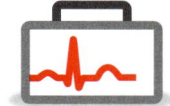

B

Rettungsdienstliche Techniken und Pharmakologie

1   Herz-Lungen-Wiederbelebung

1.1   Reanimation bei Erwachsenen

Vorlauf/Einstieg

Feststellen des Kreislaufstillstandes:
- keine sicht- und hörbare Reaktion auf laute Ansprache sowie (je nach erkennbarem Verletzungs- bzw. Krankheitsbild) kräftiges Berühren/Schütteln des Patienten
- fehlender tastbarer Puls (Karotisarterie)

Der **Teamleiter** entscheidet abhängig von der Auffindsituation und Krankheitslage, welche Reanimationsoption (beginnend) infrage kommt:
- Thoraxkompression ohne Beatmung und ohne Atemwegsmanagement
- Thoraxkompression ohne Beatmung und mit Atemwegsmanagement
- Thoraxkompression mit Masken-Beatmung im Verhältnis 30 : 2 (zusätzlich Guedel-Tubus platzieren)
- Larynxmaske, Larynxtubus oder endotracheale Intubation

Bewertung von Atmung und Freimachen sowie erste Sicherung der Atemwege:
- Inspektion der Mundhöhle und ggf. freiräumen (manuell, absaugen, u. U. instabilen Zahnersatz entfernen und sicherstellen)
- kurzer Atemtest, sind Atemzüge erkennbar: Brustkorb- bzw. Bauchbewegungen, Luftströme aus Mund oder Nase, Atemgeräusche
- wenn situativ möglich, Patient auf den Rücken drehen
- bei zu schwacher/nicht sicher feststellbarer/fehlender Atmung sofort mit Beutel-Masken-Beatmung unter O_2-Gabe 100 % beginnen

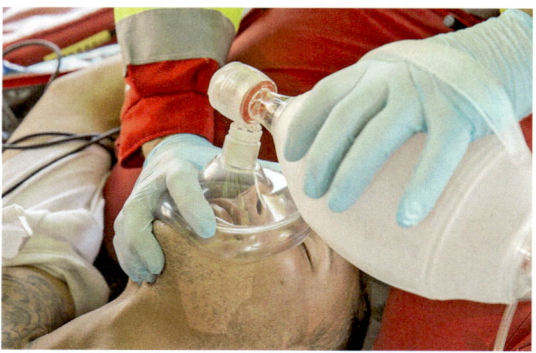

Abb. 1 | Bei fehlender Atmung sofort mit Beatmung beginnen

Herzdruckmassage

CAVE *Eine suffiziente Herzdruckmassage hat im Rahmen der Erwachsenen-Reanimation absolute Priorität, d. h. richtige Druckfrequenz, richtige Drucktiefe und so wenige Unterbrechungen wie möglich!*

Positionierung eines Rettungshelfers

- seitlich des Patienten kniend
- Handballen auf Handballen, Finger ineinander verschränken, in der Thoraxmitte, untere Sternumhälfte auflegen
- Schultern des Helfers stehen senkrecht über dem Brustkorb
- Arme gerade und durchgedrückt halten

Abb. 1 | Handpositionierung während der Herzdruckmassage

Kompression des Sternums
- Drucktiefe 5–6 cm
  (**Cave:** Oberbauch-, Rippen-, Sternumspitzenkompression!)
- vollständige Entlastung des Brustkorbs nach jeder Kompression, Hände bleiben aber aufgelegt
- Druckfrequenz zwischen 100 und 120/min (orientierend: Helene Fischer „Atemlos" oder AC/DC „Highway to Hell")

Ablauf der Thoraxkompression
- mit der Thoraxkompression bereits während der Vorbereitungen für Monitoring, Rhythmusanalyse und Defibrillation beginnen
- falls Atemweg (noch) nicht gesichert → alle 30 Kompressionen zwei Atemhübe mittels Beutel-Masken-Beatmung geben
- falls Atemweg gesichert → Unterbrechung der Kompression nur für Rhythmusanalyse und Schockabgabe
- Ablösung der jeweils drückenden Person durchführen, z. B. im Moment der Rhythmusanalyse

Je nach Einsatztaktik, Krankheitsbild bzw. Notfallsituation maschinelle Reanimationshilfen wie AutoPulse® oder LUCAS berücksichtigen, wenn eine qualitativ gute Thoraxkompression sonst nicht zu gewährleisten ist, jedoch keine routinemäßige Anwendung.

Defibrillation

Vorbereitung

- Brustkorb freimachen, ggf. kurze Rasur des Brustkorbes
- Klebeelektroden für Defibrillation anbringen: rechts parasternal, auf Höhe Schlüsselbein, sowie links in Höhe der Herzspitze (alternativ: anterior-posterior)
- nach Möglichkeit kein Einsatz manueller Paddels, um eine ununterbrochene Thoraxkompression zu gewährleisten
- EKG-Elektroden am Patienten anbringen, mit EKG-Monitor verbinden

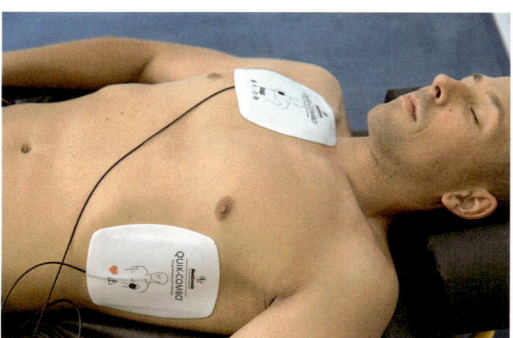

Abb. 1 | Position der Elektroden

Ablauf

- Rhythmusbeurteilung: defibrillierbarer Rhythmus (Kammerflimmern, VF; pulslose Kammertachykardie, VT) oder nicht defibrillierbarer Rhythmus (pulslose elektrische Aktivität, PEA; Asystolie)
- wenn defibrillierbar: Energiewahl am Defibrillator: initial mit 150 Joule bei biphasischem Gerät, 360 Joule bei monophasischem Gerät
- Schockabgabe

CAVE *Selbstverletzungsgefahr: Im Moment der Schockabgabe darf kein Anwesender Patientenkontakt haben. Absicherung durch lautes Rufen vor der Schockgabe, z. B. „Alle weg vom Patienten!" oder „Achtung Schock – alle weg!".*

- anschließend sofort Thoraxkompression für zwei Minuten fortsetzen
- nach zwei Minuten Rhythmuskontrolle
- bei (anhaltend) VF oder pVT ggf. erneute Schockabgabe (mit höherer Joule-Zahl bei biphasischem Gerät, schrittweise bis zu 360 J)
- bei einem nicht defibrillierbaren Rhythmus Thoraxkompression fortsetzen und medikamentöse Therapie mit Adrenalin

Beatmung

Nach Bewertung von Atmung und Freimachen sowie erster Sicherung der Atemwege Auswahl zwischen:
- Beutel-Masken-Beatmung
- Larynxmaske
- Larynxtubus
- endotrachealer Intubation > S. 270

Ablauf
- kurze Unterbrechung der Thoraxkompression für maximal fünf Sekunden zur Laryngoskopie und Platzierung einer supraglottischen Atemwegshilfe (SGA) bzw. des endotrachealen Tubus
- Tubuslagekontrolle und Tubusfixierung durchführen
- kontinuierliche Kapnografie anbringen
- nach Intubation und gesicherter Beatmung durch Beutel oder Beatmungsgerät keine Unterbrechung der Thoraxkompression mehr
- regelmäßige kurze Lagekontrolle durchführen (manuell, Kapnografie, ggf. Parameter am Beatmungsgerät, ggf. Auskultation)

CAVE *bei SGA: Rückkehr zu 30:2-Beatmung, wenn die Leckage zu groß ist oder aus anderen Gründen keine suffiziente Beatmung stattfindet!*

Medikamentengabe

Die Medikamentengabe erfolgt ausschließlich nach Beginn der Thoraxkompression und Sicherung der Atemwege!

Medikamentengabe bei defibrillierbaren Rhythmen (VF, VT)
- Adrenalin und Amiodaron als einzige Routinemedikation
- erste Gabe Adrenalin 1 mg (i. v. oder i. o.) nach dem zweiten Zyklus Herzdruckmassage-Defibrillation, anschließend alle 3–5 min weitere Gaben von je 1 mg
- Amiodaron-Gabe 300 mg (i. v. oder i. o.) nach dritter erfolgloser Defibrillation, ggf. weitere Gabe von 150 mg nach fünfter erfolgloser Schockgabe
- alternativ zu Amiodaron auch Lidocain-Gabe möglich: nach dritter erfolgloser Defibrillation 100 mg (ggf. weitere 50-mg-Boli bis zu max. 3 mg/kg)
- Magnesium-Gabe 2 g möglich bei Torsade de pointes (i. v. oder i. o.)

Medikamentengabe bei nicht defibrillierbaren Rhythmen (Asystolie oder PEA)
- Gabe von 1 mg Adrenalin (i. v. oder i. o.) 3–5 min nach Reanimationsbeginn

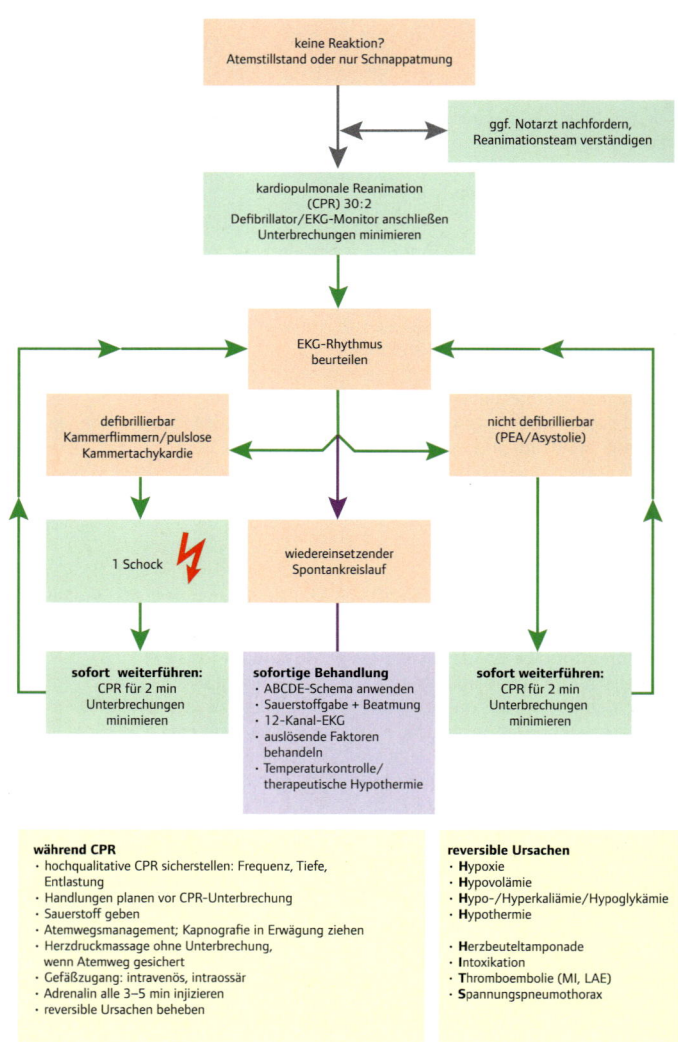

Abb. 1 | Algorithmus zur Reanimation Erwachsener

1.2   Reanimation bei Kindern (1 bis max. 12 J.)

CAVE *Eine suffiziente Oxygenierung hat im Rahmen der Reanimation absolute Priorität, denn: Kardiale Ursachen für Kreislaufstillstand sind die Ausnahme!*

Feststellen des Atem-Kreislauf-Stillstands oder einer inadäquaten bis fehlenden Atmung
- keine sicht- und hörbare Reaktion auf laute Ansprache sowie (je nach erkennbarem Verletzungs- bzw. Krankheitsbild) kräftigeres Berühren/Schütteln des Kindes
- fehlender tastbarer Puls (Karotisarterie)
- Herzfrequenz unter 60/min
- sind Atemzüge erkennbar: Brustkorb- bzw. Bauchbewegungen, Luftströme aus Mund oder Nase, Atemgeräusche
- starke Blässe oder Zyanose

Ablauf der Wiederbelebung
- Inspektion der Mundhöhle und ggf. Freiräumen und Freihalten der Atemwege (Guedel-Tubus oder Wendel-Tubus)
- Kopf überstrecken, Kinn leicht anheben (notfalls Esmarch-Handgriff)
- fünf Atemspenden à 1 sec mit Mund-zu-Mund oder Beutel-Maske (unter Gabe von 100 % O_2)
- bei ausbleibenden Lebenszeichen bzw. fehlender Atem- oder Kreislaufreaktion: mit Thoraxkompression beginnen, alle 15 Kompressionen 2 Atemspenden
- Thoraxkompression nur mit einer Hand (je nach Größe mit Handballen oder nur Fingerspitzen), die zweite Hand stabilisiert den Kopf
- bei schwieriger Ventilation mit Beutel-Maske: Larynxmaske oder sogar Intubation zur Atemwegssicherung erwägen (einschließlich Kapnometrie)

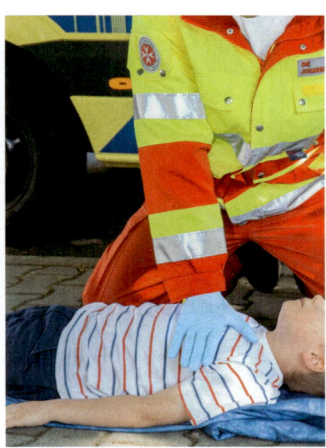

Abb. 1 | Einhändige Reanimation

Defibrillation bei Kindern

- (ohne Unterbrechung des CPR-Zyklus) Anbringen von Monitoring und Defibrillationselektroden
- Rhythmusbeurteilung → defibrillierbarer Rhythmus (Kammerflimmern, pulslose Kammertachykardie) oder nicht defibrillierbarer Rhythmus (PEA, Asystolie)
- wenn defibrillierbar, dann Energiewahl am Defibrillator: initial mit 4 J/kg; gleiche Energiewahl bei biphasischem und monophasischem Gerät, je nach Gerätetyp ggf. Joule-Zahl nach oben aufrunden
- Schockabgabe
- anschließend sofort Thoraxkompression für zwei Minuten fortsetzen
- Rhythmuskontrolle
- ggf. weitere Schockgabe (mit bis zu 10 J/kg möglich)

Medikamentengabe bei Kindern

- bei vergeblicher Anlage eines i.v.-Zugangs (möglichst <1 min) intraossäre Punktion
- wie bei Erwachsenen: → schockbarer Rhythmus: Adrenalin (0,01 mg/kg, aber maximal 1 mg Einzeldosis) und Amiodaron (5 mg/kg, aber maximal 300 mg Einzeldosis) nach dem dritten erfolglosen Defibrillieren
- ersatzweise Lidocain 1 mg/kg i.v. oder i.o., falls kein Amiodaron vorhanden
- Adrenalingabe im Verlauf alle zwei Zyklen, also 3–5 min
- zweite Amiodarongabe nach fünftem erfolglosem Schock
- → nicht schockbarer Rhythmus: Adrenalin 0,01 mg/kg i.v. oder i.o. (Asystolie, Bradykardie) oder Atropin 0,02 mg/kg i.v. oder i.o. (Bradykardie)
- bei Verdacht auf hypovolämisch bedingtes Kreislaufversagen: Volumenbolus von 20 ml/kg (Kristalloidlösung)

Cave

- Betreuung der oft anwesenden Angehörigen/Eltern berücksichtigen!
- Nach Möglichkeit kein Einsatz manueller Paddels, um eine ununterbrochene Thoraxkompression zu gewährleisten.
- Kinderpaddels bzw. Kinderelektroden sind nur bis 10 kg KG zu verwenden.
- Auf Abstand der Klebeelektroden zueinander achten!
- Selbstverletzungsgefahr: Im Moment der Schockabgabe darf kein Anwesender Patientenkontakt haben. Absicherung durch lautes Rufen vor der Schockgabe, z.B. „Alle weg vom Patienten!" oder „Achtung Schock – alle weg!".

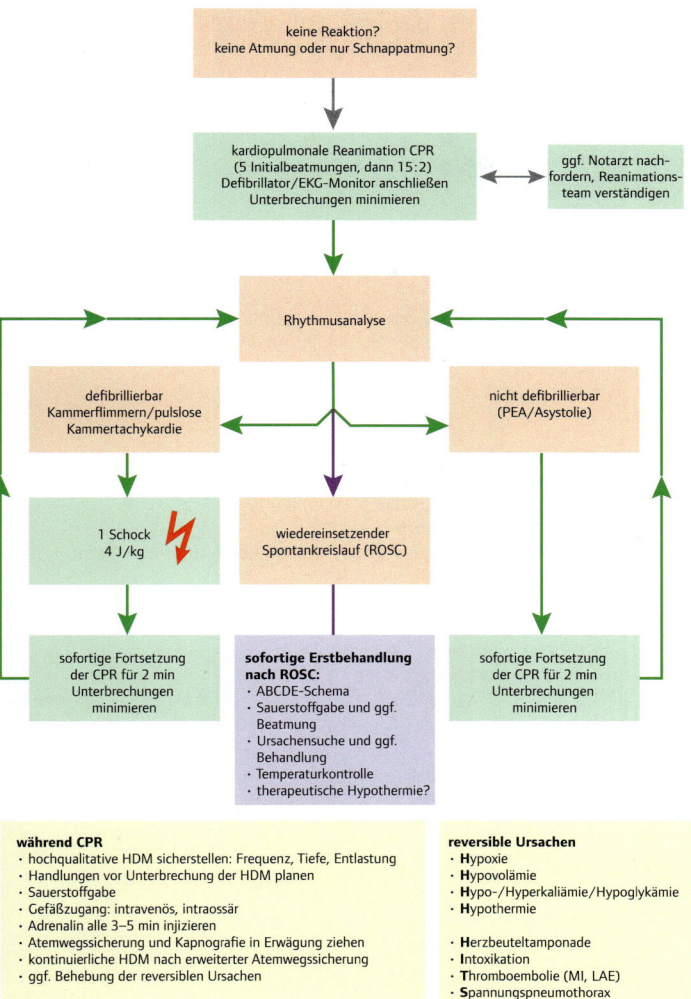

Abb. 1 | Algorithmus zur Reanimation von Kleinkindern und Säuglingen

1.3 Reanimation bei Neugeborenen/ Säuglingen bis 1 J.

CAVE *Priorität hat v. a. bei Neugeborenen der Schutz vor weiterem Wärmeverlust → Einwickeln des Säuglings in Tücher oder Wärmefolie!*

Herz-Kreislauf-Diagnose
- EKG anbringen
- Muskeltonus und Atemmuster beobachten

Atemwegssicherung
- Kopf in Mittelposition, Esmarch-Handgriff, Atemwege ggf. freiräumen, Guedel-Tubus platzieren
- Sauerstoffzufuhr (bei fehlender oder unregelmäßiger Spontanatmung sowie HF <100/min) zunächst über Raumluft mit Maske-Beutel → fünf initiale Atemhübe geben
- bei anhaltender Reanimationslage FiO_2-Konzentration bis maximal 30 % steigern

Herzdruckmassage bei Asystolie bzw. anhaltender Bradykardie
- Herzdruckmassage mit der Zwei-Daumen-Methode
- zwei Daumen flach auf die untere Sternumhälfte auflegen
- Daumenspitzen zum Kindskopf zeigend
- mit den geschlossenen Fingern jeweils rechts und links den Brustkorb umfassen (Fingerspitzen liegen auf dem Rücken)
- Kompressionstiefe etwa 1/3 des Thoraxdurchmessers (Entlastung nach jeder Kompression zulassen!)
- Verhältnis 3 Kompressionen : 1 Atemhub
- Rhythmusanalyse jeweils nach 30 sec
- bei anhaltender Reanimationslage → Medikamentengabe über Nabelvenenkatheter, i. v.- bzw. i. o.-Zugang; Adrenalin 0,01–0,03 mg/kg

Alternative Kompressionstechnik: eine Hand stabilisiert den Kopf, mit Zeigefinger und Mittelfinger der anderen Hand wird gedrückt.

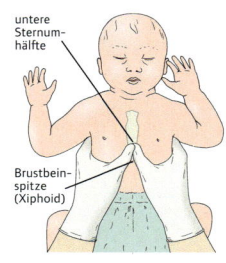

Abb. 1 | Zwei-Daumen-Methode

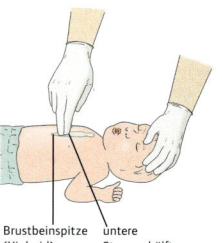

Abb. 2 | Zwei-Finger-Technik

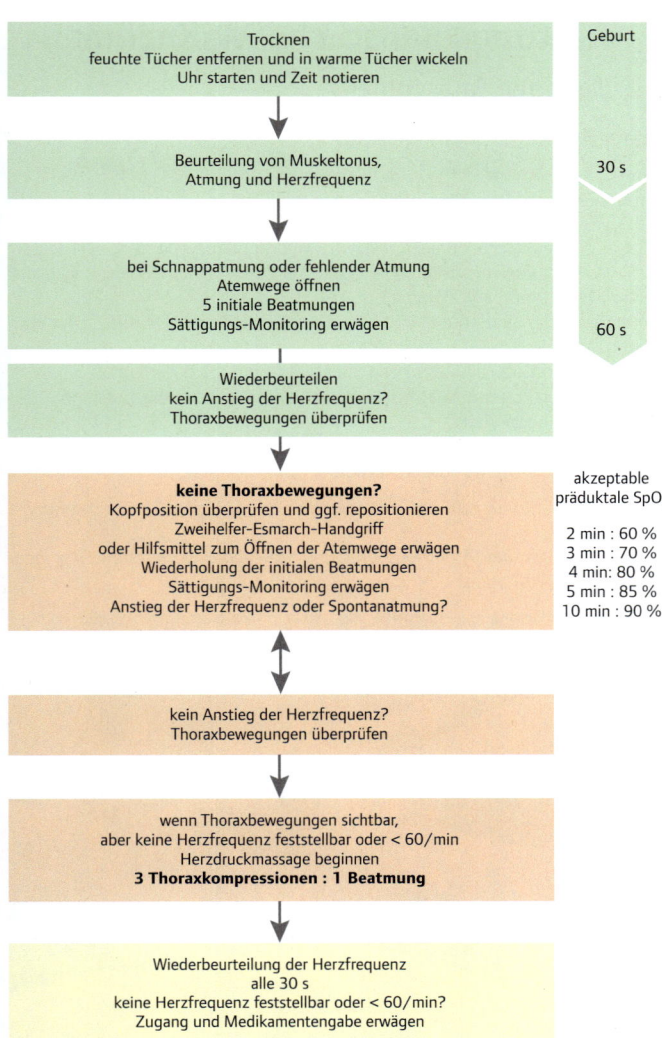

Abb. 1 | Algorithmus zur Reanimation von Neugeborenen

2 Rettungsdienstliche Maßnahmen

2.1 Beatmen (maschinell)

Nichtinvasive maschinelle Beatmung

Vorgehen
- Beatmungsgerät vorbereiten, Verfahren je nach Patientensituation auswählen (z. B. CPAP oder BIPAP)
- initial, zur Compliance-Erleichterung, so niedrige Drücke und so viel Unterstützung wie möglich wählen, bei guter Durchführbarkeit Beatmungsdruck erhöhen (z. B. von 5 auf 10 mbar)
- Information des Patienten über Beatmungsverfahren (Maske, Druckbeatmung)
- ggf. begleitend Gabe eines leichten Sedativums oder Analgetikums
- NIV-Maske aufsetzen und auf dichten Abschluss kontrollieren, mit dem Beatmungsgerät verbinden
- Monitoring und Beobachtung von Vigilanz, Atemmechanik, Atemfrequenz, peripherer O_2-Sättigung sowie Leckage

CAVE *Zu hohe Beatmungsdrücke, Überblähung des Magens, Gefahr der Regurgitation und Aspiration!*

Nicht anzuwenden bei *Atemwegsverlegung, fehlender Spontanatmung oder Schnappatmung, Aspiration!*

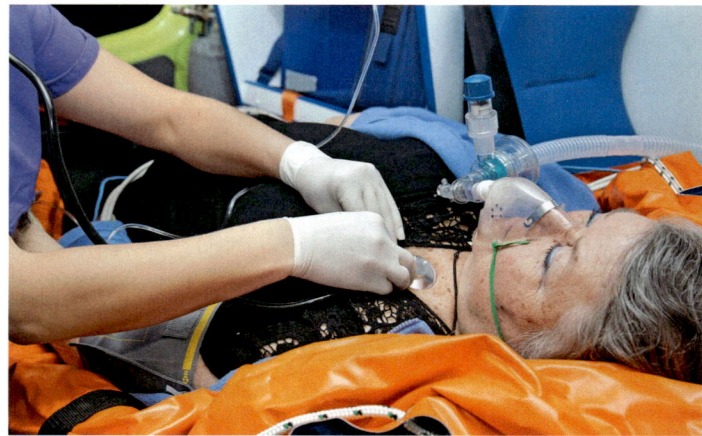

Abb. 1 | Nichtinvasive maschinelle Beatmung

Invasive maschinelle Beatmung

CAVE *Invasive Beatmung ist ein schwerwiegender Eingriff. Die Entscheidung darüber sowie über die einzustellenden Beatmungsparameter trifft i. d. R. der Notarzt.*

Vorgehen
- Intubation je nach Rettungssituation und Einsatzstandard
- Beatmungsgerät vorbereiten: Beatmungsschlauch, Kapnometrie, Filter, Gänsegurgel in dieser Reihenfolge zusammenschließen bzw. überprüfen
- Beatmungsmodus je nach Patientensituation und Gerätetyp auswählen, druck- oder volumenkontrolliert, Alarmgrenzen überprüfen
- bei stabilen Patienten mit erhaltener spontaner Atemtätigkeit z. B. CPAP (-ASB) oder SIMV wählen, bei Patienten mit (stark) beeinträchtigter Atemarbeit z. B. IPPV
- relevante Beatmungsparameter (manuelle Einstellung abhängig vom gewählten Verfahren)
  - inspiratorische Sauerstofffraktion (FiO_2): bis 60 % als sogenannter Air-Mix, bei 100 % als reiner Sauerstoff bzw. No-Air-Mix
  - Beatmungsdruck (P_{Insp}): 15–20 mbar
  - Beatmungsspitzendruck (P_{peak}): i. d. R. 30 mbar (Kinder bis 20 mbar)
  - Tidalvolumen (V_t; Atemzugvolumen, AZV): 8–10 ml/kg KG
  - Atemfrequenz (AF): 15–30/min
  - Inspirations-Exspirations-Verhältnis (I : E): 1 : 1,7 bis 1 : 2,5 (z. B. bei bekannter COPD)
  - PEEP: 5 mbar

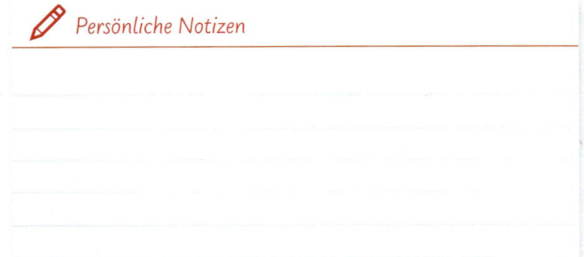

Persönliche Notizen

- Patienten mit Gerät verbinden
- Monitoring und Beobachtung von Parameterveränderungen, peripherer O_2-Sättigung sowie Leckage
- ggf. Einstellungen anpassen (z. B. mehr/weniger Druck, FiO_2, AF)

2.2   Beckenschlinge anlegen

Vorgehen

- auf jeder Seite des Patienten kniet ein Helfer nieder
- störende Gegenstände von Patientenoberfläche entfernen und Hosentaschen entleeren (z. B. Handy, Schlüssel), entnommene Gegenstände sicherstellen
- unteren Darmbeinstachel und Trochanter major vorsichtig ertasten
- Hüfte rechts und links durch je eine Helferhand stabilisieren und immobilisieren
- Beckenschlinge mit Innenseite nach oben ausrollen und unter dem Patienten platzieren
  - falls möglich direkt: in Höhe Hüfte/Trochanter major
  - bei instabiler Lage Beckenschlinge durch den Hohlraum der Kniekehlen ziehen und schrittweise („sägend") kopfwärts führen, bis Hüftposition erreicht ist
- Gurte zueinander führen, Schlaufen durchziehen und festziehen, bis (je nach Modell) Einrasten hörbar
- Immobilisation der Hüfte durch Helfer-Hände lösen
- mit Klettverschluss oberflächlich fixieren

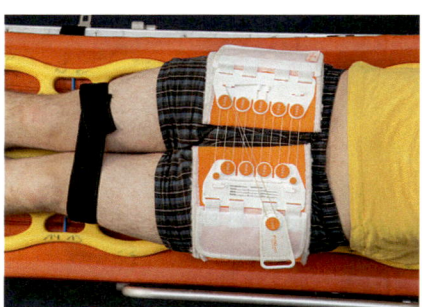

Abb. 1 | Beckenschlinge

Alternative mit Tuch

- je nach Statur des Patienten Dreieckstuch oder gefaltetes Laken verwenden
- anatomische Bezugsregion ertasten (s. o.)
- Tuch behutsam direkt oder indirekt platzieren (s. o.)
- Tuchenden kreuzen und zuziehen
- Zugvolumen von etwa 160–180 N anstreben
- durch Verknoten oder mit Klemmen fixieren

2.3   Chemisch Blutstillen

Einsatz von Hämostyptika, i. d. R. Chitosan-Produkte wie Celox-Gauze™, wenn Tourniquet oder einfacher Verband zunächst nicht anwendbar sind.

Vorgehen
- hämostatische Gaze so nah wie möglich am Wundgrund auflegen
- mit extra saugfähigen Verbandstoffen, z. B. Kerlix™, austamponieren („Packing")
- mindestens drei bis zu fünf Minuten manuell komprimieren
- abschließend Druckverband mit elastischen Binden anlegen
- ggf. medikamentöse Ergänzung durch Tranexamsäure

2.4   Entlastungspunktion nach Monaldi vornehmen

Vorgehen
- geeignete Punktionskanüle auswählen, z. B. großlumige Venenverweilkanüle, 14–16 G, 45 mm Länge
- betroffenen Lungenflügel (rechts oder links) und Einstichstelle aufsuchen, i. d. R. mittlere Klavikularlinie im 2./3.-Zwischenrippenraum (ICR)
- → alternativ möglich: vordere bis mittlere Axillarlinie in Höhe des 5. Zwischenrippenraums
- Einstichstelle markieren
- Einstichstelle großflächig desinfizieren
- Kanülenschutzvorrichtung entfernen und (10- oder 20-ml-) Spritze aufsetzen
- Kanüle auf der Thoraxwand im 90°-Winkel ansetzen und einstechen
- unter Aspiration die Spritze vorschieben, bis Zischlaute hörbar sind bzw. Luft zu aspirieren ist
- ggf. Mandrin entfernen (**Cave:** leichteres Abknicken der Kanüle ohne Mandrin!)
- Kanüle mit genügend Pflasterstreifen fixieren
- Ventilmechanismus anbringen, z. B. Dreiwegehahn oder Heimlich-Ventil

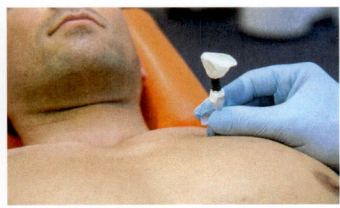

Abb. 1 | Punktionsstelle

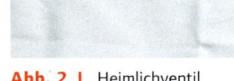

Abb. 2 | Heimlichventil

2.5   Intraossären Zugang legen

Manuelles System (z. B. Cook)

Vorgehen
- entsprechende Extremität lagern
- anatomische Bezugspunkte aufsuchen und markieren
  → Erwachsene: Knochenfortsatz an der proximalen medialen Tibia oder Knochenvorsprung an der distalen medialen Tibia oder am proximalen Humerus
  → Kinder bis 6 Jahre: proximale mediale Tibia, etwa 1–2 cm distal des Knochenvorsprungs

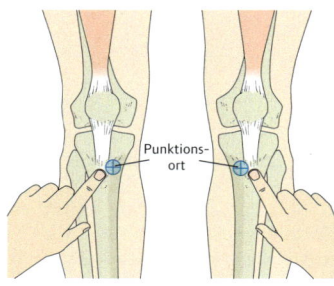

Punktions-ort

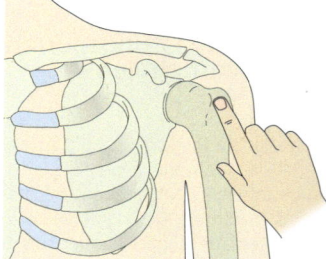

Abb. 1 | Ertasten des Tuberositas tibiae   **Abb. 2** | Ertasten des proximalen Humerus

- Punktionsstelle ausgiebig desinfizieren, aseptisch handeln
- je nach Bewusstseinslage des Patienten Lokalanästhesie der Punktionsstelle
- mit einer Hand die Extremität stabilisieren, mit der anderen die Kanüle senkrecht aufsetzen
- mit Drehbewegungen (rechts-links) Haut und Knochen bis in die Markhöhle durchdringen (deutlicher Widerstandsverlust feststellbar)
- mit Linksdrehungen den Trokar aus der Kanüle entfernen
- zur Bestätigung der korrekten Kanülenlage Knochenmark aspirieren, ggf. diagnostische Blutentnahme
- je nach Bewusstseinslage des Patienten Lokalanästhetikum injizieren
- Flüssigkeitsbolus (NaCl 5–10 ml) als Spülung injizieren
- engmaschig auf korrekte Position kontrollieren (**Cave:** Schwellung, Paravasat, Kompartment!)
- Zugang mit entsprechenden Fixierungssets sichern

Halbautomatisches System (z. B. EZ-IO®)

Vorgehen
- entsprechende Extremität lagern
- anatomische Bezugspunkte aufsuchen und markieren
  → Erwachsene: Knochenfortsatz an der proximalen medialen Tibia oder Knochenvorsprung an der distalen medialen Tibia oder am proximalen Humerus › Abb. S. 268
  → Kinder bis 6 Jahre: proximale mediale Tibia, etwa 1–2 cm distal des Knochenvorsprungs
- Punktionsstelle ausgiebig desinfizieren, aseptisch handeln
- je nach Bewusstseinslage des Patienten Lokalanästhesie der Punktionsstelle
- mit einer Hand die Extremität stabilisieren, mit der anderen die Kanüle senkrecht aufsetzen
- senkrecht die Haut punktieren, bis Widerstand spürbar ist (Nadelmarkierung beachten!)
- Bohrer betätigen und ohne großen Druck weiterbohren, bis der Widerstand nachlässt
- Nadel fixieren, Bohrer absetzen, Trokar entfernen
- zur Bestätigung der korrekten Kanülenlage Knochenmark aspirieren, ggf. diagnostische Blutentnahme
- je nach Bewusstseinslage des Patienten Lokalanästhetikum injizieren

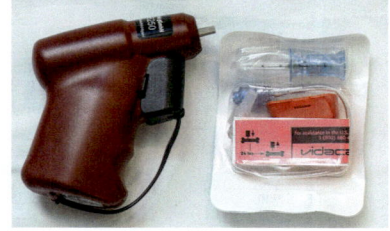

Abb. 1 | EZ-IO®-System

- Flüssigkeitsbolus (NaCl 5–10 ml) als Spülung injizieren
- engmaschig auf korrekte Position kontrollieren (**Cave:** Schwellung, Paravasat, Kompartment!)
- Zugang mit entsprechenden Fixierungssets sichern

Allgemeine Hinweise

- Anzeichen für korrekte Lage sind:
  - fester, aber federnder Sitz der Kanüle
  - Möglichkeit, widerstandsarm zu injizieren,
  - ggf. die Aspiration von Knochenmark (**Cave:** auch bei korrekter Lage nicht immer möglich!)
- nach jeder Medikamentengabe mit 5–10 ml NaCl nachspülen
- maximale Liegedauer 24 Stunden
- Zwischenschaltung von Dreiwegehahn und kurzer, entlüfteter Schlauchleitung

2.6   Intubieren

Material
- Laryngoskopgriff und -spatel (gebogen für Erwachsene, gerade für Kinder)
- Tubus
- Führungsstab
- Blockerspritze (10 ml)
- ggf. Cuffdruckmesser
- Fixierungsmaterial
- Absaugvorrichtung
- Beatmungsbeutel mit -filter
- Stethoskop

Vorbereitung
- Laryngoskop mit Spatel verbinden
- Führungsstab in den Tubus einführen, nur minimal über Tubusende hinausragen lassen
- Medikamente aufziehen (Opiod, Sedativum, ggf. Relaxans)

Durchführung
- je nach Situation Oberkörper hoch oder tief lagern, Kopf leicht erhöht lagern, mit überstrecktem Nacken (Jackson-Position), Schultern flach
- bei eingeschränkter HWS-Beweglichkeit diese zusätzlich achsengerecht durch Helfer stabilisieren lassen
- Mund kurz inspizieren, Atemwege freimachen (z. B. auch Zahnprothese entfernen)
- mit Nase-Mund-Maske voroxygenieren (wenn situativ möglich: drei bis vier Minuten), dabei auf Dichtigkeit der aufsitzenden Maske achten, alternativ O_2-Maske mit Reservoir verwenden
- Analgosedierung durchführen (z. B. Fentanyl und Etomidat oder Midazolam) und ggf. Muskelrelaxans (z. B. Succinylcholin), ggf. zwischenbeatmen
- Mund so weit wie möglich öffnen
- Laryngoskop mit der linken Hand zwischen den Zähnen atraumatisch in den Rachen vorschieben, mit der rechten Hand dabei den Oberkiefer am Gaumen nach oben und den Unterkiefer am Kinn nach unten drücken
- Kehlkopf in Sichtstellung bringen
- bei geradem Spatel den Kehlkopfdeckel „aufladen", bei gebogenem Spatel Laryngoskop in Griffrichtung ziehen und so den Kehlkopfdeckel anheben und Stimmritze sichtbar machen
- Tubus unter Sicht durch die Stimmritze führen und einschieben, bis Cuff unter den Stimmbändern platziert ist
- Laryngoskop mit Spatel und Führungsstab entfernen, Tubus blocken

- korrekte Tubuslage kontrollieren: Kapnometrie, Auskultation von Thorax und Epigastrium, ergänzend Thoraxbeobachtung, ggf. Ösophagusdetektor (z. B. Tube Check®); bei Fehllage (z. B. in Speiseröhre): Tubus sofort ziehen, erneut mit Maske oxygenieren und zweiten Versuch starten
- Tubus mit Pflaster oder Binden fixieren
- Zahnreihe dokumentieren (cm-Angabe auf Tubus)
- Beatmungsgerät oder -beutel anschließen
- v. a. bei Kindern Lageverlaufskontrolle auf Dislozierung

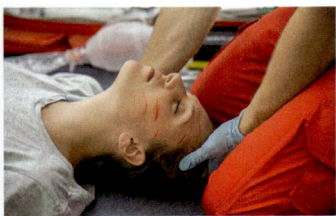
Abb. 1 | Lagern des Kopfes

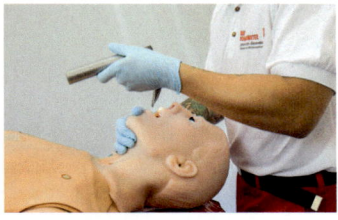
Abb. 2 | Einführen des Laryngoskops

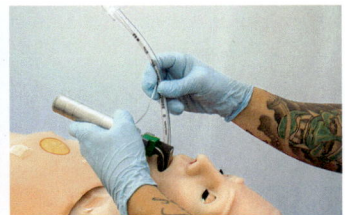
Abb. 3 | Einführen des Tubus

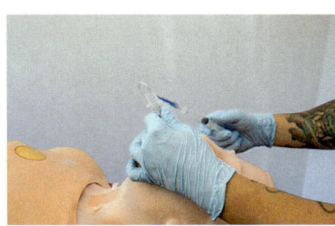
Abb. 4 | Blocken

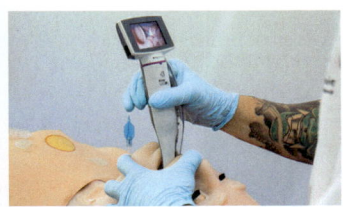
Abb. 5 | Lagekontrolle

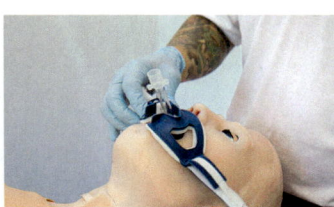
Abb. 6 | Fixierung

2.7   Koniotomie durchführen

CAVE *Eine Koniotomie ist ein invasiver Eingriff, der als letztes Mittel der Wahl i. d. R. durch den Notarzt durchgeführt wird.*

Material
- Punktionskanüle mit aufgesetzter 5- oder 10-ml-Spritze
- dünner Endotrachealtubus (maximal 6,5 mm i.D.)
- ggf. Skalpell, Klemmen und Spreizer
- sterile Handschuhe
- sterile Kompressen
- Absaugvorrichtung
- Pflaster, Schere

Vorgehen
- wenn situativ möglich, Kopf maximal überstrecken (**Cave:** HWS-Instabilität!)
- Haut im Kehlkopfbereich großflächig desinfizieren
- Kehlkopf mit einer Hand fixieren, mit der anderen Hand die Membranlücke zwischen Schild- und Ringknorpel (Ligamentum conicum) ertasten
- mit Skalpell einen kleinen Längsschnitt (ca. 2 cm) durch Ober- und Unterhaut setzen
- unter stetiger Aspiration der Spritze die Punktionskanüle langsam, in leichter Schräge nach unten durch die Haut und Membran bis in die Trachea vorschieben (**Cave:** Durchstoßen der Tracheahinterwand!)
- sobald Widerstandsverlust spürbar und Luft zu aspirieren ist, nicht weiter vorschieben
- Tubus über die Kanüle ziehen und einsetzen
- Vorschieben des Tubus, bis Cuff in der Trachea liegt
- Tubus blocken
- ggf. mit Naht oder Halteband oder Pflaster fixieren
- bei Umlagerung den Zugang stets zusätzlich manuell sichern

Anmerkung
Die Materialien können je nach Ausrüstung variieren. Denkbar sind auch industrielle Punktionssets wie Quicktrach, Surgicric oder Portex® Mini-Trach® II Kit. Das Vorgehen bleibt aber in der Rettungssituation weitgehend dasselbe.

Die auf der Punktionskanüle aufgesetzte Spritze kann auch mit wenigen Millilitern NaCl befüllt werden. Dann steigen mit Durchstoßen der Trachea kleine Bläschen auf und lassen so die korrekte Lage besser sichtbar werden.

2.8 Supraglottische Atemhilfen einsetzen

Larynxtubus (LT)

Vorgehen

- LT nach Größe und Gewicht des Patienten auswählen (i. d. R. für erwachsene Männer Größe 5/violett, für erwachsene Frauen Größe 4/rot)
- Kopf des Patienten leicht überstrecken
- Mund mittels Kreuzgriff öffnen
- Tubus geradlinig vorschieben
- Einführtiefe anhand schwarzer Markierungslinie auf Höhe der Zahnreihe kontrollieren
- Cuffs mit Universalspritze füllen, vorgegebene Füllmenge nicht überschreiten

Größe	0	1	2	2,5	3	4	5
Farbe	transparent	weiß	grün	orange	gelb	rot	violett
Körpergröße/ -gewicht	< 5 kg	5–12 kg	12– 25 kg	125– 150 cm	< 155 cm	155– 180 cm	> 180 cm

Tab. 1 | Farbcodierung der Larynxtuben

Larynxmaske (LMA)

Vorgehen

- LMA nach Gewicht des Patienten auswählen (i. d. R. für erwachsene Männer Größe 5, für erwachsene Frauen Größe 4)
- Kopf des Patienten leicht überstrecken
- Mund mit Esmarch-Handgriff oder Kreuzgriff öffnen
- LMA wie einen Stift halten, in den Mund und entlang der Rachenhinterwand vorschieben, dabei Zunge ggf. etwas zur Seite drücken
- sobald Widerstand zu spüren ist, Cuff mit Luft blocken (Volumen je nach LMA-Größe; Größe 4: 30 ml, Größe 5: 40 ml)

	Säuglinge		Kinder		Erwachsene			
Tubusgröße	1	1,5	2	2,5	3	4	5	6
Patienten- gewicht	< 5 kg	5–10 kg	10–20 kg	20–30 kg	30–50 kg	50–70 kg	70–100 kg	> 100 kg
max. Cuff-Volumen	4 ml	7 ml	10 ml	14 ml	20 ml	30 ml	40 ml	50 ml

Tab. 2 | Größen und Cuff-Füllmengen der Larynxmasken

2.9   Tourniquet anlegen

Vorgehen
- so früh wie möglich Patienten analgesieren
- wenn möglich, betroffene Extremität entkleiden
- Tourniquet unterlegen: etwa 5–10 cm proximal der Blutungsstelle, aber immer so distal wie möglich
- Knebel am äußeren seitlichen Rand anbringen
- Band durch die Schnalle ziehen (am Oberschenkel durch beide Schnallenösen)
- Knebel festhalten und Band kräftig ziehen, bis enger Hautkontakt gegeben ist
- Band mit Klettverschluss fixieren
- Tourniquet zudrehen (Richtung egal), bis die Blutung steht
- Tourniquet mit (weißem) Klettband fixieren
- Zeitpunkts der Tourniquet-Anlage dokumentieren
- ggf. Anlage eines zweiten Tourniquets erwägen, wenn die Blutung nicht zum Stehen kommt
- korrekten Sitz regelmäßig kontrollieren
- Anlagezeit so kurz wie möglich halten: wenn situativ (z. B. keine Amputation, kein MANV) und hämodynamisch (z. B. keine Schocksituation) gegeben, Neubewertung, ob Tourniquet ggf. durch alternative Druckverbände und/oder chemische Blutstillung zu ersetzen ist

CAVE *Keine Anlage über Gelenken, Fremdkörpern, Wundtaschen, (offenen) Frakturen; angelegtes Tourniquet nicht abdecken!*

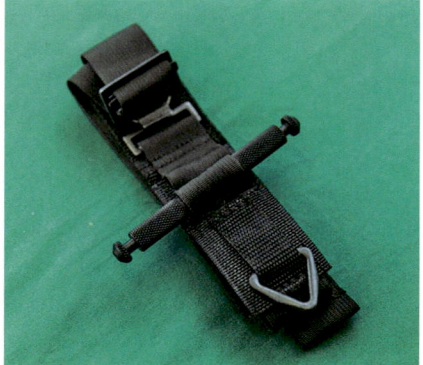

Abb. 1 | Tourniquet

2.10 Trachealkanüle wechseln

Material
- Handschuhe
- Desinfektionsmittel und sterile Kompressen
- neue Trachealkanüle
- Gleitgel
- Absaugvorrichtung
- ggf. Spekulum
- Stomaplatte
- ggf. neues Halteband
- Entblockungsspritze
- Cuffdruckmesser
- Stethoskop

Vorbereitung
Unter möglichst aseptischen Bedingungen Cuff der neuen Kanüle auf Dichtigkeit überprüfen (Cuff mit Cuffdruckmesser mit Luft befüllen und auf entweichende Luft achten, anschließend mit Entblockungsspritze wieder Luft abziehen).

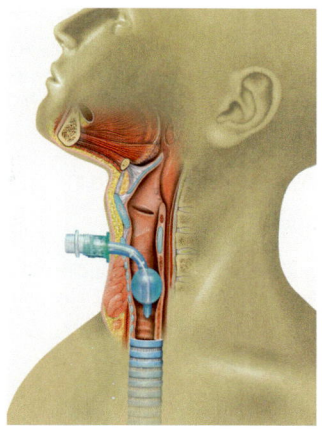

Abb. 1 | Tracheostoma mit eingelegter und geblockter Trachealkanüle

Durchführung
- Gleitgel auf dem einzuführenden Kanülenende und Cuff verteilen
- ggf. Patienten präoxygenieren
- ggf. oral und (mit neuem Absaugkatheter) endotracheal absaugen
- ggf. Patienten vom Beatmungsgerät dekonnektieren
- mit Entblockungsspritze zu wechselnde Kanüle entblocken und (wenn möglich unter Absaugung) vorsichtig ziehen
- je nach Tracheostoma ggf. Tracheaspreizer als Platzhalter einsetzen
- Tracheostoma inspizieren und ggf. mit sterilen Kompressen und Schleimhautdesinfektionsmittel reinigen
- neue Kanüle einführen und blocken
- Thorax zur Lageüberprüfung auskultieren
- ggf. Beatmungsgerät wieder anschließen
- neue Stomaplatte und (neues) Halteband anbringen

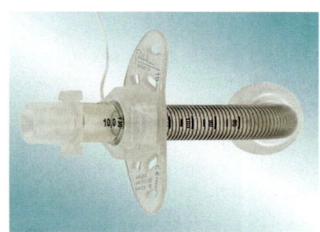

Abb. 2 | Trachealkanüle mit Cuff

3 Notfallmedikamente

3.1 Überblick über einzelne Medikamente

Im Folgenden werden die Medikamente überblicksartig vorgestellt, die im Abstimmungsprozess zur Ausgestaltung des Notfallsanitätergesetzes (sogenannter Pyramidenprozess) als besonders wichtig erachtet wurden. Sie sind alphabetisch sortiert.

Acetylsalicylsäure

Aspirin®, ASS®

Indikation: akuter Myokardinfarkt und instabile Angina pectoris (Thrombozytenaggregationshemmung), Fiebersenkung (Antipyrese)

Dosierung: 500 mg i. v. bei ACS
(mit Aqua auflösen)

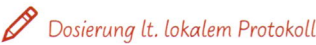 *Dosierung lt. lokalem Protokoll*

Wirkungseintritt: nach ca.
2–3 min

Kontraindikationen: aktive Blutung oder pathologische Blutungsneigung, bekannte Unverträglichkeit, Überempfindlichkeit gegen andere Analgetika/Antiphlogistika/Antirheumatika

Relative Kontraindikationen (die Single-Shot-Gabe in der Akuttherapie des ACS ist möglich): Asthma bronchiale oder chronische Atemwegserkrankungen, gleichzeitige Therapie mit Antikoagulanzien (z. B. Marcumar®), gastrointestinale Ulzera oder Blutungen in der Anamnese, vor Operationen oder Zahnbehandlungen, schwerer Glukose-6-Phosphat-Dehydrogenasemangel, in den letzten drei Monaten einer SS

Nebenwirkungen: Übelkeit, Bauchschmerzen, gastrointestinale Blutungen; Perforation von Magen-/Darmulcera; Bronchokonstriktion, Asthmaanfall

Interaktionen:

Bei Einnahme	Wechselwirkung
vor Thrombolysetherapie	Erhöhung des Blutungsrisikos
von Ticlopidin oder Clopidogrel	Verlängerung der Blutungszeit
mit anderen nichtsteroidalen Analgetika, Antiphlogistika sowie Antirheumatika	erhöhtes Risiko für gastrointestinale Ulzera und Blutungen
mit systemischen Glukokortikoiden	erhöhtes Risiko für gastrointestinale Nebenwirkungen
Alkohol	erhöhtes Risiko für gastrointestinale Ulzera und Blutungen
Digoxin	Erhöhung der Plasmakonzentration
Antidiabetika	Hypoglykämie
Methotrexat	Verminderung der Ausscheidung

Tab. 1 | Interaktion von Acetylsalicylsäure mit anderen Medikamenten und Wirkstoffen

Symptome einer Überdosierung: Ohrensausen, Hörverlust, Kopfschmerzen, Schwindel, Fieber, Hyperventilation, schwere Hypoglykämie, Koma, Ateminsuffizienz, Herzkreislaufkollaps

Fazit für die Praxis
Standardmedikament bei ACS; ansonsten sehr verbreitet zur Reinfarktprophylaxe

Pharma-Wissen
Acetylsalicylsäure bindet an das Enzym Cyclooxygenase und inaktiviert dieses irreversibel. Dadurch werden u. a. weniger Prostaglandine und Thromboxane gebildet, was zu einer Verringerung der Aggregationsfähigkeit der Thrombozyten und damit zu einer Abnahme der Effektivität der Blutgerinnung führt. Durch die Reduktion der Prostaglandine kommt es zu einer analgetischen, antipyretischen sowie antiphlogistischen Wirkung.

Adrenalin

Suprarenin®, Adrenalin®, InfectoKrupp®

Indikation: Herzkreislaufstillstand (Reanimation), Anaphylaxie (Schock), Brady-kardie, Krupp-Syndrom, Asthma

Dosierung:

Indikation	Dosierung	Dosierung lt. lokalem Protokoll
Reanimation, Herzkreislauf-stillstand	1 mg verdünnt als Bolus	
Anaphylaxie (Schock)	0,05–0,1 mg i. v. titriert; intramuskuläre Applikation: Erwachsene, Kinder >12 Jahre: 0,5 mg i. m. 6–12 Jahre: 0,3 mg i. m. <6 Jahre: 0,15 mg i. m. bei Nichtansprache Wiederholung alle 5 min bei Larynxödem und/oder Bronchospasmus: inhalative Gabe von 2 mg Adrenalin über Vernebler	
Bradykardie (Zweitlinien-Medikament nach Atropin)	0,002–0,01 mg/min i. v. (bei Kindern 0,01 mg/kg KG i. v./i. o. nach Reanimations-algorhythmus)	
Krupp-Syndrom	4–8 mg inhalativ im Vernebler	
Asthma	0,3 mg s. c., Wdh. zweimal nach je 30 min möglich	

Tab. 2 | Dosierung von Adrenalin je nach Indikation

Wirkungseintritt: 30–60 s

Kontraindikationen (relativieren sich bei akuter vitaler Bedrohung des Patienten): Tachykardie, schwere Herz-Rhythmus-Störungen (Kammerflimmern), (myokardiale) Ischämien, Dekompensation einer bestehenden Herzinsuffizienz, akute hypertensive Krise, Cor pulmonale, schwere Nierenfunktionsstörung, thyreotoxische Krise, Phäochromozytom, Engwinkelglaukom

Interaktion: Wirkungsverstärkung anderer Sympathomimetika oder Parasympatholytika, Arrhythmien in Kombination mit Herzglykosiden

Fazit für die Praxis
Im Rettungsdienst wird Adrenalin vor allem bei Reanimation und relativem Volumenmangelschock verwendet. Aufgrund seiner guten bronchodilatierenden Wirkung wird es auch über Verneblermasken zur Therapie obstruktiver Atemwegserkrankungen eingesetzt. Von Patienten bisweilen mitgeführt werden Fertigspritzen (z. B. Anapen®, FastJet®) zur Therapie des anaphylaktischen Schocks (z. B. nach Insektenstich oder bei anderen allergischen Reaktionen).

Pharma-Wissen
Adrenalin wird physiologisch in der Nebenniere gebildet und wirkt an α-, β_1- und β_2-Rezeptoren. Alpha-Rezeptoren finden sich vor allem an großen Blutgefäßen. Hier löst Adrenalin eine Vasokonstriktion mit einer entsprechenden Blutdrucksteigerung aus. Beta-1-Rezeptoren befinden am Herz, hier kommt es zu einer Steigerung der Herzfrequenz. Durch Beta-2-Rezeptoren an der Bronchialwand kommt es bei Gabe von Adrenalin zu einer Erweiterung der Bronchien. Adrenalin wird durch alkalische Lösungen (Natriumhydrogenkarbonat!) inaktiviert, daher nicht mit Natriumhydrogenkarbonat („NaBic") in einem System verabreichen.

Amiodaron

Cordarex®, Amiodura®

Indikationen: Reanimation, Herzrhythmusstörung

Dosierung und Kontraindikationen:

Indikation	Dosierung	Kontraindikation
Reanimation (Kammerflimmern; ventrikuläre Tachykardie)	300 mg in Glukose 5 % aufgelöst, Wdh. mit 150 mg möglich 🖉 *Dosierung lt. lokalem Protokoll*	bei Reanimation keine
symptomatische tachykarde Herzrhythmusstörungen (2. Wahl nach Beta-Rezeptorenblockern)	5 mg/kg KG über mind. 3 min (Perfusor) in Glukose 5 % aufgelöst; keine zweite Injektion früher als 15 min nach der ersten Injektion geben, auch wenn bei der ersten Injektion nicht die maximale Dosis verabreicht wurde 🖉 *Dosierung lt. lokalem Protokoll*	Sinusbradykardie (HF < 55); Schilddrüsenerkrankungen; vorbestehende QT-Verlängerung; Jodallergie; darf nicht bei Kindern jünger als 3 Jahren angewendet werden

Tab. 3 | Dosierung und Kontraindikationen von Amiodaron je nach Indikation

Wirkungseintritt: 2–5 min

Nebenwirkungen: QT-Zeitverlängerungen (erhöhtes Risiko für das Auftreten von Torsade de pointes), Bradykardie, Bradyarrhythmie, Hyper-/Hypothyreose, Lungenfibrose, Einlagerungen in die Hornhaut (Sehstörungen), Leberfunktionsstörungen, periphere Neuropathie, erhöhte Photosensibilität der Haut

Interaktionen: Amiodaron verstärkt die Wirkung von Phenprocoumon (Marcumar®): Blutungsgefahr!

Begleitende Maßnahmen: EKG-Monitoring

Fazit für die Praxis
Potentes Antiarrhythmikum der Klasse III mit breitem Spektrum teils schwerer Nebenwirkungen (vor allem bei Langzeittherapie); wegen langer Halbwertszeit schlecht steuerbar bei Überdosierung: symptomatische Therapie.
Cave: Eine durch Amiodaron induzierte Bradykardie ist atropinresistent (deshalb ggf. vorübergehende Schrittmacherkontrolle).

Pharma-Wissen
Amiodaron blockiert spannungsabhängige Kaliumkanäle (auch Na-Kanäle, Kalziumkanäle und Beta-Rezeptoren). Es enthält sehr viel Jod und kann dadurch allergische Reaktion sowie Störungen der Schilddrüsenfunktion (Hyper- oder Hypothyreose) auslösen. Aufgrund seiner starken Bindung an Plasmaproteine werden andere Medikamente aus dieser Bindung verdrängt (höherer Plasmaspiegel).

Atropin

Atropin®, Atropinsulfat®

Indikationen und Dosierung:

Indikation	Dosierung	✎ Dosierung lt. lokalem Protokoll
bradykarde Herzrhythmusstörungen	Erw.: 0,5–1,5 mg i.v. Ki.: 0,01 mg/kg KG i.v. (Minimaldosis 0,1 mg; Höchstdosis 0,5 mg) Gabe kann max. zweimal nach 10–15 min wiederholt werden	
Antidot bei Vergiftungen mit Parasympathomimetika	Erw.: 2–5 mg i.v. alle 10–15 min (in Einzelfällen bis zu 50 mg) Ki.: 0,5–2 mg i.v.	

Tab. 4 | Indikation und Dosierung von Atropin

Wirkungseintritt: 1–2 min (bei höherer Dosierung länger)

Kontraindikationen: im Notfall keine

Nebenwirkungen: Mundtrockenheit, heiße trockene Haut, Flush, Herzrhythmusstörungen, Tachykardie, Mydriasis, Sehstörungen, zentrale Erregung, Halluzinationen, Delir (v.a. bei Überdosierung)

Antidot bei Überdosierung: Physostigmin

Begleitende Maßnahmen: EKG-Monitoring

Fazit für die Praxis

Bei Intoxikation bisweilen die einzige lebensrettende Therapie. Zusätzlich zur Atropinisierung erfolgt die Gabe von Reaktivatoren der Acetylcholin-Esterase (Obidoximchlorid); bei oraler Vergiftung außerdem Magenspülung und die Gabe von medizinischer Kohle.

Pharma-Wissen

Als kompetitiver Antagonist wirkt Atropin an muskarinischen m-Cholinozeptoren. Hieraus resultieren als die wichtigsten pharmakologischen Effekte Tachykardie und eine verkürzte AV-Überleitung durch Hemmung der negativ chronotropen und dromotropen Wirkung des Acetylcholins am Herzen, eine Hemmung der Speichelsekretion, der Motorik und des Tonus des Magen-Darm-Traktes, eine Hemmung der Schleimsekretion und des Tonus der Bronchien, eine Hemmung des Harnblasentonus sowie am Auge eine Mydriasis und Akkommodationslähmung. Atropin kommt in verschiedenen Nachtschattengewächsen wie z. B. der Tollkirsche (*Atropa belladonna*) vor.

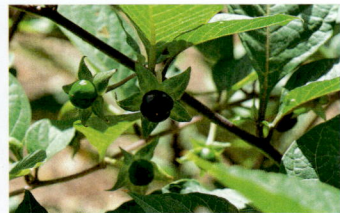

Abb. 1 | Atropin verdankt seinen Namen der Schwarzen Tollkirsche.

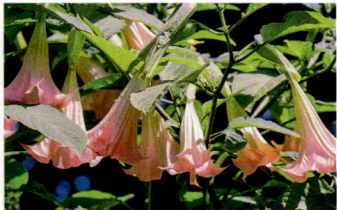

Abb. 2 | Auch andere Pflanzen enthalten Atropin, wie z. B. die Engelstrompete.

Clemastin

Tavegil®

Indikation: allergische Reaktion, Prophylaxe allergischer Reaktionen

Dosierung: 0,03 mg/kg KG i. v.

Wirkungseintritt: 2–5 min

Kontraindikation: bekannte
Unverträglichkeit, Porphyrie
(Stoffwechselerkrankung),
Schwangerschaft, Stillzeit,
Kinder bis 1 Jahr

✐ Dosierung lt. lokalem Protokoll

Nebenwirkungen: Sedierung;
Erregungszustände (vor allem
bei Kindern); Mundtrockenheit,
Schwindel, Übelkeit, Obstipation

Interaktionen: die Wirkung von Analgetika, Hypnotika, Narkotika, Psychopharmaka und Alkohol kann verstärkt werden, MAO-Hemmer verlängern und verstärken die anticholinergen Wirkungen von Antihistaminika

Symptome einer Überdosierung: Müdigkeit, Konfusion, Tachykardie, Hypotension; Atemdepression; Krämpfe, Koma

Maßnahmen bei Überdosierung: Magenspülung, medizinische Kohle; bei anticholinergen Effekten Physostigmin; bei Krämpfen kurz wirkende Barbiturate,
Benzodiazepine; ggf. Beatmung erforderlich

Begleitende Maßnahmen: EKG-Monitoring

Fazit für die Praxis
Clemastin ist eines der häufigsten Präparate zur Therapie schwerer allergischer
Reaktionen; strenge Indikation bei Schwangeren, in der Stillzeit und bei Kindern
beachten.

Pharma-Wissen
Clemastin ist ein H_1-Rezeptor-Antagonist und bewirkt eine selektive Histamin-
hemmung am H_1-Rezeptor sowie eine Verminderung der Kapillarpermeabilität. Es
überwindet die Blut-Hirn-Schranke und kann deshalb zentrale Nebenwirkungen
hervorrufen.

Diazepam

Diazepam Lipuro®, Valium®

Indikationen: Status epilepticus und andere Krampfzustände, Analgosedierung, Erregungs- und Spannungszustände

Dosierung:
Status epilepticus: 0,15–0,25 mg/kg KG i. v., ggf. nach 15 min wiederholen (Maximaldosis: 3 mg/kg KG in 24 Stunden); rektal 5 mg (bei KG < 15 kg) oder 10 mg (bei KG > 15 kg)
zur Sedierung: 10–20 mg i. v. (bei Bedarf Wdh. möglich)
Cave: langsame Applikation (5 mg/min entsprechen 1 ml/min, bei schneller Gabe Gefahr der Atemdepression)

Dosierung lt. lokalem Protokoll

Wirkungseintritt: 2–3 min

Kontraindikationen: Myasthenia gravis, Ataxie, Engwinkelglaukom, Schwangerschaft, Atemwegserkrankungen (COPD, respiratorische Insuffizienz, Schlafapnoe-Syndrom), akute Vergiftungen (Alkohol, Drogen, Schlaf- und Schmerzmittel, Neuroleptika)

Nebenwirkungen: Atemdepression, Übelkeit, Erbrechen, paradoxe Reaktion, Herz-Kreislauf-Stillstand (selten)

Interaktion: zentral dämpfende Wirkung wird verstärkt durch Alkohol, Barbiturate, Neuroleptika, Antidepressiva, Antihistaminika; Wirkungsverstärkung von Muskelrelaxanzien, Opioidanalgetika, Phenytoin; die Wirkung von Analgetika, Hypnotika, Narkotika, Psychopharmaka und Alkohol kann verstärkt werden

Antidot bei Überdosierung: Flumazenil

begleitende Maßnahmen: EKG-Monitoring, Beatmungs-/Absaugbereitschaft

Fazit für die Praxis
Potentes Standardmedikament im Rettungsdienst; rektale Applikation bei schwierigen Verhältnissen effektive Alternative zur i. v.-Applikation; in Kombination mit Ketamin zur Prophylaxe von Albträumen.

Furosemid

Lasix®, Diurapid®, Furo®, Furorese®

Indikationen: akutes Lungenödem, hypertone Krise, Ödeme verschiedener Genese

Dosierung: 0,25–1 mg/kg KG langsam i. v.

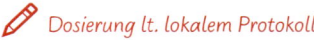 *Dosierung lt. lokalem Protokoll*

Wirkungseintritt: 10–15 min

Kontraindikationen: Hypovolämie oder Dehydratation, Überempfindlichkeit gegen Furosemid oder Sulfonamide, Koma und Praecoma hepaticum, schwere Hypokaliämie, schwere Hyponatriämie

Nebenwirkungen: Störungen des Flüssigkeits- und Elektrolythaushaltes (Kalium, Natrium, Kalzium), Hypotonie, Kopfschmerz, Schwindel, Sehstörungen, Hyperurikämie mit Gichtanfällen, allergische Reaktion, Hörstörungen (Tinnitus) v. a. bei zu schneller i. v.-Injektion

Interaktion: verstärkte Wirkung von Theophyllin, Antihypertensiva und Muskelrelaxanzien; verstärkter Kaliumverlust in Kombination mit Glukokortikoiden; Rhythmusstörungen bei Digitalispräparaten

Begleitende Maßnahmen: ggf. Blasenkatheter

Fazit für die Praxis
Im RD-Einsatz vor allem bei akutem Lungenödem. Hierbei beachten, dass bei hypertensiven Krisen mit kardialem Lungenödem eine ausreichende Nierendurchblutung häufig nicht gegeben ist. Deshalb initial RR-Senkung mit Vasodilatator (z. B. Urapidil). Die initiale Wirkung bei aktuem Lungenödem ist nicht Diurese, sondern Senkung des Venentonus und des Pulmonalarteriendrucks.

Pharma-Wissen
Furosemid ist ein schnell wirkendes Schleifendiuretikum. Es kommt zu einer erhöhten Natriumausscheidung und sekundär durch osmotisch gebundenes Wasser zu einer verstärkten Harnausscheidung. Die blutdrucksenkende Wirkung ist in erster Linie eine Folge der Blutvolumenabnahme. Bei Herzinsuffizienz führt Furosemid akut zu einer Senkung der Vorlast des Herzens durch Erweiterung der venösen Kapazitätsgefäße. Voraussetzung für diese Wirkung ist eine ausreichende Nierenfunktion.

Glukose

Glucose

Indikation: Hypoglykämie

Dosierung: nach Wirkung
bei hypoglykämischem Koma: 1
bis 8 Amp. Glukose 40 % i. v.
(entsprechend 4–32 g Glukose),
max. 0,5 g/kg KG
Ziel-Plasma-Glukose: 150–
200 mg/dl, dann Erhaltungsdosis (z. B. 10 % Glukose als
Infusion)
Glukose 40 % vor Applikation
verdünnen (1 : 1)

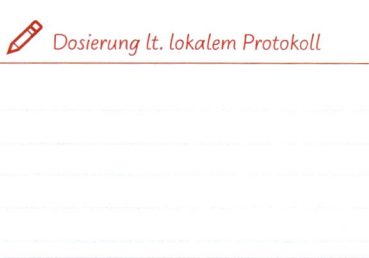 *Dosierung lt. lokalem Protokoll*

Wirkungseintritt: sofort

Kontraindikationen: Hyperglykämie, Hypokaliämie, Azidose

Nebenwirkungen: Hyperglykämie, Venenreizung, Nekrosen bei Paravasat

Interaktion: inkompatibel mit Furosemid

Fazit für die Praxis
Potenziell lebensrettendes Medikament ohne Nebenwirkungen bei sicherem
i. v.-Zugang.
40 % Glukose muss vor i. v.-Gabe verdünnt werden (z. B. über 3-Wege-Hahn);
bei ansprechbarem Patienten orale Gabe in Form von Traubenzucker bevorzugen
(Präparat kann auch getrunken werden).
Patienten mit bekanntem Diabetes mellitus führen u. U. einen Glukagon-Pen mit
sich. Dieser kann i. m. oder s. c. appliziert werden. Durch Glukagon wird die Verstoffwechslung von in der Leber gespeichertem Glykogen zu Glukose beschleunigt. Bei versehentlicher paravenöser Gabe Blut und/oder Infusionsreste aspirieren, Areal kühlen, ggf. analgetische Therapie, ggf. Thromboseprophylaxe.

Glyceroltrinitrat

Nitrolingual®, Nitrospray®, Perlinganit®

Indikationen: Angina pectoris, ACS, Linksherzinsuffizienz, Lungenödem

Dosierung:
Spray: 2 Hübe à 0,4 mg subl.
Kapsel: 1 Kpsl. subl. (0,8 mg
bzw. 1,2 mg); jeweils ggf. nach
5–10 min wdh.

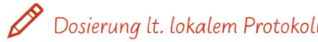

Dosierung lt. lokalem Protokoll

Wirkungseintritt: < 1 min

Kontraindikationen: Hypotonie, starke Exsikkose, Aorten- oder höhergradige Mitralklappenstenose, SHT, ICB (ICP-Anstieg), Z.n. Einnahme von Phosphodiesterase-5-Hemmern in den letzten 48 h (z. B. Sildenafil = Viagra® o. Revatio® zur Behandlung der pulmonalen Hypertension), rechtsventrikulärer Herzinfarkt (Pat. mit gestauten Halsvenen, Bradykardie, Hypotonie, ST-Hebungen in II, III, aVF, V3r, V4r)

Nebenwirkungen: Kopfschmerzen, Erhöhung des intrakraniellen Drucks, orthostatische Hypotonie, Kollaps, Bradykardie oder reflektorische Tachykardie, Hypoxämie, Übelkeit, Erbrechen, Flush

Interaktion: verstärkter RR-Abfall in Kombination mit potenzsteigernden Mitteln sowie Antihypertonika und Alkohol, Verminderung der Wirkung von Heparin

Begleitende Maßnahmen: i. v.-Zugang vor Anwendung sicherstellen (zur schnellen Reaktion bei Hypotonie), RR-Kontrolle (RR > 100 mmHg)

Fazit für die Praxis
StandardMedikament im RD; wird von vielen Patienten mitgeführt; vor jeder Benutzung durch einige Hübe vollständige Füllung des Schlauches sicherstellen; falls Patient Zunge nicht heben kann, bukkal verabreichen.

Pharma-Wissen
Durch Glyceroltrinitrat wird vermehrt Stickstoffmonoxid (NO) ausgeschüttet, was zu einer Dilatation der venösen Gefäße führt. Durch dieses „venöse Pooling" fließt weniger Blut zurück zum Herzen und die Vorlast sowie die Wandspannung sinken. Dadurch wird das Herz entlastet, der Sauerstoffbedarf nimmt ab. Auch weiten sich die Koronararterien, die Durchblutung des Herzens wird verbessert.

Heparin

Liquemin®, Calciparin®, Heparin®, Thrombophob®

Indikationen: akutes Koronarsyndrom, Lungenembolie, arterieller und venöser Gefäßverschluss (1. Wahl bei STEMI und unmittelbar geplanter PTCA, bei NSTEMI und STEMI mit geplanter Fibrinolyse sind Fondaparinux oder Enoxaparin 1. Wahl)

Dosierung:
initialer Bolus 70–80 IE/kg KG, Schwangere nur 5000 IE Erhaltungstherapie mittels Perfusor: 15–20 IE Heparin/kg KG/h, dann nach pTT (Zielwert: 1,5- bis 2-fache Verlängerung)

Dosierung lt. lokalem Protokoll

Wirkungseintritt: sofort

Kontraindikationen: Heparinallergie, bekannte heparinbedingte Thrombozytopenie (HIT Typ II), Hirnblutung, Erkrankungen, die mit einer erhöhten Blutungsbereitschaft einhergehen (z. B. hämorrhagische Diathese, schwere Thrombozytopenie, Hämophilien, Leberzirrhose, Ulzera im Magen- und/oder Darmbereich), Hypertonie (>105 mmHg diast.), Traumata o. chirurgische Eingriffe am ZNS, Augenoperationen, Retinopathien, Glaskörperblutungen

Nebenwirkungen: heparininduzierte Thrombozytopenie (HIT), erhöhte Blutungsneigung v. a. in Kombination mit anderen Gerinnungshemmern (z. B. ASS, Clopidogrel, Marcumar), anaphylaktischer Schock

Interaktion: Digitalispräparate und Antihistaminika wirken hemmend
Antidot bei Überdosierung: Protamin

Pharma-Wissen

Unfraktioniertes Heparin bindet an Antithrombin und Thrombin und verstärkt dadurch die Hemmung von Thrombin. Dadurch wird weniger Fibrinogen zu Fibrin verstoffwechselt, die Blutgerinnung wird gehemmt. Außerdem wird Faktor Xa gehemmt, dadurch wird weniger Thrombin erzeugt. Die Halbwertszeit beträgt 60–90 min.

Ipratropiumbromid

Atrovent ®, Berodual ®, Itrop ®, Spiriva ® (Tiotropium)

Indikationen: COPD, Sinusbradykardie, akuter Asthmaanfall (ergänzend zu β_2-Mimetika)

Dosierung:
Spray: 2 Hübe (ggf. 10–20 Hübe; Dosierungsempfehlung der Präparate unterschiedlich!)
Vernebler: 0,1–0,5 mg
intravenös: 0,5–1 mg

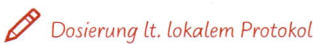 *Dosierung lt. lokalem Protokoll*

Wirkungseintritt: 2–3 min

Kontraindikationen: bekannte Unverträglichkeit, Glaukom

Nebenwirkungen: Überempfindlichkeit/allergische Reaktion, paradoxer Bronchospasmus, Kopfschmerz, Husten, Engwinkelglaukom, trockener Mund, GI-Motilitätsstörungen, Übelkeit, Harnverhalt, Tachykardie

Interaktion: β-Sympathomimetika und Xanthinderivate (z. B. Theophyllin) können die Wirkung verstärken
Antidot: Neostigmin (symptomatische Therapie der anticholinergen Symptome)

Fazit für die Praxis
Typischerweise als Spray oder über Verneblermaske in Verwendung, daher kaum systemische Nebenwirkungen; Augen des Patienten bei Verneblung schützen.

Pharma-Wissen
Ipratropiumbromid ist ein Antagonist des Muskarinrezeptors und vermindert an diesem die Wirkung von Acetylcholin. Dadurch wird die intrazelluläre Zunahme der Kalziumkonzentration verhindert, es kommt zur Bronchodilatation. Tiotropium ist eine Weiterentwicklung des Ipratropium und hat eine längere Wirkzeit bei verbesserter Wirkung.

Lidocain

Xylocain®, Lidocain®

Indikationen: Antiarrhythmikum (Ib) bei ventrikulären Extrasystolen, Kammerarrhythmien, Kammerflimmern bei CPR

Dosierung:
Erw.: initial 50–100 mg i. v. (= 0,5–1 Amp. Xylocain 2 % zu 5 ml), Injektionsrate: 25–50 mg/min, Wdh. max. zweimal nach je 5–10 min
Ki.: initial 0,5–1,0 mg/kg KG i. v.; Injektionsrate: 0,5–1,0 mg/kg KG/min

🖉 *Dosierung lt. lokalem Protokoll*

Wirkungseintritt: 1–2 min

Kontraindikationen: Myokardinfarkt in den letzten drei Monaten, Herzinsuffizienz (außer bei lebensbedrohlichen ventrikulären Herzrhythmusstörungen), AV-Block II. u. III. Grades, bekanntes Krampfleiden

Nebenwirkungen: Benommenheit, Schwindel, Bewusstlosigkeit, Atemdepression, Sehstörungen, Krämpfe, Hypotonie, Bradykardie, Verstärkung von Herzrhythmusstörung, Herzstillstand

Begleitende Maßnahmen: EKG-Überwachung

Pharma-Wissen
Lidocain hemmt den Natriumeinstrom in die Zellen und verkürzt das Aktionspotenzial. Damit gehört es zur Gruppe Ib der antiarrhythmischen Substanzen. Darüberhinaus wird so lokal die Schmerzweiterleitung blockiert. Ein erhöhter extrazellulärer Kaliumspiegel verstärkt die Lidocainwirkung bei Tachyarrhythmie. Die Wirkungsdauer beträgt 15–20 min.

Lorazepam

Tavor®

Indikationen: Angstsymptomatik/Phobien, Erregungszustände, akutes katatones Syndrom, Status epilepticus

Dosierung: 0,5–2,5 mg p. o.;
0,05 mg/kg KG i. v./i. m., Wdh.
nach 2 h möglich;
bei i. v.-Applikation 1 : 1
verdünnen und langsam
applizieren

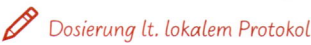 *Dosierung lt. lokalem Protokoll*

Wirkungseintritt:
i. m.: ca. 1 h,
i. v.: wenige Minuten

Kontraindikationen: bekannte Unverträglichkeit, Therapie mit Scopolamin

Nebenwirkungen: Übelkeit, Erbrechen, Verwirrtheit, Depression, Halluzinationen
Antidot: Flumazenil

Interaktion: in Kombination mit Scopolamin vermehrte Halluzinationen

Begleitende Maßnahmen: Beatmungs- und Absaugbereitschaft

Fazit für die Praxis
Wird präklinisch vor allem zur Sedierung bei Erregungszuständen als sublinguale Schmelztablette (z. B. Tavor Expidet®) verabreicht.

Pharma-Wissen
Lorazepam zählt zu den Benzodiazepinen und bindet an Rezeptoren im Zentralnervensystem. So wird die hemmende Wirkung des Neurotransmitters Gamma-Amino-Buttersäure (GABA) verstärkt. Daraus resultieren die spannungs-, erregungs- und angstdämpfenden Eigenschaften sowie sedierenden und hypnotischen Effekte. Darüber hinaus dämpft Lorazepam den Muskeltonus und wirkt antikonvulsiv.

Metamizol

Novalgin®, Novaminsulfon®

Indikationen: Analgesie (Koliken), Antipyrese

Dosierung: 1–2,5 g i. v. (Applikation sehr langsam als Kurzinfusion: max. 0,5 ml/min)

✏ Dosierung lt. lokalem Protokoll

Wirkungseintritt: 1–8 min

Kontraindikationen: bekannte Unverträglichkeit, Hypotonie und instabile Kreislauffunktion, allergische Disposition, letztes Drittel der Schwangerschaft

Nebenwirkungen: Hypotonie, Schweißausbruch, Flush, anaphylaktischer Schock, Hautreaktionen (Stevens-Johnson-/Lyell-Syndrom), analgetikainduziertes Asthma-Syndrom, Störung der Nierenfunktion, Agranulozytose

Interaktion: vermindert die Wirkung von ASS auf die Thrombozytenaggregation, verstärkt die Wirkung blutdrucksenkender Präparate

Begleitende Maßnahmen: Atmungs-/Kreislaufkontrolle

Fazit für die Praxis

Wird wegen seiner spasmolytischen Eigenschaften im RD v. a. zur Analgesie bei kolikartigen Schmerzen eingesetzt. Wegen teils schwerer Nebenwirkungen strenge Indikationsstellung.

Pharma-Wissen

Metamizol ist ein Pyrazolanderivat mit analytischen, antipyretischen und spasmolytischen Eigenschaften und wirkt vermutlich sowohl zentral als auch peripher. Aufgrund seiner spasmolytischen Eigenschaft wird Metamizol häufig bei kolikartigen Schmerzen (Nierenkoliken, Gallenkoliken) eingesetzt. Metamizol wird hepatisch und renal eliminiert, bei eingeschränkter Leber- oder Nierenfunktion sollten höhere Dosen vermieden werden. Die Wirkungsdauer beträgt ca. 3–5 h. Lebensbedrohliche Reaktionen können noch bis zu 1 h nach i. v.-Gabe auftreten.

Metoclopramid

MCP®, Paspertin®

Indikationen: Übelkeit, Erbrechen, Einsatz von Opiaten

Dosierung: 10 mg i. v. (langsam applizieren)

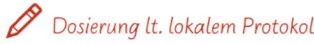
Dosierung lt. lokalem Protokoll

Wirkungseintritt: 1–3 min

Kontraindikationen: bekannte Unverträglichkeit, Ileus, Perforation/Blutungen im Magen-Darm-Trakt, Epilepsie, Parkinson-Krankheit bzw. die Einnahme von L-Dopa, Alter < 1 Jahr

Nebenwirkungen: Durchfall, Schwäche, Somnolenz, Hypotonie, extrapyramidales Syndrom

Interaktion: verminderte Wirkung von Dopamin, verlängerte Wirkung von Succinylcholin, in Kombination mit Neuroleptika und trizyklischen Antidepressiva Verstärkung der extrapyramidalen Nebenwirkungen
Antidot: Biperiden

Fazit für die Praxis
Wird im RD gängig als Antiemetikum verwendet, v. a. in Kombination mit Opiaten.

Pharma-Wissen
Metoclopramid ist ein zentraler Dopamin-2- und HT3-Antagonist mit den Hauptwirkungen Antiemese sowie beschleunigte Magenentleerung und Dünndarmpassage. Die unerwünschten Wirkungen bestehen hauptsächlich in extrapyramidalen Symptomen (unwillkürlichen krampfartigen Bewegungen), denen der Dopamin-Rezeptoren blockierende Wirkungsmechanismus von Metoclopramid im ZNS zugrunde liegt. Bei länger dauernder Anwendung kann es wegen des Ausfalls der dopaminergen Hemmung der Prolaktinsekretion zur Erhöhung der Prolaktinkonzentration im Serum kommen.

Midazolam

Dormicum®, Buccolam®

Indikationen: Sedierung, Krampfanfall, Narkose

Dosierung:

Indikation	Dosierung	✎ Dosierung lt. lokalem Protokoll
Sedierung	0,025–0,15 mg/kg KG i. v. (mit NaCl 0,9 % auf 1 mg/ml verdünnen; nach Wirkung in 1-ml-Boli applizieren)	
Krampfanfall/ Narkose	0,1–0,2 mg/kg KG i. v.; im Notfall nasale/rektale Applikation möglich (0,2–0,3 mg/kg KG, max. 15 mg mit NaCl verdünnt applizieren)	

Cave: bei Patienten mit reduziertem Allgemeinzustand Dosis reduzieren (unterer Grenzwert)!

Tab. 5 | Indikation und Dosierung von Midazolam

Wirkungseintritt: 2–3 min

Kontraindikationen: bekannte Unverträglichkeit, Myasthenia gravis, akute Vergiftungen, schwere Leber- und Niereninsuffizienz

Nebenwirkungen: Atemdepression (v. a. bei schneller Applikation), RR-Abfall, paradoxe Reaktion (v. a. bei älteren Pat.), anterograde Amnesie

Interaktion: verstärkt sedierende Wirkung von Analgetika, Sedativa, Alkohol
Antidot: Flumazenil

Begleitende Maßnahmen: Beatmungs- und Absaugbereitschaft

Fazit für die Praxis

In Kombination mit Ketamin und bei Krampfanfall sehr verbreitet im RD. Die rektale, nasale und intramuskuläre Resorption ist gut, weshalb sich auch diese Zugangswege im Notfall eignen. Doppelte Wirkstärke bei kürzerer Wirkzeit als Diazepam.

Pharma-Wissen

Midazolam ist ein Imidazobenzodiazepin und besitzt einen raschen Wirkungseintritt sowie eine kurze Wirkungsdauer. Es wirkt schlafanstoßend, anxiolytisch, muskelrelaxierend und antikonvulsiv. Darüber hinaus potenziert es die zentral depressiven Effekte von Alkohol, Barbituraten und Neuroleptika. Midazolam verstärkt prä- und postsynaptische Hemmmechanismen über benzodiazepinspezifische Rezeptoren an Synapsen mit GABA als inhibitorischem Transmitter. Im Gegensatz zu Diazepam entstehen beim Abbau keine aktiven Metabolite (bessere Steuerbarkeit).

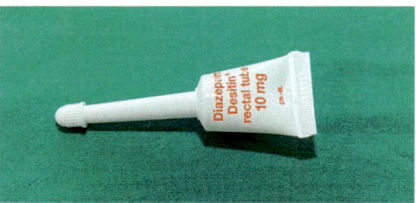

Abb. 1 | Midazolam gibt es auch als Rektiole zur rektalen Verabreichung.

Morphin

MST®, Morphin Merck®

Indikationen: starke Schmerzen, Myokardinfarkt, kardiales Lungenödem

Dosierung: 2–10 mg i. v.;
Myokardinfarkt, Lungenödem
(gg. Atemnot): 4–6 mg i. v.;
(langsam applizieren!)

Dosierung lt. lokalem Protokoll

Wirkungseintritt: 1–2 min

Kontraindikationen: bekannte Unverträglichkeit; Ileus, Schwangerschaft, Stillzeit, Koliken

Nebenwirkungen: Atemdepression (v. a. bei schneller Applikation), Sedierung, Übelkeit, Obstipation, Harnverhalt, Hypotonie, Pupillenverengung, Krampfanfälle

Interaktion: Wirkungsverstärkung bei zentraldämpfenden Präparaten und Alkohol, verstärkter RR-Abfall mit Antihypertensiva
Antidot: Naloxon

Begleitende Maßnahmen: Beatmungs- und Absaugbereitschaft

Fazit für die Praxis
Wird im RD vor allem bei Herzinfarkt und supportiv zur Beruhigung bzw. zur Linderung der akuten Atemnot bei akutem Lungenödem verwendet (Analgesie, Sedierung, RR-Abfall).

Pharma-Wissen
Morphin ist ein Phenantren-Alkaloid aus dem Schlafmohn und gehört zur Gruppe der stark wirksamen Analgetika. Morphin bindet nahezu ausschließlich an μ-Rezeptoren. Die schmerzstillenden Wirkungen werden über zentrale Angriffspunkte vermittelt. Bei oraler Applikation ist die Dosierung wegen der geringen Bioverfügbarkeit (ca. 30 %) deutlich höher.

Naloxon

Narcanti®, Naloxon®

Indikation: Antidot der synthetischen Opiode

Dosierung: 0,4–2 mg i. v.
(langsam über 30 s); Wdh. nach
2–3 min, bis ausreichende
Atemfunktion und Vigilanz
erreicht; ggf. erneute Gabe nach
30–90 min nötig;
Kinder inkl. Neugeborene:
0,01–0,02 mg/kg KG langsam
i. v., gleiches Zeitschema

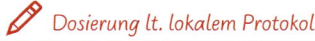 *Dosierung lt. lokalem Protokoll*

Wirkungseintritt: 2–3 min

Kontraindikation: bekannte
Unverträglichkeit

Nebenwirkungen: Entzugssyndrom bei zu schneller Antagonisierung, Übelkeit,
Erbrechen, Schwitzen, Frieren, Hypertonie, Herzrhythmusstörungen, Lungenödem, Herzstillstand

Interaktion: schwere Hypertonie möglich bei Mehrfachvergiftung durch Opioide
und Beruhigungsmittel oder bei einer Clonidinüberdosierung und gleichzeitiger
Naloxongabe

Fazit für die Praxis
Wird im RD v. a. zur Aufhebung von Atemdepression und Koma bei vermuteter
oder bekannter Opioidüberdosierung oder -intoxikation (Drogen) verwendet; bei
unzureichender Wirkung nach Gabe von 10 mg Diagnose überdenken! Sinnhaftig-
keit der Antagonisierung bei Drogenabhängigen ohne Atemdepression auch aus
einsatztaktischen Erwägungen prüfen.

Pharma-Wissen
Naloxon ist ein spezifischer kompetitiver Opiat-Antagonist und blockiert die selben Rezeptoren wie die Opioide, jedoch ohne eine entsprechende Wirkung zu
erzeugen. Dadurch verdrängt Naloxon die Opioide und hebt Atemdepression und
Koma auf. Naloxon besitzt einen schnellen Wirkungseintritt, die Liquorkonzentra-
tion fällt jedoch rasch ab (kurze Wirkdauer → Rebound-Effekt möglich).

N-Butylscopolamin

Buscopan ®

Indikation: Spasmolyse (Magen, Darm, Gallenwege, ableitende Harnwege)

Dosierung: 20–40 mg i. v. (max: 100 mg/d)

Dosierung lt. lokalem Protokoll

Wirkungseintritt: 2–5 min

Kontraindikationen: bekannte Unverträglichkeit, mechanische Stenosen des Magen-Darm-Trakts, Harnverhalt bei Prostataadenom, Engwinkel-glaukom, tachykarde Herzrhyth-musstörungen und Myasthenia gravis

Nebenwirkungen: Tachykardie, Miktionsstörung, Hemmung der Schweiß- und Speichelsekretion, Hypotonie, Schwindel, Flush, Überempfindlichkeitsreaktionen, Erhöhung des Augeninnendrucks

Interaktion: Verstärkung von Anticholinergika und β-Sympathomimetika, Wirkungsabschwächung von Metoclopramid
Antidot: Neostigmin

Fazit für die Praxis
Wird im RD v. a. bei kolikartigen Schmerzen zur Verminderung der Peristaltik eingesetzt. Bewährt ist die Kombination mit Metamizol (da selbst keine analgetische Wirkung).

Pharma-Wissen
N-Butylscopolamin besitzt keine zentrale, sondern nur eine periphere anticholinerge Wirkung. Es hemmt die ganglionäre Übertragung und besitzt eine parasympatholytische Wirkung und wirkt so vor allem spasmolytisch auf die glatte Muskulatur des GI-Traktes, der Gallenwege und des Urogenitalsystems.

Nitrendipin

Bayotensin® akut

Indikation: hypertenisver Notfall

Dosierung: 5 mg (Phiole) p. o.;
nach 30–60 min Wdh. möglich

Wirkungseintritt: 2–3 min

Kontraindikationen: bekannte
Unverträglichkeit, Schock, ACS,
Myokardinfarkt in den letzten
vier Wochen, dekompensierte
Herzinsuffizienz, Schwangerschaft und Stillzeit, höhergradige Aortenstenose

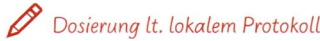 *Dosierung lt. lokalem Protokoll*

Nebenwirkungen: Flush, Kopfschmerzen, Übelkeit, Tachykardie, Angina pectoris
bis zum Herzinfarkt

Interaktion: Wirkungsverstärkung anderer Antihypertonika, Erhöhung des Plas-
maspiegels von Digoxin und Theophyllin, keine Wirkung in Kombination mit Ri-
fampicin sowie Wirkungsminderung in Kombination mit Phenytoin, Verstärkung
der Wirkung durch Grapefruitsaft

Fazit für die Praxis
Wegen der längeren Halbwertszeit als Nifedipin geringere Nebenwirkungen und
auch wegen der einfachen Applikationsmöglichkeit (s. l.) sehr gebräuchlich.

Pharma-Wissen
Nitrendipin hemmt als Kalziumantagonist den transmembranen Kalziumeinstrom
in die glatten Gefäßmuskelzellen und hemmt dadurch die myogene Gefäßmuskel-
kontraktion, setzt den peripheren Gefäßwiderstand herab und senkt den arteriellen Blutdruck.

Ondansetron

Zofran®

Indikationen: Übelkeit und Erbrechen v. a. bei Therapie mit Zytostatika und Strahlentherapie

Dosierung: 8 mg i. v. (langsam) oder 16 mg i. v. als Kurzinfusion (in 0,9 % NaCl oder 5 % Glukose-Lösung) über 15 min
Cave: keine Einzeldosen über 16 mg (dosisabhängig steigendes Risiko einer QT-Verlängerung!); bei Bedarf zweimalige erneute Gabe von 8 mg im Abstand von 4 h oder eine kontinuierliche Infusion von 1 mg/h über bis zu 24 h möglich

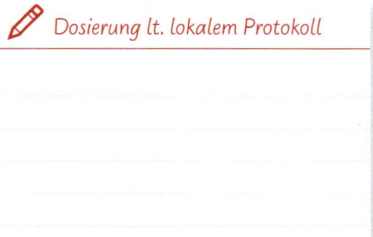

Dosierung lt. lokalem Protokoll

Kontraindikationen: gleichzeitige Anwendung mit Apomorphin (kann zu RR mit Bewusstseinsverlust führen), angeborenes Long-QT-Syndrom, Verlängerung der QT-Zeit im EKG aufgrund von Elektrolytstörung, Herzinsuffizienz, Bradyarrhythmien

Nebenwirkungen: Kopfschmerzen, Wärmegefühl, Hitzewallungen, Obstipation, dosisabhängige Verlängerung des QT-Intervalls, Torsade de pointes, Auslösung eines serotonergen Syndroms bei gleichzeitiger Anwendung mit anderen serotonergen Arzneimitteln

Begleitende Maßnahmen: EKG-Monitoring

Pharma-Wissen
Ondansetron ist ein hochselektiver, kompetitiver 5-HT3-Rezeptor-Antagonist. 5-HT3-Rezeptoren befinden sich an Neuronen in der Peripherie (viszeraler afferenter Vagus) und im ZNS (Area postrema), wodurch ein Brechreiz hervorgerufen wird. Ondansetron blockiert die Wirkung von Serotonin an den Rezeptoren und hemmt so den Vorgang des Erbrechens.

Paracetamol

Ben-u-ron®, Paracetamol®, Perfalgan®

Indikationen: leichte bis mäßig starke Schmerzen, Fieber

Dosierung: 15 mg/kg KG als
Einzeldosis (max. 60 mg/kg
KG/d)
Dosierungsintervall 6 h

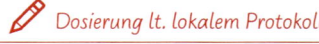 *Dosierung lt. lokalem Protokoll*

Wirkungseintritt:
i. v.: 5–10 min
oral/rektal: 20–30 min

Kontraindikationen: schwere
Leberinsuffizienz (Child-Pugh
>8), bekannte Überempfind-
lichkeit

Nebenwirkungen: Hypotonie, Anstieg der Leberenzyme, Neutropenie, Leukozy-
topenie, Thrombozytopenie, allergische Reaktionen, Bronchospasmus

Interaktion: Probenecid hemmt die Verstoffwechslung (Dosisreduktion), Zidovu-
din steigert das Risiko für Neutropenie, MCP beschleunigt den Wirkungseintritt,
Cholestyramin verringert die Aufnahme
Antidot: ACC

Fazit für die Praxis
Im RD hat allenfalls der antipyretische Effekt Bedeutung; aufgrund des relativ
langsamen Wirkungseintrittes handelt es sich wohl nicht um ein Akutmedikament.
Zu berücksichtigen ist, dass Paracetamol in hohen Dosen letal wirkt und deshalb
häufig bei Suiziden eingenommen wird.

Pharma-Wissen
Paracetamol hemmt die Prostaglandinbiosynthese, hat aber im Gegensatz zu ASS
fast keine blutverdünnende Wirkung. Die Metabolisation erfolgt in der Leber, die
Ausscheidung über die Niere. Daher muss sowohl bei Leberinsuffizienz als auch
bei Niereninsuffizienz die Dosis angepasst werden. Die maximale Plasmakonzen-
tration wird 30–60 min nach oraler Einnahme erreicht.

Prednisolon, Prednison

Solu Decortin®, Rectodelt®

Indikationen: anaphylaktoide Reaktion, toxisches Lungenödem, Atemwegsobstruktion (Asthmaanfall, COPD, Krupp-Syndrom)

Dosierung: 250–1000 mg i. v. nach Schweregrad
bei Kindern: 2–4 mg/kg KG i. v. Prednisolon oder 5–20 mg/kg KG Prednison (auf ganze Zäpfchen aufrunden)

🖉 *Dosierung lt. lokalem Protokoll*

Kontraindikationen: bekannte Unverträglichkeiten

Nebenwirkungen: allergische Reaktionen, Cushing-Syndrom, Ödembildung

Fazit für die Praxis
Der Wirkungseintritt erfolgt verzögert, sodass es sich um eine Sekundärmaßnahme handelt.

Pharma-Wissen
Prednisolon ist der aktive Metabolit des Prednisons und wirkt antiphlogistisch, antiallergisch und immunsuppressiv.

Ranitidin

Ranitic®, Zantic®

Indikationen: Reduktion der Magensäurebildung zur Behandlung von Ulzerationen des Gastrointestinaltraktes, Refluxösophagitis, Ergänzung zu H_1-Blockern bei anaphylaktischen Reaktionen

Dosierung: 50 mg langsam i. v. (25 mg/min) (Wdh. nach 6–8 h möglich); Kinder: 2 mg/kg KG p. o.

Dosierung lt. lokalem Protokoll

Wirkungseintritt: 15–60 min

Kontraindikationen: bekannte Unverträglichkeit, Kinder < 10 Jahren, Porphyrie, Stillzeit

Nebenwirkungen: Bauchschmerzen, Durchfall, Hautausschlag

Interaktion: Erhöhung des Theophyllinspiegels, verstärkte BZ-Senkung durch Glibenclamid

Pharma-Wissen

Ranitidin ist ein kompetitiver Histamin-H_2-Rezeptor-Antagonist. Es hemmt die Sekretion der Magensäure und reduziert den Säure- und den Pepsingehalt sowie das Volumen des Magensaftes.

Salbutamol

Sultanol®, Salbulair®

Indikationen: Spasmolyse bei Asthma bronchiale, COPD, chronischer Bronchitis, schwerer allergischer Reaktion

Dosierung: initial 2–3 Sprüh-stöße inhalativ oder 0,2–0,4 mg i. v. (Wdh. frühestens nach 15 min); Vernebler: 1 Amp. Fertiginhalat über Vernebler einatmen lassen

🖋 *Dosierung lt. lokalem Protokoll*

Wirkungseintritt:
ca. 30 s

Kontraindikationen: kardiale Dyspnoe (bei Linksherzinsuffizi-enz), Tachykardie, Engwinkel-glaukom, Phäochromozytom, Hyperthyreose

Nebenwirkungen: Tachykardie, Herzrhythmusstörungen, Angina pectoris, To-kolyse, Unruhe, Tremor, Schwindel, Kopfschmerz, Übelkeit

Interaktion: Betablocker können die Wirkung aufheben; in Kombination mit Theophyllin verstärkte antiobstruktive Wirkung

Fazit für die Praxis
Größerer therapeutischer Nutzen als bei Fenoterol und Theophyllin.

Pharma-Wissen
Salbutamol stimuliert Beta-2-Rezeptoren und führt so zu einer Erschlaffung der glatten Muskulatur, vorwiegend in den Bronchien und am Uterus. Der Wirkungs-eintritt von Salbutamol erfolgt nach ca. 30 s und hält 4–8 h an. Salbutamol gehört somit zu den „short acting beta agonists" (SABA) oder „rasch wirkenden Be-ta-Agonisten" (RABA). Im Vergleich zu Fenoterol (z. B. Berotec®) wirkt Salbuta-mol selektiver, die Beta-Rezeptoren am Herzen werden weniger aktiviert, dadurch kommt es zu weniger kardialen Nebenwirkungen (Herzrhythmusstörungen, Tachykardien).

S-Ketamin

Ketanest S®

Indikationen: Narkose; Analgesie; therapieresistenter Status asthmaticus

Dosierung:

Indikation	Dosierung	✎ Dosierung lt. lokalem Protokoll
Vollnarkose	initial 1–2 mg/kg KG i. v. oder 4–8 mg/kg KG i. m., dann 50 % der Initialdosis alle 10–15 min	
Anästhesie und Analgesie	0,25–0,5 mg/kg KG i. v. oder 0,5–1 mg/kg KG i. m.	

Status asthmaticus
1–2 mg/kg KG i. v. (bei Bedarf bis 5 mg/kg KG/min)

Tab. 6 | Indikation und Dosierung von S-Ketamin

Wirkungseintritt: i. v.-Gabe: < 1 min; i. m.-Gabe: 3–5 min

Kontraindikationen: bekannte Unverträglichkeit, SHT mit Hypertension, KHK/ ACS, Hyperthyreose, Eklampsie, bekanntes Krampfleiden, perforierende Augenverletzungen, arterielle Hypertonie (> 180/100 mmHg)

Nebenwirkungen: Atemstillstand (bei schneller Gabe und hohen Dosen), Laryngospasmus, Albträume und motorische Unruhe, RR-Anstieg, Tachykardie, Zunahme des Hirn- und intraokkulären Drucks, Wirkungsverstärkung von Sypathomimetika und anderen Sedativa

Überdosierung: > 25-fach der normalen Dosis kann es zu lebensbedrohlichen Symptomen kommen (Krämpfe, Herzrhythmusstörungen, Atemstillstand), kein Antidot bekannt; symptomatische Therapie

Begleitende Maßnahmen: Absaugbereitschaft, Intubations- und Beatmungsmöglichkeit sicherstellen, kontinuierliche EKG-Überwachung bei Patienten mit Hypertonie oder kardialer Dekompensation, immer in Kombination mit Benzodiazepin einleiten und dabei auf Ruhe achten (Albträume!)

Fazit für die Praxis
Ketamin wird im RD v. a. für Analgesie und Sedierung nicht bewusstloser Patienten für technische Rettung und Lagerung verwendet. Wird auch als Droge konsumiert.

Pharma-Wissen
S-Ketamin wirkt analgetisch und hypnotisch ohne wesentliche Atemdepression. Es erzeugt eine dissoziative Anästhesie, d. h. es kommt zu Bewusstseinsverlust, Analgesie und Amnesie unter Erhaltung der Schutzreflexe. Zusätzlich wirkt Ketamin sympathomimetisch und damit bronchodilatorisch und frequenz- und blutdrucksteigernd.

Urapidil

Ebrantil®

Indikation: Blutdrucksenkung bei hypertensiver Krise

Dosierung: 0,1–0,5 mg/kg KG
langsam i. v. (titriert nach
Wirkung)

🖉 *Dosierung lt. lokalem Protokoll*

Wirkungseintritt: 1–3 min

Kontraindikationen:
$RR_{syst} < 140$ mmHg;
arteriovenöser Schunt

Nebenwirkungen: Übelkeit,
Kopfschmerz, Schwindel,
Arrhythmien (selten),
Müdigkeit, Schweißausbruch

Interaktion: Alkohol, additive Wirkung mit anderen Blutdrucksenkern, verstärkte
Wirkung bei gleichzeitiger Gabe von Cimetidin (Antihistaminikum)

Begleitende Maßnahmen: i. v.-Zugang, engmaschiges RR-Monitoring

Fazit für die Praxis
Urapidil ist ein gut steuerbares Präparat zur Akut-Therapie der hypertensiven Krise (die initiale Dosis beim Erwachsenen beträgt ca. 10–30 mg, die Erhaltungsdosis
ist meist deutlich geringer).

Pharma-Wissen
Urapidil vermittelt über eine Blockade von peripheren, postsynaptischen α_1-Re-
zeptoren eine Abnahme des Gefäßwiderstandes und damit eine Senkung des systolischen und diastolischen Blutdrucks. Darüber hinaus stimuliert es zentrale
Serotoninrezeptoren vom Typ 5-HT_{1A}, wodurch eine Gegenreaktion (Reflex-
tachykardie) des sympathischen Nervensystems verhindert wird.

3.2 Handelsnamen der Notfallmedikamente

Viele Handelsnamen von Medikamenten, insbesondere von Generika, ähneln dem Freinamen, einige weichen jedoch davon ab. Folgende alphabetische Liste häufiger Handelsnamen der Notfallmedikamente soll die Zuordnung erleichtern.

Handelsname	Notfallmedikament
Acesal	Acetylsalicylsäure
Amiodura	Amiodaron
Amiogamma	Amiodaron
Amiohexal	Amiodaron
Analgin	Metamizol
Apsomol	Salbutamol
Aspirin	Acetylsalicylsäure
ASS	Acetylsalicylsäure
Atrovent	Ipratropiumbromid
Bayotensin akut	Nitrendipin
Ben-u-ron	Paracetamol
Berodual	Ipratropiumbromid
Brocho-Inhalat	Salbutamol
Bronchospray novo	Salbutamol
Buscopan	N–Butylscopolamin
Calciparin	Heparin
Captin	Paracetamol
Cerucal	Metoclopramid
Cordarex	Amiodaron

Handelsname	Notfallmedikament
Cornaron	Amiodaron
Decortin	Prednison
Decortin H	Prednisolon
Diurapid	Furosemid
Dormicum	Midazolam
Dysurgal	Atropin
Ebrantil	Urapidil
Faustan	Diazepam
Furo	Furosemid
Furosal	Furosemid
Gastronerton	Metoclopramid
Gewacalm	Diazepam
Godamed	Acetylsalicylsäure
InfektoKrupp	Adrenalin
IpraBronch	Ipratropiumbromid
Itrop	Ipratropiumbromid
Junizac	Ranitidin
Jutapress	Nitrendipin
Ketalar	S-Ketamin
Ketanest-S	S-Ketamin
Lasix	Furosemid
Liquemin	Heparin

Handelsname	Notfallmedikament
Lygal	Prednisolon
MCP	Metoclopramid
MST	Morphin
Narcanti	Naloxon
Nebu-Iprasal	Ipratropiumbromid
Nitrangin	Glyceroltrinitrat
Nitrolingual	Glyceroltrinitrat
Nitrospray	Glyceroltrinitrat
Novalgin	Metamizol
Novalginsulfon	Metamizol
Paedialgon	Paracetamol
Paspertin	Metoclopramid
Pentamol	Salbutamol
Perfalgan	Paracetamol
Perlinganit	Glyceroltrinitrat
Predni-POS	Prednisolon
Ranitic	Ranitidin
Rectodelt	Prednison
Salbuair	Salbutamol
Solu-Decortin	Prednisolon
Spasman	N-Butylscopolamin
Sultanol	Salbutamol

Handelsname	Notfallmedikament
Suprarenin	Adrenalin
Tavegil	Clemastin
Tavor	Lorazepam
Thrombophob	Heparin
Tolid	Lorazepam
Ultracorten	Prednison
Valiquid	Diazepam
Valium	Diazepam
Vivimed	Paracetamol
Xylocain	Lidocain
Zantic	Ranitidin
Zofran	Ondansetron
Zostril	Ranitidin

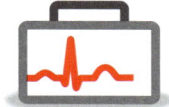

C

Instrumente und Materialien

1   Kommunikationshilfen

1.1   Übersetzungshilfe verschiedene Sprachen

deutsch	englisch *english*	französisch *français*	spanisch *español*
Name	name	nom	nombre
wir helfen	we help	nous aidons	ayudamos
wo	where	où	donde
verletzt	injured	blessé	lesionado
Schmerzen	pain	douleur	dolor
Übelkeit	nausea	nausée	náusea
Schwindel	dizziness	vertiges	mareo
Unfall	accident	accident	accidente
Medikamente	medications	médicaments	medicamentos
Allergie	allergy	allergie	alergia
gehörlos	deaf	sourd	sordo
Krankenhaus	hospital	hôpital	hospital

Russisch russkiy	arabisch alearabia	chinesisch zhōngguó (vereinfacht)
imya	aism	míng
my pomogayem	nahn nusaeid	wǒmen bāngzhù
gde	hayth	nǎlǐ
travmirovannyy	'iisabatan	shòushāng
bol'	'alam	téngtòng
toshnota	ghathyan	Ěxīn
golovokruzheniye	dukha	tóuyūn
avariya	hadith	shìgù
ekarstvennyye preparaty	al'adwia	yàowù zhìliáo
allergiya	hasasia	guòmǐn
glukhoy	'asm	lóng
bol'nitsa	mustashfaa	yīyuàn

1.2   Gebärden

Gebärden können Ihnen helfen, sich mit Menschen mit Hörbeeinträchtigung oder mit sogenannter geistiger Behinderung zu verständigen.

Im Internet finden Sie viele Anleitungen und Beispiele zur Gebärdensprache, z. B. unter:

- www.gebaerdenlernen.de
- www.gebaerdenlexikon.ch
- www.sign-lang.uni-hamburg.de/glex/konzepte/xde1.html (Fachlexikon Gesundheit)

Formen Sie beim Gebärden die Worte deutlich mit den Lippen bzw. sprechen Sie sie deutlich aus. Unterstützen Sie die Gebärde mit einer ausdrucksstarken Mimik.

Folgende Gebärden sind bei der Kontaktaufnahme im Notfall nützlich:

Beschreibung	Gebärde
„Ich" mit dem Zeigefinger auf die eigene Brust deuten	
„Du" mit dem Zeigefinger auf die andere Person deuten	

Beschreibung	Gebärde
„helfen" (ich – dir) beide Daumen nach oben recken und von der eigenen zur anderen Person bewegen	
„Name" mit Zeige- und Mittelfinger zweimal kurz von oben nach unten über die Wange streichen	
„gehörlos" Zeigefinger zunächst ans Ohr und dann in einem Bogen an die Lippen führen	
„Gebärden" Hände öffnen, Finger spreizen, Handflächen zeigen vor dem Körper zueinander, etwas versetzt kreisen (Fahrradfahrbewegungen)	

Beschreibung	Gebärde
„was" Hände öffnen, vor den Körper halten, Handflächen weisen nach oben, Hände horizontal hin und her bewegen	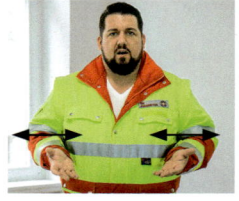
„wo" Hände öffnen, vor den Körper halten, Handflächen weisen nach oben, Hände horizontal von Körpermitte nach außen führen	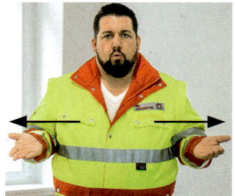
„verstehen" Zeige- und Mittelfinger ausstrecken und spreizen, vor einer Gesichtshälfte kurz auf und ab bewegen	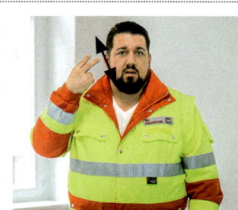
„verletzt" Zeige- und Mittelfinger beider Hände ausstrecken und spreizen, Mittelfinger einer Hand über den Zeigefinger der anderen Hand zügig vom Körper wegbewegen	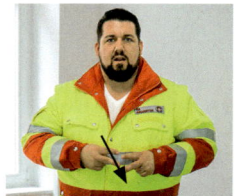

Beschreibung	Gebärde
„Unfall" Fäuste ballen und vor der Brust aneinander führen	
„Schmerzen" beide Daumen recken, auf die eigene Brust deuten und abwechselnd mehrmals auf und ab bewegen	
„Schwindel" geöffnete Hand mit gespreizten Fingern mehrmals vor dem Gesicht kreisen	

Beschreibung	Gebärde
„Medikamente" Daumen und Zeigefinger zweimal hintereinander vor dem Mund ausstrecken (mit Daumen und Zeigefinger zweimal vor dem Mund die „Zwei" zeigen)	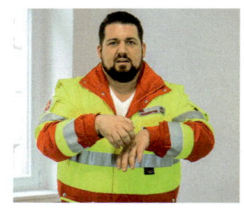
„Allergie" mit allen Fingern einer Hand über den Handrücken der anderen Hand kratzen	

 Notizen zu (weiteren) Gebärden

1.3   Schmerzskalen

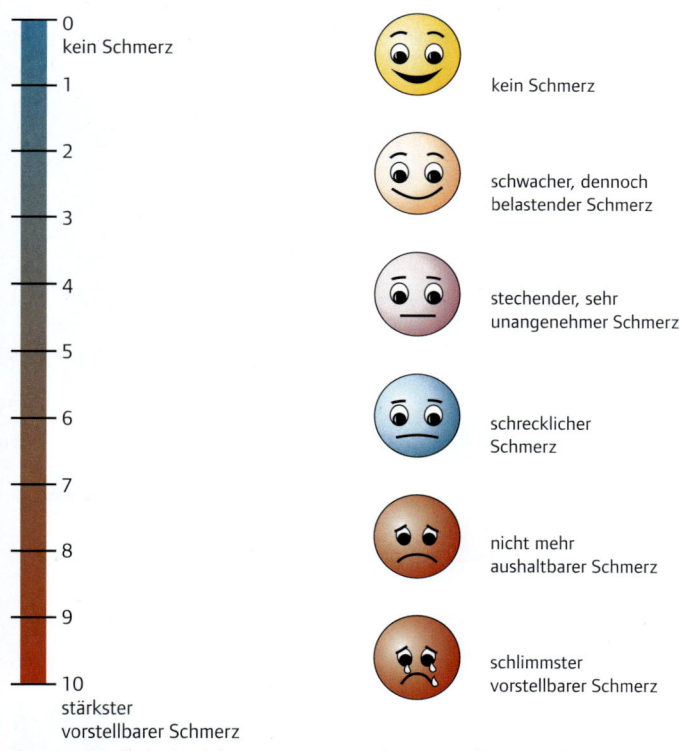

Abb. 1 | Visuelle Analogskala   **Abb. 2 |** Smiley Analogskala

1.4 Bilder

Wenn es nicht möglich ist, sich mit einem Patienten oder Angehörigen durch das Sprechen zu verständigen, können Bilder die nonverbale Kommunikation unterstützen:

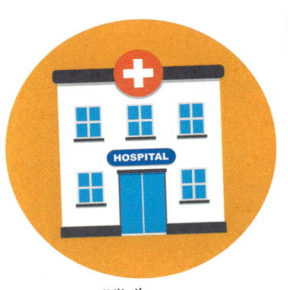

Krankenhaus/Klinik

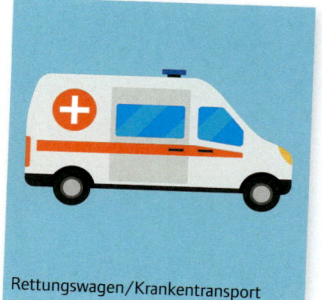

Rettungswagen/Krankentransport

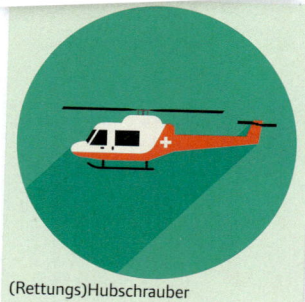

(Rettungs)Hubschrauber

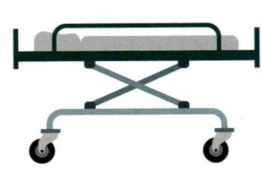

Trage

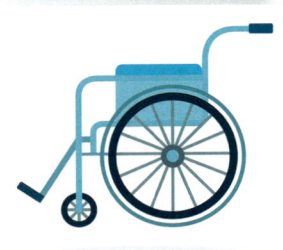
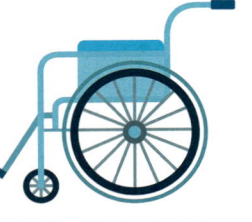

Rollstuhl/Transportstuhl

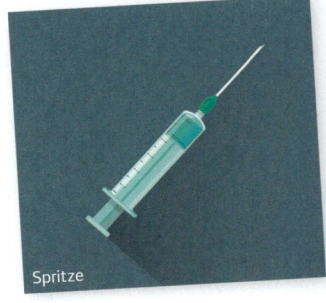

Spritze

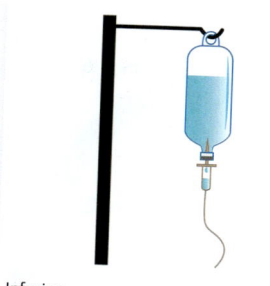

Infusion

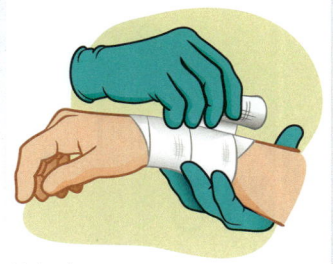

Verband

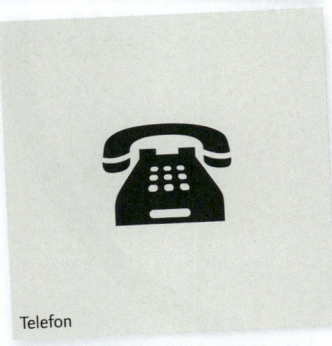

Telefon

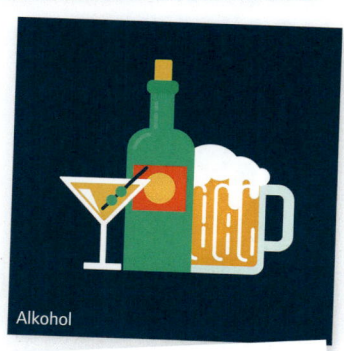

Alkohol

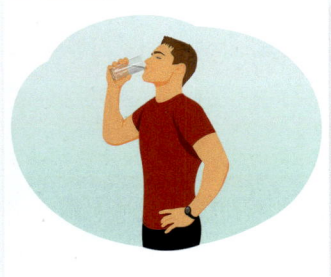

Trinken

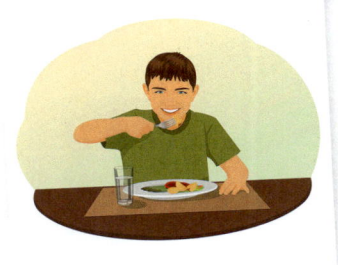

Essen

Anhand der Uhr können Sie sich über die Zeit verständigen, indem Sie die Uhrzeit zeigen oder eintragen (lassen).

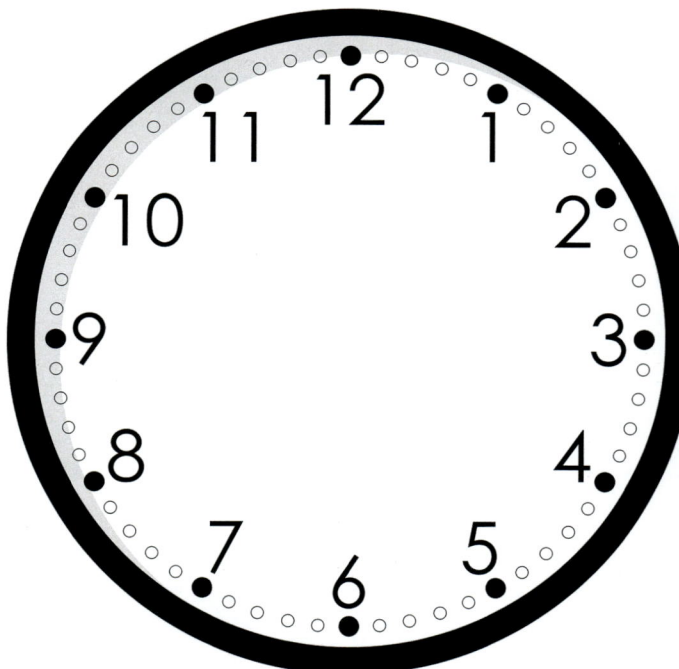

Nutzen Sie die Ziffern, um sich über Telefonnummern, Mengen o. ä. zu verständigen.

1	2	3
4	5	6
7	8	9
	0	

1.5   Buchstabieralphabet

Buch-stabe	deutsch	international
A	Anton	Alfa
Ä	Ärger	Alfa-Echo
B	Berta	Bravo
C	Cäsar	Charlie
Ch	Charlotte	Charlie-Hotel
D	Dora	Delta
E	Emil	Echo
F	Friedrich	Foxtrot
G	Gustav	Golf
H	Heinrich	Hotel
I	Ida	India
J	Julius	Juliett
K	Kaufmann	Kilo
L	Ludwig	Lima
M	Martha	Mike
N	Nordpol	November

Buch-stabe	deutsch	international
O	Otto	Oscar
Ö	Ökonom	Oscar-Echo
P	Paula	Papa
Q	Quelle	Quebec
R	Richard	Romeo
S	Samuel	Sierra
Sch	Schule	
ß	Eszett	Sierra-Sierra
T	Theodor	Tango
U	Ulrich	Uniform
Ü	Übermut	Uniform-Echo
V	Viktor	Victor
W	Wilhelm	Whiskey
X	Xanthippe	X-Ray
Y	Ypsilon	Yankee
Z	Zacharias	Zulu

2 Übersicht Medikamente

2.1 Häufig verordnete Medikamente

Freinamen und Handelsnamen

In Deutschland gibt es knapp 100 000 zugelassene Medikamente, von denen etwa 48 000 rezeptpflichtig sind. Nur etwa 6 % der 2013 in Deutschland von Ärzten ausgestellten Verordnungen betreffen patentgeschützte Medikamente. Die meisten Arzneimittel sind sogenannte Generika, Medikamente, die nach Ablauf des Patentschutzes „nachgebaut" wurden.

Für jeden Arzneimittelwirkstoff wird von der Weltgesundheitsorganisation (WHO) ein internationaler Freiname (INN) vergeben (auch generischer Name), der gemeinfrei und nicht markenrechtlich geschützt ist. Dieser ermöglicht weltweit eine eindeutige Identifizierung der Stoffe und erleichtert die Kommunikation über einen Wirkstoff.

Generikahersteller verwenden häufig den Freinamen in Kombination mit dem Firmennamen als Handelsnamen für ihr Medikament. So lässt sich mittlerweile auch am Handelsnamen der meisten Medikamente der Freiname erkennen. Eine Ausnahme stellen die Kontrazeptiva dar, deren Handelsnamen i. d. R. keinerlei Verbindung zum Freinamen aufzeigen. Nach Ablauf des Patentschutzes eines Medikaments sind i. d. R. mehrere Arzneimittel (Handelsnamen) mit dem gleichen Wirkstoff (Freinamen) erhältlich.

Übersicht der meistverordneten Medikamente

Im Folgenden finden Sie die meistverordneten Medikamente Deutschlands alphabetisch geordnet nach Freinamen. In der Spalte „Handelsnamen" finden sich nur Beispiele für Handelsnamen, die vom Freinamen abweichen. Der Tabelle liegen die Daten des Arzneiverordnungsreports 2016 zugrunde.

Freiname	Beispiele für vom Freinamen abweichende Handelsnamen	Arzneimittelgruppe
Acetylcystein	ACC HEXAL, NAC AL, Fluimucil	Expektorans
Acetylsalicylsäure	ASS-ratiopharm, Aspirin, Godamed, ASS TAD	nichtopioides Analgetikum, Thrombozytenaggregationshemmer
Aciclovir	Acic HEXAL, Zovirax	Virostatikum

Freiname	Beispiele für vom Freinamen abweichende Handelsnamen	Arzneimittelgruppe
Adalimumab	Humira	Antirheumatikum
Agomelatin	Valdoxan	Antidepressivum
Alendronsäure	Fosavance MSD, Tevanate	Osteoporosemittel
Alfuzosin		Prostatamittel
Allopurinol	Allobeta, Allo CT	Gichtmittel
Ambroxol	Mucosolvan, Pädiamuc, Ambrobeta	Expektorans
Amilorid(kombinationen)	Tensoflux	Diuretikum
Amiodaron	Amiodura	Antiarrhythmikum
Amisulprid		Neuroleptikum
Amitriptylin	Amineurin, Saroten, Syneudon	Antidepressivum
Amlodipin	Amloclair, Amlo-Q, Norvasc	Calciumantagonist, Antihypertonikum
Amoxicillin	Amoxi-1 A Pharma, AmoxiHEXAL, Infectomox	Antibiotikum
Anastrozol	Anablock, Arimidex	Aromatasehemmer bei Mammakarzinom
Apixaban	Eliquis	Faktor-Xa-Antagonist, Antikoagulans
Aripiprazol	Abilify, Aripipan TAD	Neuroleptikum
Atenolol	ATEHEXAL	Betarezeptorenblocker
Atorvastatin		Lipidsenker
Azathioprin	Azafalk, Imurek	Immunsuppressivum

Freiname	Beispiele für vom Freinamen abweichende Handelsnamen	Arzneimittelgruppe
Baclofen	Lioresal	Muskelrelaxans
Beclometason	Ventolair, Junik, Sanasthmax	Glukokortikoid, Antiasthmatikum
Betahistin	Betavert, Vasomotal, Aequamen	Antiemetikum
Biperiden	Akineton	Parkinsonmittel
Bisoprolol	Concor, BisoHEXAL, Biso Lich, Jutabis	Betarezeptorenblocker, Antihypertonikum
Botulinumtoxin	Botox, Dysport, Xeomin	Muskelrelaxans, z. B. bei MS
Brinzolamid	Azopt, Brinzo-Vision	Glaukommittel
Bromazepam	Bromazanil, Normoc	Beruhigungsmittel, Anxiolytikum
Budesonid	Novopulmon, Budiair, Miflonide, Pulmicort	Glukokortikoid, Antiasthmatikum
	Budenofalk, Entocort	Mittel gegen chronisch-entzündliche Darmerkrankung, Glukokortikoid
Buprenorphin	Transtec, Norspan transdermal, Temgesic	stark wirkendes Opioidanalgetikum
Butylscopolamin	Buscopan	Spasmolytikum
Calciumcarbonat		Calciumpräparat, z. B. bei Osteoporose
Candesartan	Candecor, Atacand, Blopress	Angiotensinrezeptorantagonist, Antihypertonikum
Captopril	ACE-Hemmer-ratiopharm, CaptoHEXAL	ACE-Hemmer

Freiname	Beispiele für vom Freinamen abweichende Handelsnamen	Arzneimittelgruppe
Carbamazepin	Tegretal, Timonil, Carbadura	Antiepileptikum
Carbimazol		Thyreostatikum
Carvedilol	Carve TAD	Betarezeptorenblocker
Cefuroxim	Cefurox BASICS, Cefurax, Elobact	Antibiotikum
Celecoxib	Celebrex, Celecox HEXAL	COX-2-Inhibitor, Antirheumatikum
Certoparin	Mono-Embolex	Heparin, Antikoagulans
Cetirizin	Cetidex	H1-Antihistaminikum
Chlormadinonacetatkombinationen	Belara, bellissima, Chariva	Kontrazeptivum
Chlortalidon	Hygroton	Diuretikum
Ciprofloxacin	Cipro BASICS, Cipro-1 A Pharma, CiproHEXAL	Antibiotikum
Citalopram		Antidepressivum
Clonidin	Cloni STADA, Catapressan	Antisympathotonikum, Antihypertonikum
Clopidogrel	Plavix	Thrombozytenaggregationshemmer
Clozapin	Leponex	Neuroleptikum
Dapagliflozin	Forxiga	orales Antidiabetikum
Desloratadin	Aerius, Dasselta	H1-Antihistaminikum
Desogestrelkombinationen	Lamuna, Desofemine, Desmin	Kontrazeptivum

Freiname	Beispiele für vom Freinamen abweichende Handelsnamen	Arzneimittelgruppe
Dexamethason	Dexagalen, Fortecortin, Lipotalon, Infectodexakrupp	Glukokortikoid
Diazepam	Valium	Beruhigungsmittel, Anxiolytikum
Diclofenac	Voltaren, Diclac, Diclo- 1 A Pharma	Antirheumatikum, Antiphlogistikum
Dienogestkombi- nationen	Maxim, Dienovel, Sibilla	Kontrazeptivum
Digitoxin	Digimerck, Digimed	Herzglycosid
Digoxin	Lanicor, Novodigal Tabl., Beta acetyl acis	Herzglycosid
Diltiazem	Dilzem	Calciumantagonist, Antihypertonikum, Antiarrhythmikum
Dimetinden	Fenistil	H1-Antihistaminikum
Doxycyclin	DoxyHEXAL, Oraycea, Doxy-CT	Antibiotikum
Domperidon	Motilium	Magen-Darm-Mittel
Donepezil		Cholinesterasehemmer, Antidementivum
Dorzolamid	Trusopt, Dorzo vision	Glaukommittel
Doxazosin	Doxagamma	Alpharezeptorenblocker, Antihypertonikum
Doxepin	Doneurin, Mareen, Aponal	Antidepressivum
Duloxetin	Cymbalta, Duloxalta	Antidepressivum
Ebastin	Ebastel	H1-Antihistaminikum

Freiname	Beispiele für vom Freinamen abweichende Handelsnamen	Arzneimittelgruppe
Efeublätterextrakt	Prospan, Sinuc, Hedelix	Expektorans
Eisen(II)-glycinsulfat	Ferro sanol	Eisenpräparat (bei Eisenmangel)
Enalapril	Corvo, Benalapril	ACE-Hemmer
Enoxaparin	Clexane	Heparin, Antikoagulans
Eplerenon	Inspra	Aldosteronantagonist, Diuretikum
Escitalopram	Escitalex TAD	Antidepressivum
Esomeprazol	Esomep, Nexium	Protonenpumpenhemmer, Ulkustherapeutikum
Estradiol	Estreva, Gynokadin, Estrifam, Xapro	Östrogen
Ezetimib(kombi-nationen)	Ezetrol, Inegy, Atozet	Lipidsenker
Febuxostat	Adenuric	Gichtmittel
Felodipin	Felocor	Calciumantagonist, Antihypertonikum
Fenofibrat	Cil, Lipidil	Lipidsenker
Fenoterol	Berotec	Betasympathomimetikum, Bronchospasmolytikum
Fentanyl	Durogesic, Matrifen, Effentora	stark wirkendes Opioidanalgetikum
Fexofenadin	Telfast, Fexofenaderm	H1-Antihistaminikum
Finasterid	Finural	Prostatamittel
Flecainid	Tambocor, Flecadura	Antiarrhythmikum

Freiname	Beispiele für vom Freinamen abweichende Handelsnamen	Arzneimittelgruppe
Fluoxetin		Antidepressivum
Flupentixol	Fluanxol	Neuroleptikum
Fluvastatin	Locol	Lipidsenker
Folsäure	Folsan, Fol Lichtenstein	Folsäure (bei Mangel und prophylaktisch in Schwangerschaft)
Formoterol	Foradil, Oxis, Formatris	Betasympathomimetikum, Bronchospasmolytikum
Furosemid	Furobeta, Furorese, Lasix	Diuretikum
Gabapentin		Antiepileptikum
Glibenclamid	Maninil, Gliben HEXAL	orales Antidiabetikum
Glimepirid		orales Antidiabetikum
Glyceroltrinitrat	Nitrolingual, Nitrangin	Koronarmittel
Haloperidol	Haldol	Neuroleptikum
HCT (Hydro-chlorothiazid)		Diuretikum
Hydromorphon	Jurnista, Palladon	stark wirkendes Opioidanal-getikum
Ibuprofen	Nurofen, Ibu- 1 A Pharma, Dolormin	Antirheumatikum, Antiphlogistikum
Indometacin	Indo-CT	Antirheumatikum, Antiphlogistikum
Interferon	Avonex, Rebif, Betaferon	Immuntherapeutikum, z. B. bei MS

Freiname	Beispiele für vom Freinamen abweichende Handelsnamen	Arzneimittelgruppe
Ipatropiumbromid/ Fenoterol	Berodual	Betasympathomimetikum, Bronchospasmolytikum
Irbesartan		Angiotensinrezeptorantagonist, Antihypertonikum
ISDN (Isosorbiddinitrat)	Isoket	Koronarmittel
ISMN (Isosorbidmononitrat)	IS 5 mono-ratiopharm	Koronarmittel
Ivabradin	Procoralan	Koronarmittel
Johanniskraut	Laif, Neuroplant, Jarsin	Psychostimulans
Kaliumiodid	Jodetten, Jodid HEXAL	Jodidpräparat
Lactulose	Bifiteral	Abführmittel
Lamotrigin	Lamictal	Antiepileptikum
Lansoprazol	Lanso TAD	Protonenpumpenhemmer, Ulkustherapeutikum
Latanoprost	Monoprost, Xalatan	Prostaglandinderivat bei Glaukom
Lercanidipin	Corifeo, Carmen	Calciumantagonist, Antihypertonikum
Letrozol	Letroblock	Aromatasehemmer bei Mammakarzinom
Leuprorelin	Trenantone, Eligard, Leupro Sandoz	Mittel bei Prostatakarzinom
Levetiracetam	Keppra	Antiepileptikum
Levocetirizin	Xusal	H1-Antihistaminikum

Freiname	Beispiele für vom Freinamen abweichende Handelsnamen	Arzneimittelgruppe
Levodopa(kombinationen)	Madopar, Restex, Dopadura, Isicom	Parkinsonmittel
Levomethadon	L-Polamidon	stark wirkendes Opioidanalgetikum zur Substitution
Levonorgestrel-kombinationen	Evaluna, Minisiston, Asumate	Kontrazeptivum
Lisinopril	Lisi Lich, LisiHEXAL	ACE-Hemmer
Lithium	Quilonum, Hypnorex	Antidepressivum
Lorazepam	Tavor	Beruhigungsmittel, Anxiolytikum
Lormetazepam	Noctamid	Hypnotikum
Losartan	Losa TEVA	Angiotensinrezeptorantagonist, Antihypertonikum
L-Thyroxin (Levothyroxin)	Euthyrox, Eferox, Berlthyrox	Schilddrüsenhormon
Macrogol	Movicol, Laxofalk, Laxbene	Abführmittel
MCP (Metoclopramid)		Magen-Darm-Mittel bei Übelkeit/Erbrechen
Mebeverin	Duspatal	Spasmolytikum
Meloxicam		Antirheumatikum, Antiphlogistikum
Melperon	Melneurin	Neuroleptikum
Memantin	Memando	NMDA-Rezeptorantagonist, Antidementivum
Mesalazin	Salofalk, Claversal, Pentasa, Mezavant	Mittel gegen chronisch-entzündliche Darmerkrankung

Freiname	Beispiele für vom Freinamen abweichende Handelsnamen	Arzneimittelgruppe
Metamizol	Novaminsulfon Lichtenstein, Novalgin, Berlosin	nichtopioides Analgetikum
Metformin	Sioform Glucophage, Juformin	orales Antidiabetikum
Methadon	Methaddict	stark wirkendes Opioidanalgetikum zur Substitution
Methocarbamol	Ortoton	Muskelrelaxans
Methotrexat	Lantarel, Metex, MTX HEXAL	Antirheumatikum
Methylphenidat	Medikinet, Ritalin, Concerta	Psychostimulans, v. a. bei ADHS
Methylprednisolon	Urbason	Glukokortikoid
Metoprolol	MetoHEXAL, Mobloc, Beloc, Jutabloc	Betarezeptorenblocker, Antihypertonikum
Mirtazapin	Mirta TAD	Antidepressivum
Molsidomin	Corvaton	Koronarmittel
Morphin	MST/MSR/MSI Mundipharma, M-STADA, Sevredol	stark wirkendes Opioidanalgetikum
Moxonidin	Cynt	Antisympathotonikum, Antihypertonikum
Naproxen		Antirheumatikum, Antiphlogistikum
Nebivolol	Nebilet	Betarezeptorenblocker
Nifedipin	NifeHEXAL, Nifical, Adalat	Calciumantagonist, Antihypertonikum
Nitrendipin	Nitrepress, Bayotensin	Calciumantagonist, Antihypertonikum

Freiname	Beispiele für vom Freinamen abweichende Handelsnamen	Arzneimittelgruppe
Olanzapin	Zalasta, Zypadhera	Neuroleptikum
Omeprazol	Omep, Ome-Q, Antra	Protonenpumpenhemmer, Ulkustherapeutikum
Opipramol	Opipram, Insidon	Antidepressivum
Oxcarbazepin	Apydan extent, Trileptal, Timox	Antiepileptikum
Oxycodon	Targin, Oxygesic,	stark wirkendes Opioidanalgetikum
Pankreatin	Kreon, Pangrol, Panzytrat, Ozym	Pankreasenzympräparat
Pantoprazol	Pantopra-Q, Pantozol	Protonenpumpenhemmer, Ulkustherapeutikum
Paracetamol	Ben-u-ron	nichtopioides Analgetikum
Paroxetin	Paroxedura, Paroxar	Antidepressivum
Perazin	Taxilan	Neuroleptikum
Phenoxymethyl-penicillin	PenHEXAL, Infectocillin, Isocillin	Antibiotikum
Phenprocoumon	Marcumar, Falithrom, Phenprogamma	Vit.-K-Antagonist, Antikoagulans
Phenytoin	Zentropil, Phenhydan	Antiepileptikum
Pipamperon	Dipiperon	Neuroleptikum
Piretanid	Arelix	Diuretikum
Pramipexol	Sifrol, Oprymea, Glepark	Parkinsonmittel
Pravastatin	Prava TEVA, PravaLich	Lipidsenker

Freiname	Beispiele für vom Freinamen abweichende Handelsnamen	Arzneimittelgruppe
Prednisolon	Decortin H, Solu-Decortin H, Infectocortikrupp	Glukokortikoid
Prednison	Decortin, Lodotra, Rectodelt	Glukokortikoid
Pregabalin	Lyrica	Antiepileptikum
Promethazin	Proneurin, Atosil	Neuroleptikum
Propiverin	Mictonorm	urologisches Spasmolytikum
Propranolol	Dociton, Obsidan, Propra-ratiopharm	Betarezeptorenblocker
Quetiapin	Seroquel, Quentiax	Neuroleptikum
Ramipril	RamiLich, Delix, Ramiclair	ACE-Hemmer
Ranitidin	Ranidura, Ranibeta, Ranitic	H2-Antagonist, Ulkustherapeutikum
Repaglinid	Eryglid, Novonorm	orales Antidiabetikum
Risedronsäure	Actonel	Osteoporosemittel
Risperidon	Risperdal	Neuroleptikum
Rivaroxaban	Xarelto	Faktor-Xa-Antagonist, Antikoagulans
Rivastigmin	Exelon	Cholinesterasehemmer
Salbutamol	SalbuHEXAL, Salbulair N, Apsomol Inhalat, Sultanol inhalativ	Betasympathomimetikum, Bronchospasmolytikum
Saxagliptin	Komboglyze, Onglyza	Inkretinmimetikum, Antidiabetikum
Sertralin		Antidepressivum

Freiname	Beispiele für vom Freinamen abweichende Handelsnamen	Arzneimittelgruppe
Simvastatin	SimvaHEXAL, Simva BASICS, Simvabeta	Lipidsenker
Sitagliptin	Janumet, Velmetia, Januvia, Xelevia	Inkretinmimetikum, Antidiabetikum
Solifenacin	Vesikur	urologisches Spasmolytikum
Sotalol	SotaHEXAL	Antiarrhythmikum
Spironolacton	Aldactone, Spirobeta	Diuretikum, Aldosteronantagonist
Sulfasalazin	Pleon	Antirheumatikum
Sumatriptan	Imigran	Migränemittel
Tamoxifen	Tamox-1 A Pharma	Antiöstrogen, z. B. bei Mammakarzinom
Tamsulosin	Tamsublock, Tadin, Tamsunar	Prostatamittel
Telmisartan	Tolura TAD	Angiotensinrezeptorantagonist, Antihypertonikum
Theophyllin	Bronchoretard, Tromphyllin, Euphylong	Bronchodilatator, Antiasthmatikum
Thiamazol	Methizol	Thyreostatikum
Tilidin (in Kombination mit Naloxon)	Tili comp, Valoron N	schwach wirksames Opioidanalgetikum
Timolol	Tim-Ophtal, Timo-Comod, Timo Vision	Betarezeptorenblocker bei Glaukom
Tinzaparin	Innohep	Heparin, Antikoagulans
Tiotropiumbromid	Spiriva	Bronchospasmolytikum (bei COPD)

Freiname	Beispiele für vom Freinamen abweichende Handelsnamen	Arzneimittelgruppe
Torasemid	Torem	Diuretikum
Tramadol	Tramal, Tramagit, Tramadolor	schwach wirksames Opioidanalgetikum
Triamteren(kombinationen)	Nephral, Dytide H, Turfa	Diuretikum
Trimipramin	Stangyl, Trimineurin	Antidepressivum
Trospiumchlorid	Spasmex, Spasmolyt, Urivesc	urologisches Spasmolytikum
UDC (Ursodesoxycholsäure)	Ursofalk, Urso Heumann	Lebertherapeutikum
Urapidil	Ebrantil	Alpharezeptorenblocker, Antihypertonikum
Valproinsäure	Orfiril, Valproat chrono Winthrop, Ergenyl, Valpro beta	Antiepileptikum
Valsartan	Valsacor, Diovan	Angiotensinrezeptorantagonist, Antihypertonikum
Venlafaxin		Antidepressivum
Verapamil	Vera Lich, Veramex, Isoptin	Calciumantagonist, Antihypertonikum, Antiarrhythmikum
Xipamid		Diuretikum
Zolpidem	Stilnox, Zolpi-Lich	Hypnotikum
Zopiclon		Hypnotikum

2.2 Insuline

Folgende Tabelle gibt einen Überblick über häufig verordnete Insulinpräparate. Die Angaben zu Wirkbeginn, -maximum und -dauer sind Richtwerte und können je nach Präparat variieren.

Gruppe	Häufig verordnete Präparate (Handelsnamen, Beispiele)	Wirkbeginn	Wirkmaximum	Wirkdauer
kurz wirkende Insuline	Actrapid human, Insuman Rapid, Berlinsulin H Normal, Huminsulin Normal	20–30 Minuten	etwa 2 Stunden nach Injektion	4–6 Stunden
Verzögerungsinsuline (Intermediärinsuline)	Protaphane, Insuman Basal, Huminsulin Basal, Berlinsulin H Basal	1–2 Stunden nach Injektion	4–6 Stunden nach Injektion	8–12 Stunden
Mischinsuline	Actraphane, Insuman Comb, Berlinsulin H, Huminsulin Profil	30–60 Minuten nach Injektion	4–6 Stunden nach Injektion	12–16 Stunden
kurz wirkende Insulinanaloga	Novorapid, Humalog, Apidra, Liprolog, Novomix	wenige Minuten nach Injektion	etwa 1 Stunde nach Injektion	2,5–3 Stunden
lang wirkende Insulinanaloga	Lantus, Levemir, Tresiba, Toujeo	1–2 Stunden nach Injektion	kein Wirkmaximum	16–24 Stunden

Tab. 1 | Überblick Insuline

Notizen zu den Medikamenten

3 Übersicht Schutzmaßnahmen bei Infektion

Folgende Tabelle liefert eine Übersicht über ausgewählte Erreger, deren Vorkommen Schutzmaßnahmen nötig machen. Sie dient zur groben Orientierung. Im Einzelfall sind die lokalen Hygienevorschriften zu beachten.

Erregername	Erkrankung	Übertragen über	PSA	Lokale Hygienevorschrift
Acinetobacter	Harnwegs-, Atemwegs- oder Wundinfekt, Sepsis	Ausscheidung je nach Infektionsart	je nach Infektionsart	
Adenovirus	Atemwegs-, Magen-Darm-Infekt, Konjunktivitis oder Meningoenzephalitis	Ausscheidung je nach Infektionsart	je nach Infektionsart	
Bacillus anthracis	Milzbrand	Blut, Fleisch, Körperflüssigkeit infizierter Tiere, sporenhaltiger Staub		
Bordetella pertussis	Keuchhusten	Tröpfcheninfektion		

Erregername	Erkrankung	Übertragen über	PSA	Lokale Hygienevorschrift
Clostridium difficile	Antibiotika-assoziierte Durchfallerkrankung	Stuhl		
Coronavirus	v. a. Atemwegsinfekte	Tröpfcheninfektion		
Corynebacterium diphteriae	Diphtherie	Tröpfcheninfektion, Wundsekret		
Coxsackie-Virus	Atemwegs-, Magen-Darm-Infekt oder Konjunktivitis	Ausscheidung je nach Infektionsart	je nach Infektionsart	
Echovirus	Atemwegs-, Magen-Darm-Infekt oder Konjunktivitis	Ausscheidung je nach Infektionsart	je nach Infektionsart	
EHEC/EIEC/ETEC/VTEC	Magen-Darm-Infekt, Hämolytisch-urämisches Syndrom (Gasser-Syndrom)	Stuhl, Erbrochenes		

Erregername	Erkrankung	Übertragen über	PSA	Lokale Hygienevorschrift
Entamoeba histolytica	Amöbenruhr	Stuhl		
Enterococcus/ Enterobacter	Magen-Darm-, Wund-, Harnwegs- oder Atemwegsinfekt, Sepsis	Ausscheidung bzw. Sekret je nach Infektionsart	je nach Infektionsart	
Epstein-Barr-Virus	Mononukleose	Speichel, Tröpfcheninfektion, Tränen, Blut		
Escherichia coli (E. coli)	Magen-Darm-, Wund-, Harnwegs- oder Atemwegsinfekt, Sepsis	Ausscheidung bzw. Sekret je nach Infektionsart	je nach Infektionsart	
Hepatitis-A-Virus	Hepatitis A	Stuhl, Urin, ggf. Blut		
Influenzavirus	Grippe	Tröpfcheninfektion		
Krätzmilben	Krätze (Skabies)	Körperkontakt	langärmelig	

Erregername	Erkrankung	Übertragen über	PSA	Lokale Hygienevorschrift
Cryptosporidium	Magen-Darm-Infekt	Stuhl	(Schutzkittel, Handschuhe)	(Stift)
Masernvirus	Masern	Tröpfcheninfektion	(Mund-Nasen-Schutz, Schutzkittel, Handschuhe)	(Stift)
Meningokokken	Meningitis	Tröpfcheninfektion	(Mund-Nasen-Schutz, Schutzkittel, Handschuhe)	(Stift)
Mumpsvirus	Mumps	Tröpfcheninfektion, Blut, Liquor, Tränen, Urin	(Mund-Nasen-Schutz, Schutzkittel, Handschuhe)	(Stift)
Mycobacterium tuberculosis	Lungentuberkulose und andere Tuberkuloseformen	je nach Lokalisation: Tröpfcheninfektion, Eiter, Urin, Stuhl, Blut, Liquor, genitaler Ausfluss	(Mund-Nasen-Schutz, Schutzkittel, Handschuhe)	(Stift)
Noro-Virus	v. a. Magen-Darm-Infekt	Tröpfcheninfektion, Stuhl, Erbrochenes	(Mund-Nasen-Schutz, Schutzkittel, Handschuhe)	(Stift)
Rota-Virus	v. a. Magen-Darm-Infekt	Stuhl, Erbrochenes	(Schutzkittel, Handschuhe)	(Stift)

Erregername	Erkrankung	Übertragen über	PSA	Lokale Hygienevorschrift
Rötelnvirus	Röteln	Tröpfcheninfektion	Mundschutz, Schutzkittel, Handschuhe	✎
Salmonella Typhi	Typhus abdominalis, Paratyphus	Stuhl, Urin, Erbrochenes, Blut, Eiter	Schutzkittel, Handschuhe	✎
Shigella spp.	Shigellose (Ruhr)	kontaminierte Lebensmittel, Trinkwasser, Stuhl, Erbrochenes	Schutzkittel, Handschuhe	✎
Streptococcus pyogenes	Scharlach	Tröpfcheninfektion	Mundschutz, Schutzkittel, Handschuhe	✎
Varizella Zoster-Virus	Windpocken, Herpes zoster	Tröpfcheninfektion, Bläscheninhalt	Mundschutz, Schutzkittel, Handschuhe	✎
Vibrio cholerae	Cholera	Stuhl	Schutzkittel, Handschuhe	✎
Yersinia enterocolitica	Magen-Darm-Infekt	Stuhl, Erbrochenes	Schutzkittel, Handschuhe	✎

Notizen

4 Interpretationshilfen

4.1 EKG

Grundlagen

Störungen der Herz-Kreislauf-Funktion bilden eine Vielzahl von Einsätzen im Rettungsdienst. Daher ist es sinnvoll, einen Überblick über die häufigsten Formen der Herzrhythmusstörungen zu haben. Physiologisch ist der Sinusknoten der Schrittmacher des Herzens. Daher wird jedes EKG, welches als Ausgangspunkt eine Erregung im Sinusknoten hat, als Sinusrhythmus bezeichnet.

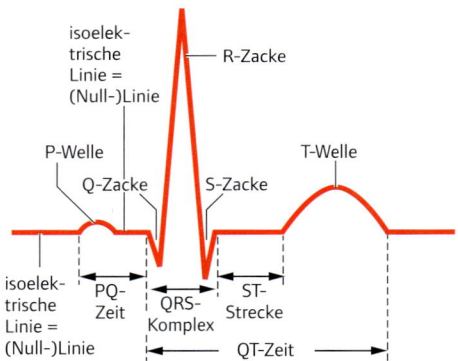

Abb. 1 | Schematische Darstellung der einzelnen EKG-Abschnitte

Sollte der Sinusknoten als Schrittmacher ausfallen, übernimmt die nächstliegende untergeordnete Struktur die Funktion des Schrittmachers in der Reihenfolge: Sinusknoten → AV-Knoten → HIS-Bündel → Tawara-Schenkel → Kammermyokard.

Extrasystolen

Neben der Erregung im Sinusknoten kann es zusätzlich noch zu einzelnen zusätzlichen Erregungen des Myokards kommen, die außerhalb des physiologischen Reizleitungssystems liegen. Diese Extrasystolen sind bis zu einem gewissen Grad normal und bei jedem Menschen vorhanden. Entsprechend dem Ursprung werden sie als ventrikuläre Extrasystole (VES = Ursprung in der Kammer) oder supraventrikuläre Extrasystolen (SVES = Ursprung im Vorhof) bezeichnet. Gehäuft auftretende Extrasystolen können das Gesamtbild des EKGs deutlich verzerren und machen eine Interpretation schwierig.

EKG-Algorithmus

Folgende Abbildung gibt einen Überblick über die häufigsten Rhythmusstörungen und deren Therapie. Rhythmusstörungen, die mit stabilen Kreislaufverhältnissen einhergehen, müssen nicht unbedingt therapiert werden. Lediglich ein kontinuierliches Monitoring ist zu gewährleisten, um auf akute Änderungen reagieren zu können. Medikamentöse Therapien erfolgen grundsätzlich intravenös oder intraossär.

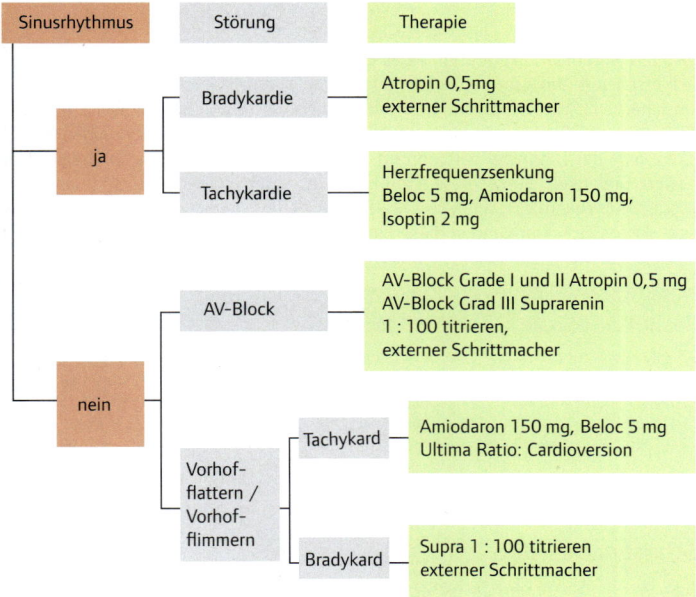

Abb. 1 | Therapiealgorithmus Rhythmusstörungen

Für die Interpretation einer Rhythmusstörung ist es wichtig, sich zuerst einen Überblick über den Ursprung der Störung zu verschaffen. Zunächst sucht man eine regelmäßig auftretende P-Welle, um zu unterscheiden, ob die Störung ihre Ursache im Vorhof hat oder in darunterliegenden Zentren. Alle weiteren Maßnahmen richten sich dann nach den erhobenen Rhythmusbildern (Abb. 1).

Generell ist es sinnvoll, vor jeder Therapie einen EKG-Ausdruck zu machen, um die Grundproblematik später in der Klinik einfacher darstellen zu können und um einen etwaigen Erfolg zu dokumentieren. Bei der Nutzung eines externen Schrittmachers muss auf adäquate Sedierung des Patienten geachtet werden, da das externe Pacing häufig sehr schmerzhaft ist.

4.2 Besondere EKG-Bilder

Schenkelblöcke

Oftmals wird die Interpretation eines EKG-Bildes durch andere Umstände zusätzlich erschwert und kann selbst den erfahrenen Mitarbeiter im Rettungsdienst verunsichern. Zu diesen besonderen Bildern gehören die Schenkelblöcke und das EKG, welches durch einen Herzschrittmacher erzeugt wird. Bei den Schenkelblöcken liegt der Ursprung der Störung unterhalb des HIS-Bündels im Bereich der Tawara-Schenkel. Durch diese Störung ist es kaum möglich, Rückschlüsse auf mögliche Myokardstörungen im EKG-Bild zu ziehen. Jedoch ist es wichtig zu wissen, dass viele Erkrankungen diese Blockbilder verursachen können. Ein bis dahin nicht bekannter Schenkelblock muss in der Klinik abgeklärt werden.

Beteiligte Struktur	Lokalisation	Ursache
unifaszikulärer Block bifaszikulärer Block trifaszikulärer Block	Linksschenkelblock (LSB) linksanteriorer Hemiblock (LAH) linksposteriorer Hemiblock (LPH) Rechtsschenkelblock (RSB)	koronare Herzkrankheit Herzinfarkt Myokarditis Kardiomyopathien

Tab. 1 | Schenkelblöcke

Schrittmacher-EKG

Eine weitere Besonderheit bildet das Schrittmacher-EKG. Der elektrische Impuls wird entweder durch eine Sonde in der rechten Herzkammer gegeben oder zusätzlich durch eine zweite Sonde im rechten Vorhof. Das EKG sieht dem eines Schenkelblocks ähnlich. Moderne EKG-Monitore erkennen den Schrittmacherimpuls und zeigen diesen an, entweder durch einen senkrechten Balken vor dem QRS-Komplex oder durch ein Dreieck vor dem QRS-Komplex. Bei gleichzeitiger Stimulation des Vorhofs zeigen sich entsprechend zwei Balken oder Dreiecke.

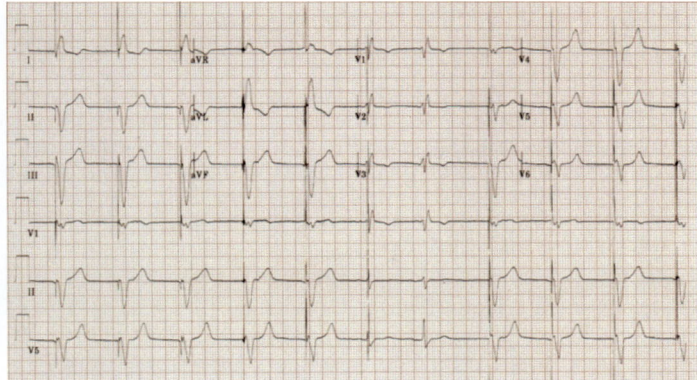

Abb. 1 | VVI-Modus: Stimulation im Ventrikel, Registrierung einer R-Zacke im Ventrikel, Inhibition (Unterdrückung) bei Eigenaktion

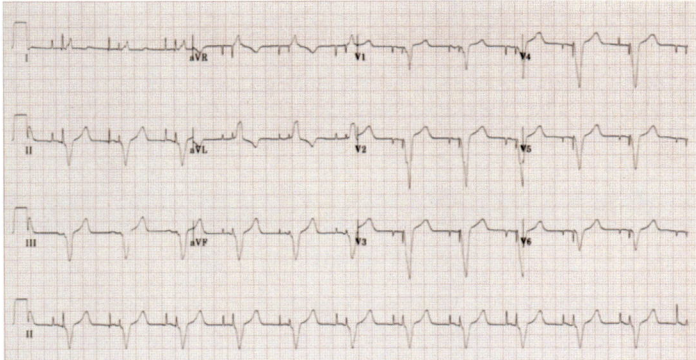

Abb. 2 | DDD-Modus: Stimulation in Atrium und Ventrikel, Registrierung in Atrium und Ventrikel, Inhibition und Triggerung (dauerhafte Impulsabgabe)

Vorhofflimmern und Vorhofflattern

Erregungsstörungen im Vorhof bilden die häufigste Ursache für Herzrhythmusstörungen. Während bei einem Vorhofflimmern die recht ungleichmäßige Verteilung der QRS-Komplexe auffällt, ist dies bei einem Vorhofflattern oftmals schwer zu erkennen, da durch die regelmäßige Verteilung der QRS-Komplexe ein normaler Sinusrhythmus suggeriert wird. Beide Störungen können sowohl normfrequent sowie bradykard oder tachykard sein. Bei einem Vorhofflattern mit regelmäßiger Überleitung bezeichnet man die Störung häufig mit der Anzahl der Weiterleitungen. 2 : 1 beispielsweise heißt, dass bei zwei Vorhofaktionen nur eine zu einer Überleitung in die Herzkammer führt.

Störung	Merkmal
Vorhofflattern	QRS-Komplex häufig in regelmäßigen Abständen z. B. 2 : 1 oder 3 : 1 Überleitung (Sägezahnmuster der Nulllinie)
Vorhofflimmern	QRS-Komplexe in zufälliger Abfolge, („verwackelte" Nulllinie)

Tab. 2 | Vorhofflattern und Vorhofflimmern

AV-Block

AV-Blöcke sind eine häufige Herzrhythmusstörung. Dabei kommt es zu einer verzögerten Erregungsleitung über den Atrioventrikularknoten (AV-Knoten) zur Herzkammer. Diese kann entweder verlängert, zeitweise oder dauerhaft unterbrochen sein.

AV-Blockierung	EKG Veränderung
Grad I	Verlängerung des PQ-Intervall (> 200 ms)
Grad II Typ Mobitz I (Wenkebach)	Verlängerung PQ-Intervall bis zum Ausfall eines QRS-Komplexes
Grad II Typ Mobitz II	PQ-Intervall konstant, periodischer Ausfall eines QRS-Komplexes
Grad III	P-Welle und QRS-Komplex ohne Zusammenhang Kammerersatzrhythmus

Tab. 3 | AV-Blockierungen

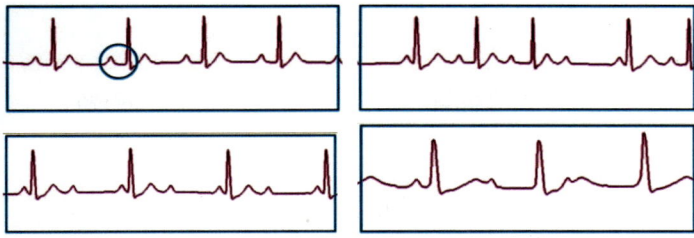

Abb. 1 | AV-Blöcke im EKG

Herzinfarkt-EKG

Das EKG liefert in der Regel auch typische Veränderungen bei Patienten mit einem Herzinfarkt. Dabei kommt es zu Veränderungen der ST-Strecke. Bei einem akuten Infarkt kommt es dort zu erkennbaren Hebungen, die wegen ihres Bildes auch als Kirchturm beschrieben werden. Herzinfarkte mit dieser Veränderung werden auch als ST-Hebungsinfarkt oder STEMI (engl. ST-segment elevation myocardial infarction) bezeichnet. Findet ein Infarkt jedoch ohne diese klassischen Hebungen statt, so spricht man vom Nicht-ST-Hebungsinfarkt oder NSTEMI (non ST-segment elevation myocardial infarction). Dieser lässt sich nur durch die Beschwerden und Symptome des Patienten einordnen. Eine endgültige Klärung der Beschwerden ist dabei nur nach Labor möglich. Der Patient wird auf jeden Fall in die Klinik eingewiesen.

Je nach EKG-Bild kann vor Ort schon eine Lokalisation des Infarktes vorgenommen werden (Tab. 4).

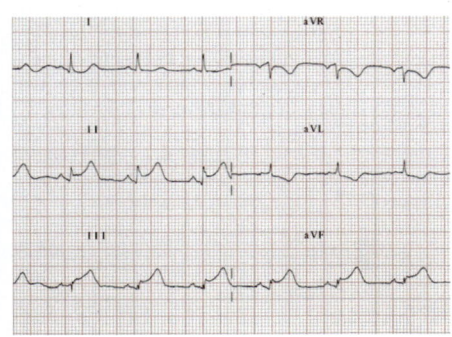

Abb. 2 | EKG bei Stemi

Koronararterie	Infarktlokalisation	Extremitäten-ableitung	Brustwand-ableitung
RIVA proximal	Vorderwand	aVL, I	V1–V6
RIVA distal	anteroseptal	aVL, I	V1–V4
Diagonalast	lateral	aVL, I	V5–V7
Posterolateralast	posterolateral	II, III, aVF	V5–V6
RCX	posteriore Hinterwand	aVF, III	V1–V2
RCA	inferiore Hinterwand	II, III, aVF	V1–V3

Tab. 4 | Infarktlokalisation im EKG

Neben den beschriebenen Veränderungen im EKG können Herzinfarkte auch eine Vielzahl von Herzrhythmusstörungen hervorrufen. Wichtig neben den klassischen Symptomen, wie Brustschmerz, oftmals in den linken Arm ausstrahlende Schmerzen, Engegefühl in der Brust oder Kieferschmerz, sind die meist unspezifischen Symptome bei einem Hinterwandinfarkt. Dieser geht oftmals mit diffusen Oberbauchschmerzen einher. Im EKG kann es unter Umständen bei Beteiligung des AV-Knotens zu einem AV-Block Grad III kommen.

4.3   Kapnometrie

Bei der Kapnometrie wird der Kohlenstoffdioxidgehalt der Ausatemluft gemessen. Er gibt Aufschluss über die Ventilation, die Hämodynamik und den Metabolismus des Patienten. Physiologisch ist ein endexspiratorischer CO_2-Wert bei 35–45 mmHg. Im Rettungsdienst erfolgt die Messung bei einem beatmeten Patienten. Durch Veränderungen der Beatmungsparameter (Atemzugvolumen und Atemfrequenz) kann auf den CO_2-Wert Einfluss genommen werden. Am schnellsten kann eine Hyperkapnie durch eine Erhöhung des Atemminutenvolumens beseitigt werden und eine Hypokapnie durch eine Senkung des Atemminutenvolumens. Die Einstellung der Beatmungsparameter sollte so erfolgen, dass sich der endexspiratorische CO_2-Wert im Normbereich befindet.

Atemzugvolumen (AZV) × Atemfrequenz (AF) = Atemminutenvolumen (AMV)
CO_2 erhöht → AMV erhöhen
CO_2 erniedrigt → AMV verkleinern

4.4 Blutgasanalyse (BGA)

Während die Kapnometrie eine Kontrolle des Kohlendioxids in der Ausatemluft darstellt, ist die BGA ein diagnostisches Verfahren, das Aussagen über die Gasverteilung von Sauerstoff und Kohlendioxid sowie über pH-Wert und Säure-Basen-Haushalt trifft. Zusätzlich können in der BGA Elektrolyte, Blutzucker, Hämoglobin, Lactat und die Sauerstoffsättigung erhoben werden. Eine BGA kann kapillär, venös oder arteriell gewonnen werden. Die zuverlässigste Aussage erhält man durch eine arterielle Blutentnahme. Viele Lungenerkrankungen gehen mit einer Störung im Gasaustausch einher. Daher ist es wichtig, in regelmäßigen Abständen die Gasverteilung im arteriellen Blut zu kontrollieren. Veränderungen können entweder respiratorischer oder metabolischer Ursache sein.

	pH	pCO_2
metabolische Azidose	↓ bis normal	normal bis ↓
metabolische Alkalose	↑ bis normal	normal bis ↑
respiratorische Azidose	↓ bis normal	↑
respiratorische Alkalose	↑ bis normal	↓

Tab. 1 | Alkalose und Azidose

Durch Veränderung der Beatmungsparameter ist das Kohlendioxid der einzige Puffer, auf den rasch und ohne weitere Zufuhr von Puffersubstanzen Einfluss genommen werden kann. Im Rettungsdienst ist ein BGA-Gerät nur auf dem ITW gefordert (DIN 75076).

pH-Wert

Der pH-Wert ist ein Maß für den Säuregehalt einer Lösung und eine dimensionslose Zahl. Verschiedene Puffersysteme und die Organe Lunge und Niere halten den pH-Wert konstant. Sämtliche Stoffwechselvorgänge im Körper sind auf einen optimalen pH-Wert angewiesen.

Sauerstoffpartialdruck (pO_2)

Der pO_2-Wert gibt den Sauerstoffanteil am Gesamtdruck des Gasgemischs im Blut an. Er ist ein wichtiges Maß für die Beurteilung der Lungendiffusion und Anreicherung der Erythrozyten mit Sauerstoff im Blut. Eine Abnahme des Sauerstoffgehaltes führt zu einer Hypoxämie und später zu einer Hypoxie. Bei einem beatmeten Patienten kann durch eine erhöhte Sauerstoffzufuhr in dem Beatmungsgasgemisch eine Hypoxämie ausgeglichen werden.

Kohlendioxidpartialdruck (pCO$_2$)

Der pCO$_2$-Wert gibt den Kohlendioxidanteil am Gesamtdruck des Gasgemischs im Blut an. Durch die Atmung wird der pCO$_2$ im Körper reguliert. Daher stellt er einen der wichtigsten Parameter für den beatmeten Patienten dar. Sowohl respiratorische Störungen wie auch metabolische Veränderungen können den pCO$_2$ beeinflussen. Eine Hypokapnie bei Hyperventilation führt über den Bicarbonat- und Calciumpuffer zur Tetanie. Eine Hyperkapnie führt zu Bewusstseinsstörungen bis hin zur Bewusstlosigkeit.

Bicarbonat (HCO$_3$)

In Verbindung mit Kohlendioxid bildet das Bicarbonat das wichtigste Puffersystem des menschlichen Körpers. Veränderungen des Kohlendioxids beeinflussen den Bicarbonatwert.

Base Excess (BE)

Der BE ist ein berechneter Parameter, der Aussagen über metabolische Störungen des Säure-Basen-Haushalts ermöglicht. Er zeigt, welche Mengen an Säuren oder Basen nötig sind, um einen veränderten pH-Wert wieder auf Normwerte zurückzuführen.

Werte	Normwerte	Bewertung der Verminderung	Bewertung der Erhöhung
pH-Wert	7,35–7,45	Azidose	Alkalose
pCO$_2$	35–45 mmHg	respiratorische Alkalose oder respiratorische Kompensation einer metabolischen Azidose	respiratorische Azidose oder respiratorische Kompensation einer metabolischen Alkalose
pO$_2$	75–100 mmHg	metabolische Azidose oder metabolische Kompensation einer respiratorischen Alkalose	metabolische Alkalose oder metabolische Kompensation einer respiratorischen Azidose
HCO$_3$	24 mmol/l		
BE	−2 bis +2 mmol/l		

Tab. 2 | Normwerte BGA und Bewertung der Veränderungen

Interpretation

Bei der Interpretation der BGA schaut man sich zuerst den pH-Wert an, um eine Aussage über Azidose oder Alkalose zu treffen. Als Nächstes wird der pCO_2-Wert zur weiteren Interpretation herangezogen, ob die Ursache metabolisch oder respiratorisch ist. Schwierig wird die Interpretation, wenn der Körper über seine Puffersysteme schon versucht, dieses Ungleichgewicht auszugleichen. Eine Aussage dazu kann dann am ehesten durch das veränderte Bicarbonat oder den veränderten BE getroffen werden.

4.5 Laborwerte

Laborwerte, die im Rettungsdienst erhoben werden, stammen in erster Linie aus den Werten, die in einer BGA gemessen werden. Folgende Werte werden von den meisten BGA-Geräten erhoben.

Werte	Normwerte	Unterschreitung	Überschreitung
Natrium	145 mmol/l	Hyponatriämie	Hypernatriämie
Kalium	3–5 mmol/l	Hypokaliämie	Hyperkaliämie
Calcium	1,13–1,32 mmol/l	Hypokalzämie	Hyperkalzämie
Lactat	0,63–2,44 mmol/l		
Hämoglobin (Hb)	Männer: 13–18 g/dl Frauen: 12–16 g/dl		

Tab. 1 | Normwerte Labor

Natrium

Natrium ist wichtig für den Flüssigkeitshaushalt und die Weiterleitung von Nervenimpulsen. Veränderungen des Natriums kommen in erster Linie bei Dehydratation (Erbrechen, Durchfall, starkes Schwitzen, Ileus) oder Hyperhydratation (übermäßige Infusionstherapie, Nierenversagen) vor. Eine rasche Hyponatriämie führt zu Hirnödem, Kopfschmerzen, Übelkeit, Tremor und epileptischen Anfällen. Bei langsamer Entwicklung stehen die Symptome Müdigkeit, Verwirrtheit, Inappetenz und Veränderung der Persönlichkeit im Vordergrund. Die Ursachen einer Hyponatriämie können zum Beispiel in einer Alkalose begründet sein.

Kalium

Kalium ist wichtig für die Weiterleitung von Nervenimpulsen an die Skelett- und Herzmuskulatur. Eine Hyperkaliämie und auch eine Hypokaliämie führen meist zu lebensbedrohlichen Herzrhythmusstörungen bis hin zu Kammerflimmern oder Asystolie. Diese Rhythmusstörungen sind bis zur Normalisierung des Kaliums kaum zu therapieren. Hypokaliämie führt weiterhin zu Lähmungserscheinungen (hypokaliämische Lähmungen). Zumeist liegt die Ursache für eine Hyperkaliämie in einer chronischen Niereninsuffizienz, in ACE-Hemmern und kaliumsparenden Diuretika. Hauptursache für Hypokaliämien sind Schleifendiuretika, Abführmittel und die Einnahme von Digitalispräparaten.

Calcium

Calcium ist wichtig für die Weiterleitung von Nervenimpulsen an die Skelett- und Herzmuskulatur. Weiterhin ist es für Teile der Blutgerinnung zuständig. Eine Hyperkalzämie führt zu Veränderungen im EKG mit Rhythmusstörungen, Übelkeit, Erbrechen, Antriebslosigkeit, Muskelschwäche und im zentralen Nervensystem zu Psychosen, Somnolenz und Koma.

Eine Hypokalzämie führt zu Tetanie (Pfötchenstellung bei Hyperventilationssyndrom), Parästhesien und Hyperreflexie. Im zentralen Nervensystem kann es zu psychischen Symptomen wie Verstimmtheit, Depression und Angstzuständen führen. Am Herzen führt sie zu Bradykardie bis hin zur Asystolie und zur Herzinsuffizienz. Großflächige Verbrennungen führen zu einer raschen Hypokalzämie.

Lactat

Lactat fällt physiologisch als Endprodukt der anaeroben Glykolyse an. Das Herz ist in der Lage, Lactat aufzunehmen und zu reoxidieren. Unter starker Belastung kann das Herz bis zu 60% seines Energiebedarfs auf diesem Weg decken. Minderversorgung von Gewebe mit Sauerstoff führt zu einem Anstieg des Lactatwerts. Die Ursachen können in Gefäßverschlüssen, Verletzungen oder Verbrennungen liegen. Auch Hypotonie und Schock führen zu einer Minderperfusion. Bei gleichzeitiger Verminderung des pH-Wertes spricht man von einer Lactatazidose.

Hämoglobin (Hb)

Hämoglobin ist der rote Blutfarbstoff in den Erythrozyten. Es ermöglicht den Sauerstofftransport im Körper. Eine Verringerung durch Blutungen oder Verdünnung bei zu viel Volumenzufuhr führt zu einer Anämie. Daraus resultiert, dass weniger Sauerstoff im Körper transportiert werden kann. Fällt der Hb unter einen kritischen Wert, können über eine Bluttransfusion wieder Erythrozyten zugeführt werden.

4.6   Internationales Einheitensystem (SI)

Das Système International d'Unités,(SI, ISO 1000, DIN 1301) ist ein weltweit empfohlenes System von Einheiten für physikalische und technische Größe. Die Basiseinheiten beziehen sich auf sieben Basisgrößen.

Basisgröße	Basiseinheit	Einheitenzeichen
Länge	Meter	m
Masse	Kilogramm	kg
Zeit	Sekunde	s
Elektrische Stromstärke	Ampere	A
Temperatur	Kelvin	K
Stoffmenge	Mol	mol
Lichtstärke	Candela	cd

In der Praxis sind die SI-Einheiten häufig zu groß oder zu klein, sodass dezimale Vielfache oder Teile gebildet werden. Diese werden durch besondere einheitliche Vorsätze gekennzeichnet.

Vorsatz	Zeichen	Vergröße-rung um	Vorsatz	Zeichen	Verkleinerung um
Deka	da	10	Dezi	d	10^{-1}
Hekto	h	10^2	Zenti	c	10^{-2}
Kilo	k	10^3	Milli	m	10^{-3}
Mega	M	10^6	Mikro	µ	10^{-6}
Giga	G	10^9	Nano	n	10^{-9}
Tera	T	10^{12}	Piko	p	10^{-12}
Peta	P	10^{15}	Femto	f	10^{-15}
Exa	E	10^{18}	Atto	a	10^{-18}
Zetta	Z	10^{21}	Zepto	z	10^{-21}
Yotta	Y	10^{24}	Yokto	y	10^{-24}

5 Kennzeichnung von Gefahren

5.1 Gefahrzettel

Gefahrzettel nach Angaben des Bundesministeriums für Verkehr, Bau und Stadtentwicklung 2013:

	Klassen 1.1, 1.2 und 1.3		Ansteckungsgefährliche Stoffe
	Entzündbare Gase		(Nr. 7A) Kateorie I – WEISS
	Nicht entzündbare, nicht giftige Gase		(Nr. 7B) Kategorie II – GELB
	Giftige Gase		(Nr. 7C) Kategorie III – GELB
	Entzündbare, flüssige Stoffe		Ätzende Stoffe
	Entzündbare, feste Stoffe, selbstzersetzliche Stoffe und desensibilisierte explosive Stoffe		Verschiedene gefährliche Stoffe und Gegenstände
	Selbstentzündliche Stoffe		Begrenzte Mengen

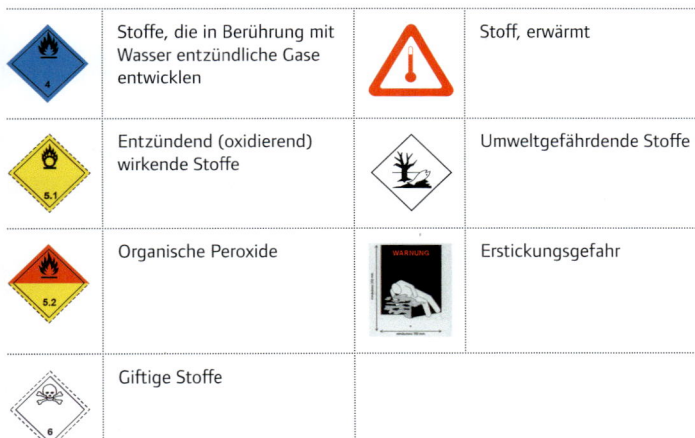	Stoffe, die in Berührung mit Wasser entzündliche Gase entwicklen		Stoff, erwärmt
	Entzündend (oxidierend) wirkende Stoffe		Umweltgefährdende Stoffe
	Organische Peroxide		Erstickungsgefahr
	Giftige Stoffe		

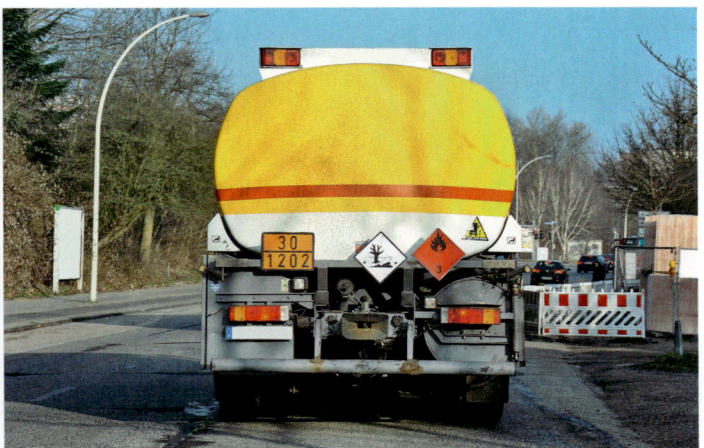

Abb. 1 | Mit Gefahrgut beladener Lkw

5.2 Gefahrsymbole und GHS-Piktogramme

Seit Juni 2015 müssen alle Chemikalien mit GHS-Piktogrammen gekennzeichnet werden. Es gibt jedoch noch Stoffe, die alte Gefahrensymbole nach der Gefahrstoffverordnung (sogenannte EU-Kennzeichnung) tragen, z.B. Reinigungsmittel mit langer Haltbarkeit.

EU-Kennzeichnung (alt)		GHS-Kennzeichnung	
Gefahrsymbol	Gefahrbezeichnung	Piktogramm	Gefahrenklasse
	explosionsgefährlich		instabile, explosive Stoffe; Gemische und Erzeugnisse mit Explosivstoffen, selbstzersetzliche Stoffe und Gemische, organische Peroxide
	hochentzündlich		entzündbar selbsterhitzungsfähig selbstzersetzlich pyrophor organische Peroxide
	leichtentzündlich		
	brandfördernd		entzündend (oxidierend) wirkend
keine Entsprechung			Gase unter Druck verdichtete, verflüssigte, tiefgekühlt verflüssigte, gelöste Gase
	ätzend		auf Metalle korrosiv wirkend hautätzend schwer augenschädigend

EU-Kennzeichnung (alt)		GHS-Kennzeichnung	
	sehr giftig		akut toxisch
	giftig		
	gesundheits-schädlich		diverse Gesundheitsgefahren
	reizend		alleinige oder zusätzliche Kennzeichnung diverser Kategorien Signalwort je nach Zusammenhang
	umweltgefährlich		gewässergefährdend

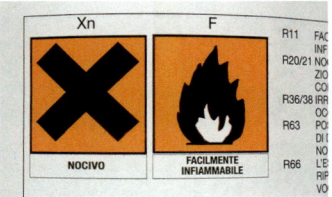
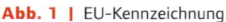

Abb. 1 | EU-Kennzeichnung

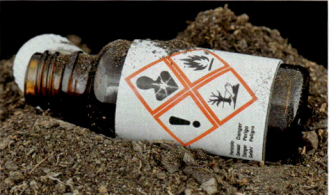

Abb. 2 | GHS-Kennzeichnung

6 Glasgow Coma Scale

Mithilfe der Glasgow Coma Scale (GCS) werden die Parameter Augenöffnung, verbale Antwort und motorische Antwort überprüft. Je nach Reaktion des Patienten werden Punkte vergeben und anschließend addiert. Die maximal erreichbare Punktzahl beträgt 15 Punkte. Bei einer Summe von zwölf Punkten und darunter ist mit Beeinträchtigungen zu rechnen, unter acht Punkten besteht Lebensgefahr.

6.1 GCS für Erwachsene

Augen öffnen	
spontan	4
auf Aufforderung	3
auf Schmerzreiz	2
keine Reaktion	1
Beste verbale Antwort	
konversationsfähig	5
verwirrt	4
inadäquate Laute	3
unverständliche Laute	2
keine Reaktion	1
Beste motorische Antwort	
befolgt Aufforderungen	6
gezielte Schmerzabwehr	5
ungezielte Schmerzabwehr	4
Beugesynergismen	3
Strecksynergismen	2
keine Reaktion	1

6.2   GCS-P für Kinder

Kinder > 5 Jahre	Kinder < 5 Jahre	Punkte
Augen öffnen		
spontan	spontan	4
auf Aufforderung	auf Aufforderung	3
auf Schmerzreiz	auf Schmerzreiz	2
keine Reaktion	keine Reaktion	1
Beste verbale Antwort		
orientiert zu Ort, Person und Zeit	wach, plappert altersentsprechend	5
verwirrt	weinerlich, nicht altersentsprechend	4
inadäquate Worte	weint auf Schmerzreiz	3
unverständliche Laute	stöhnt auf Schmerzreiz	2
keine Reaktion	keine Reaktion	1
Beste motorische Antwort		
befolgt Aufforderung	normale Spontanbewegung	6
Abwehr gezielt auf Schmerzreiz	Abwehr gezielt auf Schmerzreiz	5
Abwehr ungezielt auf Schmerzreiz	Abwehr ungezielt auf Schmerzreiz	4
Beugekrämpfe	Beugekrämpfe	3
Streckkrämpfe	Streckkrämpfe	2
keine Reaktion	keine Reaktion	1

7 Internetadressen

Im Internet finden Sie viele Informationen zu verschiedenen Themen des Rettungsdienstes. Im Folgenden sind einige hilfreiche Adressen in unterschiedlichen Kategorien aufgelistet. Es handelt sich dabei um relativ stabile Adressen, in der Regel von größeren Organisationen mit überregionaler Relevanz. Häufig ist es sinnvoll, sich auch die Internetauftritte kleinerer und/oder regionaler Organisationen und Anbieter anzuschauen. Notieren Sie sich die für Sie hilfreichen Adressen in den Notizkästen.

7.1 Allgemeine Informationen

www.rettungsdienst.de	Online-Portal der Zeitschrift Rettungs-Magazin Informationen aus allen Bereichen des Rettungsdienstes
http://www.retter.tv	Informations- und Kommunikationsplattform für berufliche und ehrenamtliche Rettungskräfte

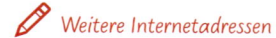 *Weitere Internetadressen*

7.2 Interessenvertretungen

www.dbrd.de	Deutscher Berufsverband Rettungsdienst e. V. Interessenvertretung des Rettungsfachpersonals
www.bvrd.org	Berufsverband für den Rettungsdienst e. V. Interessenverband der Notfall- und Rettungssanitäter*innen und Rettungsassistent*innen
https://bvrd.at	Bundesverband Rettungsdienst Berufsverband in Österreich
www.feuerwehrverband.de	Berufsverband der Feuerwehrleute

7.3 Im Rettungsdienst tätige Wohlfahrtsverbände und Hilfsorganisationen

www.asb.de	Arbeiter-Samariter-Bund parteipolitisch und konfessionell unabhängige Hilfs- und Wohlfahrtsorganisation
www.agbf.de	Arbeitsgemeinschaft der Leiter der Berufsfeuerwehren in Deutschland unter dem Stichwort >Berufsfeuerwehren finden sich Informationen zu den Organisationen in den einzelnen Bundesländern
www.drk.de/hilfe-in-deutschland/bevoelkerungsschutz/rettungsdienst/	Rettungsdienst des Deutschen Roten Kreuz unabhängiger Verband der freien Wohlfahrtspflege
www.johanniter.de/die-johanniter/johanniter-unfall-hilfe	Johanniter-Unfallhilfe Verband der freien Wohlfahrtspflege innerhalb des evangelischen Johanniter-Ordens
www.malteser-rettungsdienst.de	Malteser-Rettungsdienst Hilfsorganisation innerhalb des katholischen Malteserordens

Weitere Internetadressen

7.4   Ministerien und Behörden

Die im Folgenden genannten Ministerien und Behörden sind auf Bundesebene angesiedelt. Landesbehörden können zudem weiterführende Informationen liefern, insbesondere zu regionalen Besonderheiten.

www.bmg.bund.de	Bundesgesundheitsministerium Informationen aus allen Bereichen der Gesundheitspolitik
www.bmas.de	Bundesministerium für Arbeit und Soziales Informationen zu verschiedenen Aspekten der Themen Arbeit, Soziale Sicherung sowie Teilhabe und Inklusion
www.bmfsfj.de	Bundesministerium für Familie, Senioren, Frauen und Jugend Informationen zu den Themen Familie, Ältere Menschen, Gleichstellung, Kinder und Jugendliche sowie Gesellschaft
www.bfarm.de	Bundesinstitut für Arzneimittel und Medizinprodukte Informationen zu Medikamenten und Medizinprodukten einschließlich Bundesopiumstelle und Forschung
www.bzga.de	Bundeszentrale für gesundheitliche Aufklärung Informationen zu verschiedenen gesundheitlichen Themen, insbesondere Prävention
www.thw.de	Bundesanstalt Technisches Hilfswerk Informationen zu Zivil- und Katastrophenschutz
www.gbe-bund.de	Gesundheitsberichterstattung des Bundes Informationen zur gesundheitlichen Lage und Versorgung der Bevölkerung in Deutschland
www.rki.de	Robert Koch-Institut zentrale Einrichtung des Bundes zur Erkennung, Verhütung und Bekämpfung von Krankheiten, insbesondere Infektionskrankheiten

www.pei.de	Paul-Ehrlich-Institut Bundesinstitut für Impfstoffe und biomedizinische Arzneimittel
www.dimdi.de	Deutsches Institut für medizinische Dokumentation und Information Informationen zu amtlichen Klassifikationen, medizinischer Terminologie sowie Informationssysteme zu Arzneimitteln, Medizinprodukten, Versorgungsdaten und Health Technology Assessment
www.destatis.de	Statistisches Bundesamt Zahlen und Daten – auch zum Themenbereich Gesundheit

Weitere Internetadressen

7.5 Gesetze und Vorschriften

www.gesetze-im-internet.de	gemeinsames Projekt des Bundesministeriums der Justiz und für Verbraucherschutz mit der juris GmbH aktuelles Bundesrecht nahezu vollständig
www.gesetze-im-internet.de/notsang/BJNR134810013.html	Notfallsanitätergesetz
www.stvo.de/strassenverkehrs-ordnung	Straßenverkehrsordnung

7.6 Leitlinien, Algorithmen, SOPs

www.awmf.org/leitlinien.html	Leitlinien der Mitgliedsgesellschaften der Arbeitsgemeinschaft der Wissenschaftlichen Medizinischen Fachgesellschaften e. V. (AWMF)
www.leitlinien.de/nvl	Nationale Versorgungsleitlinien herausgegeben vom Ärztlichen Zentrum für Qualität in der Medizin (ÄZQ)
www.grc-org.de	Leitlinien und SOPs des German Resuscitation Council (GRC – Deutscher Rat für Wiederbelebung)
https://cprguidelines.eu	Leitlinien des European Resuscitation Council (ERC – Europäischer Rat für Wiederbelebung)
www.dbrd.de/index.php	auf der Seite des Deutschen Berufsverbandes Rettungsdienst e. V. finden sich Muster-Algorithmen für Notfallsanitäter zum Download

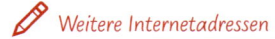 Weitere Internetadressen

7.7   Besondere Notfälle

Vergiftung

https://giftnotruf.charite.de	Berlin, Brandenburg Giftnotruf der Charité
www.gizbonn.de	Nordrhein-Westfalen Informationszentrale gegen Vergiftungen/ Giftzentrum Bonn
www.ggiz-erfurt.de	Mecklenburg-Vorpommern, Sachsen, Sachsen-Anhalt, Thüringen gemeinsames Giftinformationszentrum der Länder in Erfurt
www.uniklinik-freiburg.de/ giftberatung.html	Baden-Württemberg Vergiftungs-Informations-Zentrale Freiburg
www.giz-nord.de	Bremen, Hamburg, Niedersachsen, Schleswig-Holstein Giftinformationszentrum-Nord in Göttingen
www.uniklinikum-saarland.de/ de/einrichtungen/kliniken_institute/kinder-und-jugendmedizin/informations-und-behandlungszentrum-fuer-vergiftungen-des-saarlandes	Saarland Informations- und Behandlungszentrum für Vergiftungen in Homburg/Saar
www.giftinfo.uni-mainz.de	Rheinland-Pfalz, Hessen Giftinformationszentrum der Länder in Mainz
www.toxinfo.med.tum.de/ node/380	Bayern Giftnotruf München
http://www.goeg.at/de/VIZ	Österreich Vergiftungsinformationszentrale
http://toxinfo.ch/	Schweiz Tox Info Suisse

Luftrettung

www.drf-luftrettung.de	DRF Luftrettung (früher Deutsche Rettungsflug-wacht e. V.)
www.adac.de/wir-ueber-uns/luftrettung/	ADAC Luftrettung

Bergrettung

www.bergwacht.de	Überblick und Link zu den Landesverbänden der Bergwacht in Deutschland
www.bergrettung.at	Österreichischer Bergrettungsdienst
www.alpinerettung.ch	Alpine Rettung Schweiz (ARS)

See- und Wasserrettung

www.seenotretter.de	Deutsche Gesellschaft zur Rettung Schiffbrüchi-ger (DGzRS)
www.dlrg.de	Deutsche Lebens-Rettungs-Gesellschaft e. V.

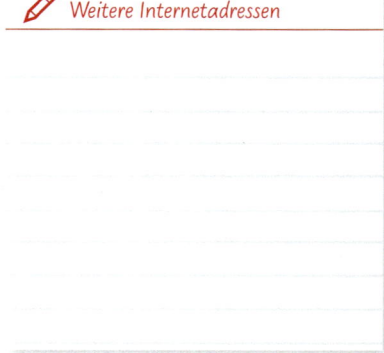

Weitere Internetadressen

Besondere und belastende Situationen

www.notfallseelsorge.de	überkonfessionelle Institution zur Begleitung und Betreuung von Menschen in seelischen Notlagen
www.netzwerk-psnv.de	Netzwerk Psychosoziale Notfallversorgung
www.suizidprophylaxe.de	Deutsche Gesellschaft für Suizidprävention – Hilfe in Lebenskrisen e.V. (DGS)
www.cirs-notfallmedizin.de/praeklinik/	Critical Incident Reporting System – Risikomanagement in der präklinischen Notfallmedizin Portal, das Berichte über kritische Zwischenfälle in der Notfallmedizin sammelt und sie analysiert, um Fehlerquellen zu erfassen und Fehlern vorzubeugen
http://weisser-ring.de	Weißer Ring Hilfe für Kriminalitätsopfer
www.frauenhauskoordinierung.de	Frauenhauskoordinierung e.V. Informationen zu Frauenhäusern, Frauenhaus- und Beratungsstellensuche

Weitere Internetadressen

7.8   Weitere Hilfen

Medikamente

www.pharmnet-bund.de/ dynamic/de/arzneimittel-infor- mationssystem/index.html	Arzneimittel-Informationssystem, herausgegeben vom DIMDI Datenbank mit vielen Informationen zu allen zugelassenen Medikamenten in Deutschland

Kommunikation

Die hier genannten Adressen sind nur eine kleine Auswahl aus einer Vielzahl von Kommunikationshilfen.

www.gebaerdenlernen.de	interaktive Homepage zur Deutschen Gebärden- sprache
www.gebaerdenlexikon.ch	Online-Lexikon zur Gebärdensprache aus der Schweiz
https://translate.google.com/	Service von Google zur Übersetzung von Wörtern und Sätzen
www.leo.org/	Online-Übersetzung in mehrere Sprachen
www.duden.de/rechtschrei- bung/online	Rechtschreibung und weitere Informationen zu deutschen Wörtern

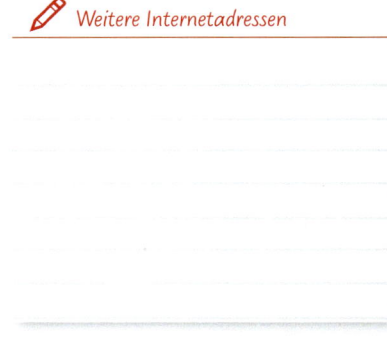

Weitere Internetadressen

7.9   Wichtige E-Mail-Adressen

E-Mail-Adressen

8   Telefonnummern

✎ Zentrale Rufnummern

Giftnotruf

• BW	0761 19240
• BY	089 19240
• BE, BRB	030 19240
• HB, HH, SH, NI	0551 19240
• HE, RH	06131 19240
• MV, SN, ST, TH	0361 730730
• NRW	0228 19240
• SL	06841 19240

Hilfetelefon „Gewalt gegen Frauen"	08000 116016
Telefonseelsorge	0800 1110111
Vermittlung Krankenhausbetten Brandverletzte	040 428513998
Weißer Ring (Opferberatung)	116006

Meine Telefonnummern

A–F

Meine Telefonnummern   G–L

Meine Telefonnummern M–R

Meine Telefonnummern   S–Z

9 Abkürzungen

Notfallsanitäter werden mit vielen Abkürzungen konfrontiert. Hier finden Sie die wichtigsten:

4 H	Hypoxie, Hypovolämie, Hypothermie, Hypo- bzw. Hyperkaliämie/Hypokalziämie

A

A	Ampere
A.	Arteria
AAA	abdominelles Aortenaneurysma
AAS	allgemeines Adaptionssyndrom
ABC	Airway, Breathing, Circulation
ABCDE	Airway, Breathing, Circulation, Disability, Exposure
ACE	Angiotensin converting enzyme
ACS	Acute coronary syndrome (akutes Koronarsyndrom)
ACTH	adrenocorticotropes Hormon
ADH	antidiuretisches Hormon
AED	automatisierter externer Defibrillator
AG	Atemgeräusch
AHA	American Heart Association
ALL	akute lymphatische Leukämie
ÄLRD	Ärztlicher Leiter Rettungsdienst
ALS	amyotrophe Lateralsklerose
AMG	Arzneimittelgesetz
AML	akute myeloische Leukämie
ANP	atriales natriuretisches Peptid
ANV	akutes Nierenversagen
AP	Angina pectoris
aPCV	Assisted pressure controlled ventilation
ArbMedVV	Verordnung zur arbeitsmedizinischen Vorsorge
ASA	Arbeitssicherheitsausschuss
ASB	Assisted spontaneous breathing
ASB	Arbeiter-Samariter-Bund e.V.
ASS	Acetylsalicylsäure
ATP	Adenosintriphosphat
aVF	Augmented voltage foot
aVL	Augmented voltage left
aVR	Augmented voltage right
AWMF	Arbeitsgemeinschaft der Wissenschaftlichen Medizinischen Fachgesellschaften e.V.
AWO	Arbeiterwohlfahrt

B

BAGFW	Bundesarbeitsgemeinschaft der Freien Wohlfahrtspflege
BAK	Blutalkoholkonzentration
BÄK	Bundesärztekammer
BAND	Bundesvereinigung der Arbeitsgemeinschaften der Notärzte Deutschlands
BDBOS	Bundesanstalt für den Digitalfunk der Behörden und Organisationen mit Sicherheitsaufgaben
BE	Base excess
BEL	Beckenendlage
BfArM	Bundesinstitut für Arzneimittel und Medizinprodukte
BGA	Blutgasanalyse
BGB	Bürgerliches Gesetzbuch
BGH	Bundesgerichtshof
BGW	Bergwacht
BIG	Bone injection gun
BiPAP	Bilevel positive airway pressure
BMI	Body-Mass-Index
BOS	Behörden und Organisationen mit Sicherheitsaufgaben
BtM	Betäubungsmittel
BtMG	Betäubungsmittelgesetz
BtMVV	Betäubungsmittel-Verschreibungsverordnung
BVRD	Berufsverband für den Rettungsdienst e.V.
BWS	Brustwirbelsäule
BZ	Blutzucker
BZgA	Bundeszentrale für gesundheitliche Aufklärung

C

C	Celsius
Ca^{2+}	Kalzium
CBRN	chemisch, biologisch, radioaktiv, nuklear
CCT	kraniale Computertomografie
Cd	Candela
CDAD	Clostridium difficile assoziierte Diarrhö
CED	chronisch entzündliche Darmerkrankungen
CH	Charrière
CISM	Critical Incident Stress Management
CK-MB	Creatinkinase-Muscle-Brain
Cl^-	Chlorid
CLL	chronische lymphatische Leukämie
cm	Zentimeter
CML	chronische myeloische Leukämie
CMV	Continuous mandatory ventilation

CO	Kohlenmonoxid
CO_2	Kohlendioxid
COPD	Chronic obstructive pulmonary disease
CPAP	Continuous positive airway pressure
CPP	zerebraler Perfusionsdruck
CPPV	Continuous positive pressure ventilation
CPR	kardiopulmonale Reanimation
CRH	Corticotropin-Releasing-Hormon
CRP	C-reaktives Protein
CRT	Capillary refill time
CT	Computertomografie
c-TnT	kardiales Troponin T

D

d	Tag
DBRD	Deutscher Berufsverband Rettungsdienst e. V.
DCM	dilatative Kardiomyopathie
DCS	Decompression sickness
DGU	Deutsche Gesellschaft für Unfallchirurgie e. V.
DGzRS	Deutsche Gesellschaft zur Rettung Schiffbrüchiger
DIN	Deutsches Institut für Normung
DIVI	Deutsche Interdisziplinäre Vereinigung für Intensiv- und Notfallmedizin e.V.
dB	Dezibel
dl	Deziliter
DLRG	Deutsche Lebens-Rettungs-Gesellschaft e. V.
DMO	Direct mode operation
DNA	Deoxyribonucleic acid
DNS	Desoxyribonukleinsäure
DRK	Deutsches Rotes Kreuz
DV	Dienstvorschrift
DXT	Digital exchange for tetra
DXTT	Digital exchange for tetra transit type

E

EFQM	European Foundation for Quality Management
eGK	elektronische Gesundheitskarte
EKG	Elektrokardiogramm
ELW	Einsatzleiterwagen
EN	Europäische Norm
EMT	Emergency medical technician
EPAP	Exspiratoric positive airway pressure
ERC EPLS	European Pediatric Life Support (des) European Resuscitation Council

ERC	European Resuscitation Council
ERCP	endoskopisch retrograde Cholangio-Pankreatografie
Ery	Erythrozyten
ESBL	Extended spectrum betalactamase
ESC	European Society of Cardiology
EST	Einsatzstelle
etCO$_2$	endexspiratorischer (endtitaler) CO$_2$-Wert
EU	Europäische Union
EUG	Extrauteringravidität

F

FADH$_2$	Flavin-Adenin-Dinukleotid
FFP	Fresh frozen plasma
FiO$_2$	Fraction of inspired oxygen
FMS	Funkmeldesystem
FRT	Fixed radio terminal
FSH	follikelstimulierendes Hormon
FSME	Frühsommer-Meningo-Enzephalitis
FwDV	Feuerwehrdienstvorschrift

G

g	Gramm
G&RV	(Krankenhaus der) Grund- und Regelversorgung
GABA	Gamma aminobutyric acid
GCS	Glasgow Coma Scale
GCS-P	pädiatrische Glasgow Coma Scale
GG	Grundgesetz
GH	Growth hormone
GHS	Global harmonisiertes System zur Einstufung und Kennzeichnung von Chemikalien
GIB	gastrointestinale Blutung
GIZ	Giftinformationszentrum
GKV	gesetzliche Krankenversicherung
GPS	Global Positioning System
Gy	Gray

H

h	Stunde
H$^+$	Wasserstoff
H$_2$CO$_3$	Kohlensäure
H$_2$S	Schwefelwasserstoff
HAV	Hepatitis-A-Virus
Hb	Hämoglobin

HBO	hyperbare Oxygenierung
HBV	Hepatitis-B-Virus
hCG	humanes Choriongonadotropin
HCL	Salzsäure
HCM	hypertrophe Kardiomyopathie
HCN	Cyanwasserstoff
HCO_3	Hydrogencarbonat
HCT	Hydrochlorothiazid
HCV	Hepatitis-C-Virus
HDL	High-density Lipoprotein
HDM	Herzdruckmassage
HES	Hydroxyethylstärke
HF	Herzfrequenz
HITS	Herzbeuteltamponade, Intoxikation, Thromboembolie, Spannungspneumothorax
HIV	humanes Immundefizienz-Virus
Hk	Hämatokrit
Hkt	Hämatokrit
HLP	Hubschrauberlandeplatz
HNO	Hals-Nasen-Ohren
HPL	humanes plazentares Laktogen
HPV	humanes Papillomvirus
HRS	Herzrhythmusstörung
HRST	Herzrhythmusstörung
HRT	Handheld radio terminal
HvO	Helfer vor Ort
HWI	Hinterwandinfarkt
HWI	Harnwegsinfekt
HWS	Halswirbelsäule
HWZ	Halbwertszeit
Hz	Hertz
HZV	Herzzeitvolumen

I

i.d.R.	in der Regel
i.m.	intramuskulär
i.o.	intraossär
i.v.	intravenös
ICD	implantierter Cardioverter-Defibrillator
ICD-10	International Classification of Diseases and Related Health Problems
ICP	Intracranial pressure
ICR	Interkostalraum
IE	Internationale Einheit

IEC	International Electrotechnical Commission
IfSG	Infektionsschutzgesetz
IgA	Immunglobulin A
IKRK	Internationales Komitee des Roten Kreuzes
IPAP	Inspiratoric positive airway pressure
IPPV	Intermittent positive pressure ventilation
ISO	International Organization for Standardization
ITH	Intensivtransporthubschrauber
ITLS	International Trauma Life Support
ITS	Intensivstation
ITW	Intensivtransportwagen

J

J	Joule
JUH	Johanniter-Unfall-Hilfe

K

K^+	Kalium
KatS	Katastrophenschutz
kg	Kilogramm
KG	Körpergewicht
KH	Krankenhaus
KHK	koronare Herzkrankheit
KID	Kriseninterventionsdienst
KIT	Kriseninterventionsteam
KL	Kopflage
KOF	Körperoberfläche
KTQ	Kooperation für Transparenz und Qualität im Gesundheitswesen
KTW	Krankentransportwagen
kV	Kilovolt
KV	Kassenärztliche Vereinigung
KVMS	Krypto-Variablen-Management-Station

L

l	Liter
LDL	Low-density Lipoprotein
Leuk	Leukozyten
LH	Luteinisierendes Hormon
LMA	Larynxmaske
LNA	Leitender Notarzt
LSB	Linksschenkelblock
LSD	Lysergsäurediethylamid
LT	Larynxtubus

LUCAS®	Lund University Cardiac Assist System
LüDoG	Lübecker Dokumentationssystem für den Großunfall
LWS	Lendenwirbelsäule

M

m	Meter
M.	Musculus
MAD	mittlerer arterieller Druck
MAD®	Mucosal atomization device
MANV	Massenanfall verletzter Personen
MARS	Molecular adsorbent recirculation system
max.	maximal
MDA	medizinischer Dokumentationsassistent
MdB	Mitglied des Bundestages
MDK	Medizinischer Dienst der Krankenversicherung
mg	Milligramm
Mg	Magnesium
$MgSO_4$	Magnesiumsulfat
MHD	Malteser-Hilfsdienst e. V.
MI	Myokardinfarkt
µg	Mikrogramm
µl	Mikroliter
µm	Mikrometer
min	Minute
mind.	mindestens
Mio.	Million
MKG	Mund-Kiefer-Gesicht
ml	Milliliter
Mm.	Musculi
mmHg	Millimeter Quecksilbersäule
mmol	Millimol
mol	Mol
MPG	Medizinproduktegesetz
MRGN	multiresistente gramnegative bakterielle Erreger
MRSA	Methicillin-resistenter Staphylococcus aureus
MRT	Mobile radio terminal
MRT	Magnetresonanztomografie
ms	Millisekunde
MS	multiple Sklerose
mSV	Millisievert
MV	(Krankenhaus der) Maximalversorgung
MVZ	medizinisches Versorgungszentrum

N

N.	Nervus
Na^+	Natrium
NaCl	Natriumchlorid
NADH	Nicotinamid-Adenin-Dinucleotid-Hydrogenium
NASH	nichtalkoholische Steatohepatitis
NAW	Notarztwagen
NEF	Notarzteinsatzfahrzeug
NHS	National Health Service
NIPPV	Non-invasive positive pressure ventilation
NIV	nichtinvasive maschinelle Beatmung
nm	Nanometer
NNM	Nebennierenmark
NNR	Nebennierenrinde
NotSan	Notfallsanitäter
NotSanG	Notfallsanitätergesetz
NRS	numerische Rangskala
NSAID	Nonsteroidal antiinflammatory drugs
NSAR	nichtsteroidale Antirheumatika
NSTEMI	Nicht-ST-Elevations-Myokard-Infarkt

O

ÖGD	Öffentlicher Gesundheitsdienst
OK	Oberkörper
OP	Operation
OrgL	organisatorische Leitung

P

PAVK	periphere arterielle Verschlusskrankheit
pCO_2	Kohlenstoffdioxid-Partialdruck
PCT	Procalcitonin
PCV	Pressure controlled ventilation
PEA	pulslose elektrische Aktivität
PEEP	Positive end-expiratory pressure
PEI	Paul-Ehrlich-Institut
PF	Pulsfrequenz
pH	Potentia hydrogenii
PHTLS	Prehospital Trauma Life Support
PKV	private Krankenversicherung
pO_2	Sauerstoff-Partialdruck
PRIH	Prolaktin-Releasing-Inhibiting-Hormon
PRVC	Pressure regulated volume controlled
PSA	persönliche Schutzausrüstung

PSNV-B	Psychosoziale Notfallversorgung für Betroffene, Überlebende, Angehörige, Hinterbliebene, Zeugen und/oder Vermissende
PSNV-E	psychosoziale Notfallversorgung für Einsatzkräfte
PSP	postsynaptisches Potenzial
PsychKG	Psychischkrankengesetz
PTCA	perkutane transluminale coronare Angioplastie
PTH	Parathormon

Q

QAV	quaternäre Ammoniumverbindungen
QL	Querlage
QM	Qualitätsmanagement

R

RAAS	Renin-Angiotensin-Aldosteron-System
RD	Rettungsdienst
RDH	Rettungsdiensthelfer
REM	Rapid eye movement
RettAssG	Rettungsassistentengesetz
RettSan	Rettungssanitäter
RG	Rasselgeräusch
RH	Rettungshelfer
RH	Releasing-Hormon
RKI	Robert Koch-Institut
ROSC	Return of spontaneous circulation
RR	(Blutdruck nach) Riva-Rocci
RS	Rettungssanitäter
RSB	Rechtsschenkelblock
RSI	Rapid sequence induction
RTH	Rettungshubschrauber
RTW	Rettungswagen

S

s	Sekunde
s. c.	subkutan
SAMU	Service d´Aide Médicale Urgente
SAR	Search and rescue
SAS	Smiley Analogskala
SDS	Short data service
SEG	Schnelleinsatzgruppe
SGB	Sozialgesetzbuch
SHT	Schädel-Hirn-Trauma
SIH	schwangerschaftsinduzierte Hypertonie

SIMV	Synchronized intermittent mandatory ventilation
SIRS	systemic inflammatory response syndrom
S-IPPV	Synchronized intermittent positive pressure ventilation
SL	Schädellage
SMUR	Service Mobile d'Urgence et de Réanimation
SO_2	Sauerstoffsättigung
SOP	Standard operating procedure
SP	Spontangeburt
SPL	Sound pressure level
SpO_2	über Pulsoxymeter ermittelte Sauerstoffsättigung
SSW	Schwangerschaftswoche
STEMI	ST-Elevations-Myokard-Infarkt
StGB	Strafgesetzbuch
STH	somatotropes Hormon
STIKO	Ständige Impfkommission
StVO	Straßenverkehrsordnung
Sv	Sievert
sVES	supraventrikuläre Extrasystole
SVT	supraventrikuläre Tachykardie

T

T_3	Trijodthyronin
T_4	Thyroxin
TAA	thorakales Aortenaneurysma
TAA	Tachyarrhythmia absoluta
TBS	Tetra-Basisstation
TEE	transösophageale Echokardiografie
Thrombo	Thrombozyten
THW	Bundesanstalt Technisches Hilfswerk
TIVA	total intravenöse Anästhesie
TKG	Telekommunikationsgesetz
TLOC	Transient loss of consciousness
TMO	Trunked mode operation
TRBA	Technische Regeln für Biologische Arbeitsstoffe
TRH	Thyreotropin-Releasing-Hormon
TSH	Thyroidea stimulierendes Hormon

U

UAW	unerwünschte Arzneimittelwirkung
UG RD	Unterstützungsgruppe Rettungsdienst
Ü-MANV-S	überörtliche Soforthilfe beim Massenanfall von Verletzten

V

V	Volt
V.	Vena
V. a.	Verdacht auf
VAS	visuelle Analogskala
VCCS	Vena-Cava-Kompressionssyndrom
VE	Vakuumextraktion
VEL	Vollelektrolytlösung
VES	ventrikuläre Extrasystole
VFR	Visual flight rules
VHF	virusbedingtes hämorrhagisches Fieber
VHF	Vorhofflimmern
VKOF	verbrannte Körperoberfläche
VLDL	Very low-density lipoprotein
VRE	Vancomycin-resistente Enterokokken
VT	ventrikuläre Tachykardie
Vv.	Venae

W

WS	Wirbelsäule

Z

ZEK	Zwischenfälle, Ereignisse, Komplikationen
ZNS	zentrales Nervensystem

Stichwortverzeichnis

Bildquellenverzeichnis

S. 10: Shutterstock/Leremy, S. 11: Shutterstock/Leremy, S. 14: Krüper, W., Bielefeld, S. 17: Shutterstock/S_Photo, S. 18: Fotolia/Angela Rohde, S. 23: Krüper, W., Bielefeld, S. 28: Fotolia/pattilabelle, S. 30: Krüper, W., Bielefeld, S. 35: Krüper, W., Bielefeld, S. 46: Shutterstock/Martyn Jandula, S. 47: Shutterstock/MiQ, S. 48: Glow Images/image BROKER, S. 54: picture-alliance/dpa, S. 55: action press/KDF-TELEVISION & PICTURE GERMANY, S. 57: Krüper, W., Bielefeld, S. 58: Shutterstock/Marie Charouzova, S. 60: Krüper, W., Bielefeld, S. 68: Picture-Alliance/dpa/Suedeutsche Zeitung Photo, S. 71: Shutterstock/Best Vector Elements, S. 74: Krüper, W., Bielefeld, S. 75: Krüper, W., Bielefeld, S. 76: BMJV, S. 78: Krüper, W., Bielefeld, S. 79: Mauritius Images/Image Source, S. 81: Imago Stock&People, S. 113: Mair, J., München, S. 121: Raichle, G., Ulm, S. 123: Raichle, G., Ulm, S. 125: Mair, J., München, S. 138: Mair, J., München, S. 140: Shutterstock/CandyBox Images, S. 150: Klevin, M., Berlin, S. 155: Shutterstock/CandyBox Images, S. 161: Raichle, G., Ulm, S. 169: Mair, J., München, S. 170: Mair, J., München, S. 175: Mauritius Images/Nucleus Medical Media Inc/Alamy, S. 176: doc-stock/medicimage, S. 181: Fotolia/RioPatuca Images, S. 188: Fotolia/candy1812, S. 191: Krüper, W., Bielefeld, S. 193: Raichle, G., Ulm, S. 195: Mair, J., München, S. 199/1: Shutterstock/Olaf Speier, S. 199/2: ClipDealer/Alfred Hofer, S. 201: Kramer, A. , Stuttgart, S. 210: Shutterstock/Davdeka, S. 213: Krüper, W., Bielefeld, S. 214: Krüper, W., Bielefeld, S. 219/1: Shutterstock/CandyBox Images, S. 219/2: Shutterstock/Kzenon, S. 220: Shutterstock/Anna Link, S. 222: Shutterstock/Chaikom, S. 223: Imago/100 pro imago life, S. 225: Shutterstock/Levas, S. 226: Deutsche Rettungsflugwacht (DRF) e.V., Filderstadt, S. 227: Shutterstock/Panda Vector, S. 231/1: Shutterstock/Patryk Kosmider, S. 231/2: Shutterstock/shinobi, S. 231/3: Shutterstock/Wiyada, S. 231/4: Shutterstock/Orlando_Stocker, S. 234: Glow Images/CulturaRF, S. 239: Malchau, T., Braunschweig, S. 243: Krüper, W., Bielefeld, S. 245: Fotolia/benjaminnolte, S. 246: Krüper, W., Bielefeld, S. 248: Adobe systems, S. 252/1: Shutterstock/Jacek Chabraszewski, S. 252/2: Shutterstock/Syda Productions, S. 252/3: Shutterstock/mastermilmar, S. 254–259: Krüper, W., Bielefeld, S. 262: Raichle, G., Ulm, S. 264: Shutterstock/Volkova Vera, S. 266: Krüper, W., Bielefeld, S. 267: Krüper, W., Bielefeld, S. 268: Raichle, G., Ulm, S. 269: Krüper, W., Bielefeld, S. 271: Krüper, W., Bielefeld, S. 274: Krüper, W., Bielefeld, S. 275: Andreas Fahl, Medizintechnik-Vertrieb GmbH, S. 283/1: Fotolia/photo 5000, S. 283/2: Fotolia/Victoria Schaad, S. 296: Krüper, W., Bielefeld, S. 316–320: Johanniter-Unfall-Hilfe e.V. Bildungsinsitut Mitteldeutschland/Kemnitz, Eric, S. 322/1: Shutterstock/makc, S. 322/2: Shutterstock/White Wolf, S. 322/3: Shutterstock/Ilya Bolotov, S. 322/4: Shutterstock/IconBunny, S. 322/5: Shutterstock/Mountain Brothers, S. 322/6: Shutterstock/Trikona, S. 323/1: Shutterstock/mantinov, S. 323/2: Shutterstock/Luciano Cosmo, S. 323/3: Shutterstock/The Lion King, S. 323/4: